埼玉学園大学研究叢書　第9巻

パンデミック
〈病〉の文化史

赤阪俊一　米村泰明　尾崎恭一　西山智則

人間と歴史社

パンデミック――〈病〉の文化史　目次

はじめに

赤阪俊一

我々が〈病〉に関する研究会を立ち上げたのは、新型インフルエンザが流行り、サーズ（ＳＡＲＳ）がパンデミックになると報道されていたころであった。当時、「パンデミック」という用語が普通の人々の使用するところとなり、さらにブタインフルエンザやトリインフルエンザが流行の兆しを見せて、世界中が騒然となり始めていた。まだ「三・一一」（東日本大震災）以前であり、そのころ我々の関心はもっぱら疫病にあった。しかし「三・一一」のあと、放射能汚染の問題を避けては〈病〉を語ることができなくなった。放射能汚染の問題は、個人の病の問題ではなく、むしろ社会の病、あるいは地球の病という象徴的な捉え方にならざるを得なかったが、それは「原発」の社会的なありようからして当然であった。

我々は全員医学畑の研究者ではない。我々が専門としているのはそれぞれヨーロッパ中世の社会史、チューダー朝（イングランドの王朝。一四八五〜一六〇三）の演劇論、医療倫理学、映画論であり、多少とも病に関係がある仕事をしてきたのは医療倫理を専門としている尾崎恭一ひとりだけであった。しかし専門が医療とは関係ないので、〈病〉を語る資格はないということにはならない。程度の差はあれ、我々は病に侵される。我々すべてがやがては何らかの病と格闘しなければならなくなる。あるいはすでにもう格闘している。そのような我々が我々なりの道具立てを使いながら、〈病〉を考えてみようとしたのが、この共同研究の発端であった。そしてその結果が、第一章以下の諸論考なのである。

かつて〈病〉をひき起こすものは目に見えないものであった。だからさまざまな時代、さまざまな地域で、さまざまな原因論が考え出された。やがて近代医学が発達するにつれて、病の原因は次第に目に見えるようになってきた。細菌が発見され、がん細胞の増殖が観察され、レントゲン写真に骨折がはっきりと映し出されるようになった。こうして近代医学は病の原因を特定し、次第に病を克服するかに思われた。もしかしたら現在でもそのように夢想されているのかもしれない。

しかし我々の時代、心の病はその種類を増し、それに苦しむ人の数も加速度的に増えている。それに伴って、精神科、心療内科、精神神経科、神経科など、さまざまな名前を冠した医療機関があちこちに見られるようになり、精神疾患の診断も日常的に下されるようになった。自分たちの周囲を見渡してみても、たとえば「うつ病」で苦しみ、抗うつ剤を処方されている人が、おそらく一人や二人だけではないはずである。

「三・一一」以後、我々は放射能汚染の中で生きざるを得ない状況を目の前に突きつけられた。放射能汚染は〈病〉とは違うと考える人もいるだろうが、そういう人には「病とはいったい何なのか」を問いかけたい。〈病〉といういささか古風な表現より、私たちにとっては、病気という呼び方の方がなじみ深い。さて、では、この病気とは何なのか。日本で一種の権威となっている『広辞苑』には、「生物の全身または一部分に生理状態の異常を来し、正常の機能が営めず、また諸種の苦痛を訴える現象」と書かれている。

また「新解さん」として親しまれている『新明解国語辞典』には、「生体が正常と異なった形態または機能を示す状態。人や動物が内部からの自然的な発生、または外部からの感染によって、身体に異常が起こり、正常な生活ができなくなる状態」という定義が与えられている。

強度の放射能で汚染されれば、まさにここに書かれている状態になるのではないか。そして、いつ汚染されるかわからない、という不安が精神を不安定にし、心の病を誘発する場合、放射能汚染そのものが病因ということになるかもしれない。

病を治療するために医学が存在する。しかし現代医学は病に罹患した身体をできるだけ元に戻そうとする試みであり、病のありようからすれば、いわば対症療法にしか過ぎない。さらにいうと、わたしの目からすれば、現代の医学はいまだに人間機械論的発想から抜け出ていないようにも感じられる。臓器移植はまさにそうした発想の延長上から出てきているように思われるのだ。

この古めかしい人間機械論を前提とし、近代工学と結びついた医学の展開が進歩と考えられていることは、もしかしたら誤っているのではないかとの思いがしてならない。ここには人間の身体が世界あるいは宇宙とつながっているという発想はない。現代風に言い換えると、人間の身体と社会との有機的な関連がない、ということなのだ。

漢方医学には個人の身体と世界、あるいは宇宙とのつながりを大事にしようとする発想が見える。そして西洋中世医学でも、たとえまったく誤っていたとしても、身体と宇宙をリンクさせねばならない、という前提が存在した。しかし我々を支配している近代西洋医学にはこのような発想はまったくない。もちろん、いま身体と宇宙をつなごうという発想に固執することは病の治療にはまったく役立たないかもしれない。医者たちはひたすら目の前の身体にのみ目を据え、病因を切除あるいは消失せしめ、身体を元の形に回復することを良しとし、それにある程度成功していると考えているようである。

しかし身体と社会が有機的につながっていることを、まったくなおざりにしては、病の治療はうまくいかないことも明白である。そして予防医学の観点からすれば、あるいは精神医学の観点からすれば、社会と病を結びつけて考えることこそが大事だということになるのではないか。我々が〈病〉についての共同研究を始めたとき、このような疑問があった。しかし、その疑問をどのように解決していくか、道筋がはっきりしていなかった。

共同研究を続けるうちに明らかになってきたことがある。〈病〉は医学の対象だけではないという点である。やはり〈病〉は世界、あるいは宇宙とつながっていたのだ。もっと素直にいうと、〈病〉は我々の生きている世界と有機的に密接につながっていて、社会のありようそのものが病をつくり出し、増殖させているという視点が〈病〉を考えるときには絶対に必要なのだということが明らかになってきた。我々は〈病〉をいわば、社会の関数として捉えなければならない、と考え始めたのだ。このような思考がなければ現代の病にはもう対応不可能だろうとも考えるようになった。その結果が本書である。

本書はその構成においてきわめて特異な形態をとることになった。共同研究の成果は一般的に研究参加者各自が各自の視点から論文を書き、それらを編集して一本にまとめるという形を成す。しかし我々はそのような行き方をとらなかった。我々が採用したのは、現代における〈病〉のありようを社会と結びつけて探るためにはどのような視点が必要かをまず考えて、「五項目」〔一〕〈病〉の文化的、歴史的意味、〔二〕恐怖とパニック、〔三〕表象としての〈病〉、〔四〕〈病〉とメディア、〔五〕国家という身体〉の切り口を考え、そのそれぞれに対して共同研究参加者全員が自分なりの視点で取り組むことにしたのだ。したがって共同研究者全員の論文が、同じ章立てをもつという結果になった。こうした形で書物をつくるのはいまだに経験したことはないし、わたし自身、寡聞にしてまだ見たことがない。共同研究のひとつのありようを探る実験の書として読んでいただきたい。

我々は病一般を取り上げることはしなかった。我々が取り上げたのは、主としてペストとハンセン病、梅毒、エイズ、そして放射能汚染の恐怖であった。なぜこうした〈病〉を取り上げたのかについて、いまここで最小限の説明をしておくことが必要だろう。

我々がここで取り上げる「ペスト」は、一三四七年から一三五二年にかけてヨーロッパで猖獗《しょうけつ》を極めた「黒死病」のことであり、史上最初とはいえないまでも、かなり早くのパンデミック現象である。それも東は中国から南はインド、そして西はヨーロッパという、当時知られていたほとんど全世界を巻き込んだパンデミック現象であった。

この病は、おそらくは中央アジアの「風土病」であったものが、モンゴル人の急速な移動と商業ルートの発展により、ヨーロッパにもたらされて「黒死病」と呼ばれるようになった。現在では、この病はペスト菌によって発症し、この菌を媒介するのはネズミに生息する「ノミ（蚤）」であることが分かっている。ネズミが自力で移動する距離はたかが知れている。商業ルートを往来する隊商の荷物の中にネズミが潜り込んだり、あるいはノミ自体が何かに紛れ込んで遠い所へと移動していくのと同時に、商業の拡大によって船舶数が増大し、ドック停泊中の船舶にネズミが乗り込んで陸上移動の際よりもはるか遠くに菌をばらまくことになったのだが、これはまさしく世界がグローバル化し始めたことを意味する。それゆえこのパンデミックはすぐれて「現代風」と呼んで差し支えなかろう。

さてヨーロッパを襲った「黒死病」である。この病は一三四七年に、まずイタリアのシチリア島に上陸する。そこからダルマティア海岸に沿って北上し、ヴェネツィアに達する。次に進路を西へと変え、フィレンツェへと向かう。フィレンツェはパニックに陥り、人びとは先を争って町を逃げだす。このときの話がボッカッチョ（一三一三〜一三七五）の『デカメロン』（一三五八年）へと結実する。

ここから海を渡る船に乗って「黒死病」は南フランスへと達し、そこから教皇庁があったアヴィニョンへと北上する。また南フランスの港からスペインの港へと向かい、イベリア半島に広がる。川をさかのぼる船や道路を使う商業団や避難民の群れとともにペストはやがて内陸部へと広がってゆく――。

いままでにはない大量死は〝人為〟を疑わせることになり、井戸に毒が放り込まれたのだ、という風評が発生する。毒を放り込んだのはユダヤ人だということで、各地で多数のユダヤ人が虐殺される。現代のパンデミックは誰を〝標的〟にするのであろうか。

この「黒死病」というパンデミック現象はあまりにも突然であり、またその死者数はあまりにも膨大であったので、医者たちは右往左往してなす術《すべ》を知らない。ギー・ド・ショーリアック（一三〇〇頃〜一三六八）という大医学者は早々と、何にもわからない、と白旗を上げる。それまで権威を誇っていたガレノス医学（ガレノスは後二世紀の医学者で古代医学を集大成した）は何の役にも立たないことが実証されてしまったのだ。

しかし第二波、第三波とペストが襲来するにしたがって、医者たちは〝経験〟に頼り始める。経験論的

も考思的生衛のこがろことところ。るす生発が「想思生衛」の種一てしうこ。だのるめ始し索模を策方な効有に

個人の経験のみに基づき、個々の医者が推奨するだけで、一般的に普及するのはもっと先の話である。

絶対的な権威を誇っていた聖職者もなす術もなく、彼ら自身も多くが死亡したし、また信者の「終油の秘蹟」を拒否する聖職者すら出現し、聖職者の権威が大きく揺らいでゆく。このときの聖職者の権威の揺らぎがそののちの教会大分裂を根底のところで支えたものであり、そしてこの教会大分裂が宗教改革をもたらし、それが近代社会をつくり出していくことになることを考えれば、「黒死病」こそが「近代」を準備したものだと言えるかもしれない。また聖職者の権威の揺らぎが神中心社会から人中心社会への移行の前提になるものであり、その意味ではこの病はルネサンスの人文主義とも密接にかかわっているということになるだろう。

「黒死病」の死亡率については、一九六九年にイギリスの医学ジャーナリスト、フィリップ・ジーグラーが「平均で三人に一人が亡くなった」とその著書『黒死病』に書き、長い間、この数字が定説となっていた〔1〕。しかし二十一世紀になって、オスロ大学教授のベネディクトゥがヨーロッパ全体の人口を八〇〇〇万人と算定し、死亡者数を五〇〇〇万人と推定した〔2〕。死亡率は六〇パーセントを超えることになる。なおペストはこの時からヨーロッパに居座り、その後断続的にほぼ一五年から二〇年の間をおいて、ヨーロッパを襲い続ける。検疫制度が功を奏し、ある程度このペストを抑え込めるようになったのは十八世紀を待たねばならない。赤阪俊一と米村泰明は最初この黒死病を中心に研究していたが、共同研究の進展に促されて、その研究対象がハンセン病や梅毒へと広がった。

「ハンセン病」はペストとはまったく対極にある病である。かつてヨーロッパでは十字軍の東方遠征に伴って入ってきた病であったと言われていたが、現在ではそれは否定されており〔3〕、古くからヨーロッパで見られた病であるとされている。ハンセン病はヨーロッパだけではなく、アフリカにもアジアにも見られる。もちろん日本でも古くから見られた。

ハンセン病はいつ罹患したか分からないのに、突然発症する。ペストと違って潜伏期間は異様に長い。日でもって数えるよりも年でもって数えるほどの長さなのだ。それに感染力もペストと違って、きわめて弱い。ハンセン病はペストと違って社会的に大きな影響を与えたわけではなく、個人的な病にすぎない。さらにいうと、ハンセン病はその他の皮膚病と見分けがつきにくく、歴史的に「レプラ」とされていたとしても、それが本当にハンセン病かどうかは疑わしい。

ハンセン病は「レプラ桿菌《かんきん》」（棒状または円筒状の細菌）によってひき起こされる伝染病である。そしてこのレプラ桿菌は結核菌の親戚、それもかなり近しい親戚なのだ。ところが結核菌と違って、レプラ桿菌は生体細胞外で増殖させることができない。なかなかデリケートな菌であるようなのだ。ハンセン病がどのような症状で現れてくるかは罹患者個人の抵抗力次第だという。それゆえハンセン病に罹患した場合、さまざまな様相を呈し、それがまた他の皮膚病との区別をあいまいにしてしまうのだ。そしてこの抵抗力は個人の体力次第というわけでもなく、生まれつきのものであるようなのだ。つまりハンセン病にかかりやすい体質とかかりにくい体質があるようなのだ。

ペストの移動経路は現在ではかなり明らかにされているのであるが、ハンセン病の広がりについてはよく分かっていない。年で数えられる潜伏期をもつ病であるから、このことは当然の帰結であろう。ペスト菌に罹患すれば、その多くが死に至るが、レプラ桿菌が体内に入ってきても、その一割も発症しないといわれている。その意味では、ハンセン病は弱い病気なのだ。しかしながら発症した場合、その身体変形の度合いは激烈である。そしてその「変形」こそが、ハンセン病を特殊な〈病〉にしたひとつの理由なのだ。

ハンセン病は現在では克服された病であり、すでに過去の病であると考えられがちなのであるが、しかし現在でも、ハンセン病患者数は全世界で二一万二八〇二人と推定されており[4]、いまだに人々を苦しめ続けている病でもあるのだ。また日本において、非人道的な絶対隔離を前提とする「らい予防法」が廃止されたのはつい最近の一九九六年であり、この「らい予防法」が一九五三年の制定当時から「憲法違反」であったという判決が熊本地裁から出されたのは、すでに二十一世紀に入った二〇〇一年五月十一日のことなのである。ハンセン病者の「絶対隔離」は否定されたものの、その問題点に対する検証はまだ始まったばかりだといえる。そしてこの問題に尾崎恭一が取り組んだ。

「梅毒」は新大陸からヨーロッパに入り、やがてはアジアへとやって来た。こうして世界が密接に結びつき始めていたことが客観的に証明される。世界が結びつけられ始めたことの第一の指標が黒死病であるならば、グローバリズムの到来をはっきりと刻印したのが梅毒の極東到達であった。梅毒がヨーロッパに入ったのは一四九二年であるが、それからわずか二〇年後の一五一二年にはすでに日本で梅毒が大流行している。

もちろんこのころの人びとは、世界がひとつに結びつき始めているなどとは想像すらしていない。しかしこの時期には、世界は「スピロヘータ菌」を媒介としながら、グローバリズムの世界へと変貌しつつあったのだ。

「エイズ」については、かつてスーザン・ソンタグ（一九三三〜二〇〇四）が、「エイズに対する不安は、先進社会の副産物である他の進行中の災厄、とくに世界的な規模での環境悪化の見本となるような災厄に対する関心と、表裏一体をなしている。エイズは地球的共同体の、すでにここに、われわれの目の前にありながら、誰も拒絶するすべを知らない未来の、逆ユートピア的前触れのひとつ」〔5〕だと書いた。

「三・一一」までは「原発」もまさにそれと同じであった。災厄をもたらすことが分かっていてもどうすることもできなかった。しかし、「三・一一」を境にして、少なくとも原発に関しては「誰も拒絶するすべを知らない」ものではなくなった。


我々は本書で「身体」を扱うが、身体は生まれて成長し、やがて成長を止めて老化過程に入る。しかし我々の多くは成長が止まったことに、あるいはすでに老化が始まっていることに気がつかず、時に身体のバランスを崩し、転倒することがある。日本社会ももうすでに成長を止め、老化の時期に入っているのかもしれない。

もしそうであれば、成長期に必要な大量のエネルギー供給はもはや必要ないのかもしれない。そういうときに「原発の再稼働」を言い立てることは、もしかしたら老化を拒否する人たちの、老化への抗《あらが》いと解釈できるかもしれない。あるいは、いたずらに〝若ぶろう〟として精神を患ってしまったことの兆候なのかもしれない。

身体ではなく、社会にとってそれをどう考えればいいのか。この問題には西山智則が答えてくれるはずである。

本書では、さまざまな切り口から〈病〉を論じた。しかし論じたものは、もっぱら過去の〈病〉であり、来るかもしれない、否、きっと来るであろう近未来の〝パンデミック〟については触れることができなかった。我々にはパンデミックになりそうな感染症に関する知識がないためであるが、もうひとつ、将来いかなる形でパンデミックが襲ってくるか、まったく見通しがたたなかったためでもある。

これを書いているとき、台湾でH6N1型のトリインフルエンザが人間に感染したというニュースが入ってきた。一週間ほど前には、すでに中国本土で、H7N9型がかなりの人数の人間に感染しているというニュースが流れていた。まだ人から人へと感染したという情報はないが、いずれは人から人へと感染し始めるであろうし、日本がその例外になるという保証などない。そのときまでに、我々はどのような備えをし、どのような心構えを持っておくべきなのか、それを検討することが必要であろう。そしてそのためには、やはり過去の事例が参考になるはずである。

パンデミックの襲来は、おそらく世界各地で〝パニック現象〟を引き起こし、その結果、世界が根本的に、そしてそれは悪い方向へと、変わってしまうことになるのではないかという思いが強い。こうした思いが杞憂になることを願うばかりであるが、パンデミック発生の条件は、現在、整いすぎている。なにしろ世界中がいまや地上のみならず、空中・海上さまざまな交通ネットワークで緊密に結ばれており、異なった国の国民同士の人的交流もきわめて密になっているからである。感染症のアウトブレイクがどこかで起きれば、それがすぐさま世界中に広がるのをおさえるのは難しいだろうし、一度広がれば、どこで終息するか、あるいは終息することがありうるのか、まったくわからない。そうした状況は、多くのパニック映画が我々に示してくれている絵空事と、もしかしたらそんなに離れてはいないのかもしれない。

さて、しかし悲観的な感傷に浸っているだけでは、問題の解決にはならない。ここでは、パンデミックにどう立ち向かうかという点を考えてみたいのだ。〈病〉を医学的に封じ込める策を論じることは我々にはできない。パンデミックになりうる可能性のある感染症のメカニズムが我々にはわかっていないからである。しかし、ある感染症がパンデミックとなるのをどのようにして防ぐことができるのかという点については考えることが可能である。もっとも重要なものは〝情報〟である。それも正確で客観的な情報を、できるだけ多くの組織、あるいは個人が共有することである。そのためにＷＨＯ（世界保健機構）があるのではないかと人は言うかもしれない。しかしＷＨＯの事務局長が二〇〇九年のブタインフルエンザの流行に際し、世界的パンデミックを意味する「フェーズ６」を宣言したのは、各国から出された客観的な情報を正確に判断した結果であったのだろうか。大製薬会社の思惑に引きずられなかったと断言できるのであろうか。その意味では、現在問題になるのは、ＷＨＯと製薬会社の関係のありようと、各国がＷＨＯに寄せる情報の精度の高さであろう。

ＷＨＯ事務局と製薬会社の関係はあたう限り切り離されていることが望ましいが、それをどのように実現していくか、さしあたって我々には明確な方向性はない。しかし各国が発信する情報の正確さについては、その国民の責任でアプローチすることが可能であろう。そして我々にできることは、精度の高い情報発信のために、できるだけ開かれた政府をつくることに尽きる。では開かれた政府をつくるためにはどうすればいいのか。政府が保持する情報については、少なくとも感染状況に関わっている限り、細大もらさず外に出すような制度を構築することである。そうした点を考慮すれば、二〇一三年末の時点で成立した

「秘密保護法」なるものは、パンデミックに対処するという観点からすれば、きわめて危険だと言わざるをえない。自分自身を守るための情報を、もしかしたら我々自身が得られないような状況になるかもしれないからである。政権担当者は、国民がいくらか死ぬことはあっても、国は滅びてはならないと考えるのであろうが、我々は、国の存亡について思い煩う以前に、まずは個人が生き延びることを最優先するべきではないかと考える。

すべての情報を出すと、人々が消化できず、むしろ〝パニック現象〟を誘発するという論者もいるが、そうであろうか。権威筋から中途半端なやり方で情報が流されたり、正確さにおいて劣る情報が流れたりすると、流言蜚語が飛び交い、パニックが発生するというのは歴史が教えるところである。徹底的に正確な情報を流せば、流言蜚語など発生のしようがない。ましてや現代のようにメディアの発達している時代に、正確な情報が流れているところでは、パニック現象が発生する可能性もない。もしそれで流言蜚語が飛び交い、パニックが発生するようであれば、我々人類に未来はない。

〈病〉という現象はきわめて複雑である。けっして医学者のみが関与しうる局部的な問題ではない。できる限り広い範囲の研究者が〈病〉という現象に取り組み、そして近未来というよりは、すぐそこに来ているパンデミックに備えなければならない。我々のこの小さな書物はその先ぶれになるはずである。多くの分野の研究者にとって、〈病〉が医者のモノから自分のモノ——もちろん自分が罹患することも含めてであるが——として研究対象になることを願ってやまない。

＊註

〔1〕Philip Ziegler, *The Black Death*, Penguin Books, 1969, p.238.

〔2〕Ole J. Benedictow, *The Black Death 1346-1353. The Complete History*, The Boydell Press, 2004, p.382.

〔3〕Piers D.Mitchell, "The myth of the spread of leprosy with the crusades," *The Past and Present of Leprosy: Archaeological, Historical, Palaeopathological and Clinical Approaches*, ed. by Charlote A. Roberts, Mary E. Lewis, and K.Maanchester, BAR International Series 1054, 2002, pp.171-7.

〔4〕http://www.geocities.jp/libell8/14data.htm（二〇一三年七月二九日）。

〔5〕スーザン・ソンタグ『隠喩としての病い　エイズとその隠喩』富山太佳夫訳（みすず書房、二〇〇六年）二六八頁。

西洋中世における病への対応

――はやり病とハンセン病

赤阪俊一

赤阪俊一　*Akasaka Shunichi*

神戸大学文学部卒業、神戸大学大学院文学研究科修士課程修了、関西学院大学大学院文学研究科博士課程単位取得退学。現在、埼玉学園大学人間学部教授。専門はヨーロッパ中世史。

主要著書『神に問う――西洋中世における秩序、正義、神判』（嵯峨野書院、1999 年）、『対話で入門　西洋史』（森話社、2008 年）、『西洋近代をつくった男と女』（朝日新聞社、1996 年）など

【二】〈病〉の文化的、歴史的意味

感染という思考

「感染」という言葉

本節では「感染」という事象を通して〈病〉のありようを探ることにする。

本節で取り扱うのは、西洋の中世なので、その時期における「感染」という言葉をまず検討しておく。

中世の文献を読むときに「感染」という言葉が出てくるが、これは「コンタギオ（contagio）」という言葉である。このコンタギオは、古典ラテン語では「接触」という意味であり、良い意味でも悪い意味でも使われた。この言葉は名詞で、一般的には複数形で使用する。この言葉は「コンティンゴー（contingo）」という動詞からつくられている。このコンティンゴーは「接触する」である。この言葉の、英語でいえば過去分詞に相当する言葉が「コンタクトゥム（contactum）」で、これから「コンタクト」という英語ができたといえば、「コンタギオ」の意味がぼんやりと理解できるであろう。

しかし中世になると、この言葉は主として動詞形で使用されるようになる。意味も変わって、「感染する」の意味になる。それゆえローマ帝国期のギリシャ人医学者で、かの哲人皇帝マルクス・アウレリウス帝（一二一〜一八〇）に仕えたガレノス（一二九頃〜一九九）が「コンタギオ」という言葉を使って表現していたことを、中世人は異なった観点から読み取っていたことになる。

ガレノス医学が中世ではまだ権威をもっていたのであるが、しかしその内容理解については微妙に異なっていたことを知っておくべきであろう。もちろん「感染する」といっても、中世においては細菌に感染するという思考はない。細菌そのものがまだ発見されていないのであるから当然である。日本語で表現すると、むしろ「よごれる」あるいは「けがれる」といったほうがいいのかもしれない。コルベールのジル（内科医。一一四〇年頃〜一二二〇年前後）は、腐敗した体液が体中に広がるのを「コンタギオ」という言葉で表現しているので、西洋の中世では体の中が「汚れてゆく」ことを「感染する」という言葉で表現したようである〔1〕。

「細菌」が身体内に入って病気をひき起こすという意味での「感染」という思考は近代特有である。そして、感染を避けるためのさまざまな工夫を〝科学的〟だと、私たちは考えている。インフルエンザ大流行の際のマスクなどはそれに当たるのだろう。我々はインフルエンザのウイルスをマスクによって、ある程度シャットアウトできると考えている。もちろんウイルスとはどういうものかという科学的知識などあまりなく、ただ信じているだけなのだ。実態についてはあまり知らなくても、〝科学的だから〟と漠然と考え、それが病気を防いでくれると信じて実行している態度は、じつは中世とあまり変わらないのであるが、自分たちは中世のような暗黒時代に生きていなくてよかったなどと考えている。

中世人は感染という現象を細菌などの侵入という現代的な意味では知らなかったが、しかし現象としてはおそらくよく知っていた。というよりも、この「感染」という思考そのものが、〈病〉を扱う際の考え方の中に最初から組み込まれていたのである。それゆえ近代において「細菌」が発見され、感染するものの正体が明らかになると、感染という現象をほとんど疑うことなく受け入れたのだ。

「汚《けが》れ」の思考

「汚《けが》れ」という現象が存在する。この思考はあらゆるところに普遍的にみられる心性である。もちろん西洋の中世においても、「汚れ」という思考は生きていた。汚れとは「体系的秩序において拒否されたあらゆる要素を包含する一種の全体的要約」(2)であるが、「もともと精神の識別作用によって創られたもの」(ダグラス、二九九頁)でもある。「従って汚物を排除することは消極的な行動ではなく、環境を組織しようとする積極的な努力なのである」(ダグラス、二〇頁)。そしてこの意味では、中世における汚(けが)れは我々の時代における「汚(よご)れ」と本質的には変わらないことになる。どちらにしても体系を積極的に秩序づけるために、この体系に合わないものを排除しようとしたときに、名指しされる事態であるからである。

中世におけるキリスト教の思考では、女性は月経の時には汚れているとされたし、何よりも聖職者は性行為のあと、汚れを洗い流さなければ祭壇に近づいてはならなかった。こうした思考があったため、十一世紀末の教会改革運動において聖職者妻帯禁止が主張されたのだ。一般的には聖職者妻帯禁止の要請は、聖職者が妻帯することによって生まれてくる子どもに教会財産が世襲されるおそれが生じ、それゆえ聖職者の妻帯が禁止されたとされる。しかしこの聖職者妻帯禁止を教会の経済的な理由からだけみても、その本当の意味はわからない。それだけであるならば、聖職者の子どもを遺産相続から排除すればいいだけの話である。あれだけ執拗に禁止されたのはなぜかという疑問は、「汚れ」という思考をそこにおいてみれば、初めて合点がいくのだ。

「汚れ」に関して言えば、それに触れた人物に〝汚れを移す〟と信じられている。それゆえ汚れた人物とテーブルを共にすることは避けられる。接触を避けるためである。そのような観念があるとき、たとえば汚れた聖職者から聖体を受けると、それは本当に聖なるものでありうると信じることができたであろうか。

この「汚れ」の思考は、『レビ記』を見るとはっきりと見えてくる。『レビ記』とは旧約聖書中のひとつの文献なのだが、神の怒りに触れて生活が成り立たなくなることを避けるための知恵が書かれている書物と理解すればいいだろう。無事に生き抜いていくための生活マニュアルなのだ。

このなかに「汚れた野獣、家畜、爬虫類の死骸など汚れたものに気づかずに触れるならば、その人は汚れ、責めを負う」（五－二）などという言葉が記されている。この言葉から、当時の人は「死体」は汚れたものであり、それに触れることによって〝汚れが移る〟と考えていたことがわかる。そして「いかなる種類の汚れであれ、人体から生じる汚れに気づかずに触れるならば、それを知るようになったとき、責めを負う」（五－三）と書かれているように、汚れが移るのは意識しておろうと、意識してなかろうと、無関係なのだ。知らないうちに、汚れているのだ。ちょうど我々が知らないうちに風邪に感染し、鼻水が出だした時に、その感染の事実に気がつくのと同じなのだ。

しかしこの汚れは永遠に続くことはない。期間限定なのだ。「死骸に触れる者はすべて夕方まで汚れる」（一一－二四）とあるように、夕方までは汚れているが、夕方には汚れは消えてゆくのだ。朝汚れようと、午後に汚れようと、夕方にはその汚れは消えてゆくのであるから、汚れとは持続時間が問題であるわけではない。おそらく太陽が落ちることと関係があったのだろう。

では、汚れが消失するのは「時」を待たねばならないのか。「何事にも時がある」(『コヘレトの言葉』三―一)と考えた彼らのことであるから、汚れには時を待つしか対処しようがないと考えたはずだと思われるかもしれないが、しかし『レビ記』の一一章二五節には「また死骸を運ぶ者もすべて夕方まで汚れる。衣服は水洗いせよ」と記され、三二節には「これらの生き物の一つが死んで、何かの品物の上に落ちた場合、それが木の器、衣服、皮、袋、その他なんであれ道具であるなら、汚れる。それは水に浸しておかねばならない」と記されている。してみると、この汚れを防護する手段として、水が有効だと考えられていたようなのだ。放っておけば、汚れはどんどん移っていくが、水洗いすれば、あるいは水の中に入れておけば、それ以上は移っていかないと考えられていたのだ。つまり、汚れに対する二次感染予防手段が存在したのだ。また、「この症状があるかぎり、その人は汚れている。その人は独りで宿営の外に住まねばならない」(一一―四六)とあるように、感染予防には「隔離」が必要であることもわかっていたようなのだ。

インフルエンザに罹患した人が近くにいる場合、近代人はおそらくこれと同じような行動に出るのではないだろうか。近づくと移るので、できるだけ離れておく。手洗いを実行し、患者との接触はできるだけ避ける。そして運悪くインフルエンザに罹患したとしても永遠に苦しいわけではないので、治るまで我慢するというのが、ほとんどの人の行動様式であろう。

まさに『レビ記』に見られる汚れた時と同じ感性がそこに見て取れるではないか。現代では「汚れ《けが》」という言葉はほぼ死語となった。しかし内容は貧困化しながら、まだ子どもたちの間ではこの観念が生き残っている。彼らが〝いじめ〟の時に使う「バイキン」という言葉づかいが、それにあたる(3)。汚れの本質が「感染」にあることをこの言葉と彼らの行動が教えてくれる。

『レビ記』に見える「汚れ」に対する行動は示唆的である。レビ記を読む人は、意識せずに、感染の思考を身につけることになるからである。もちろん古代人や中世人には何が感染をひき起こすかは分からなかった。しかし何かが、それも目に見えない〝何か〟が存在していて、それが悪さをするのではないかということは、なんとなく想像していたようである。

医学的には、空気自体が何か〝悪しきもの〟に変わってしまって、その空気を吸うと病におかされるという「空気感染説」になる場合もあれば、目に見えないほど小さい何かが病気をひき起こすという説になる場合もある。沼地や湿地から何か悪い瘴気《しょうき》が発生し、それが体内に入り込んで、病気をひき起こすという「ミアズマ（瘴気）説」は、その両者の折衷説なのだろう。ちなみにローマ時代のウァッローは、ミアズマを目に見えない小さな動物の集まりだと考えたが、この考えは主流にはならなかった。

汚れを移すというのは、悪しきものを移す場合であるが、もしそう考えるなら、「良きもの」を移す場合もあったはずである。『マタイによる福音書』には次のような記述がみられる。

「イエスが手を差し伸べてその人に触れ、『よろしい、清くなれ』と言われると、たちまち、重い皮膚病は清くなった」（八：三）

なお、イングランドのステュアート朝（一六〇三～四九、一六六〇～一七一四）初代の国王ジェームズ一世（一五六六～一六二五）により編纂が命じられた『欽定英訳聖書』（一六一一年刊）では、この重い皮膚病は「レプロシ」（英語のライ＝癩）と訳されているし、四〇五年ごろ、ヒエロニムス（三四〇頃～四二〇頃）がギリシヤ語からラテン語に訳した『ウルガータ』では「レプラ」（ライを意味するラテン語）になっている。こうした用語法から見て、中世の人たちは、イエスが治したのは「ハンセン病」であったと信じていたであろうことは確かである。

同じようにイエスは、熱病をも治している。「イエスがその手に触れられると、熱は去り、しゅうとめは起き上がってイエスをもてなす」（マタイ八：一五）ことができるようになったのである。これは汚れの反対の流れなのである。汚れは悪しきものが移るのであるが、イエスの病気治しは、イエスの良きパワーが移ると考えられているのだ。悪しきものが感染すれば汚れるが、良きものが感染すれば、病気が治る。「不治の病」と信じられていたハンセン病すら治るのである。

「細菌」の発見

こうした聖書世界に生きていた人々にとって、病になるのは、何か悪しきものに感染したからだと考えるようになるのはあたり前ではなかったか。近代科学の濫觴《らんしょう》期、人々は何か分からないが目に見えないもので、感染をひき起こすものを意識しており、それを探すことが細菌の発見につながったというのは言いすぎであろうか。もちろんこういうことを主張しようとすれば、近代の医学思想史をきっちりとフォローしなくてはならないが、いまはその余裕はない。細菌の発見がどのように行なわれたかについてのみ、簡単に紹介しておく。

一六七四年、オランダ・デルフトのラシャ業者アントニー・ファン・レーウェンフック（一六三二〜一七二三）が、自ら考案し作成した顕微鏡を用いて、雨水を覗き、そこにうごめく無数の小さな生き物を発見した。彼はこう記している。

一六七四年九月半ば頃、内側に油を塗った樽に数日の間にたまった雨水の中に、私は小さな生き物を見つけた。それはスワンメルダム（オランダの博物学者。一六三七〜一六八〇）が絵で説明したうえで、水棲ノミないし水棲シラミと名づけていたものよりも一万倍も小さく見えた。(4)

これが「細菌」発見の瞬間であった。すでに十七世紀の初め、ガリレオ（一五六四〜一六四二）が望遠鏡を作成して、遠くのものを観察していたのであるから、それを応用して、小さいものを観察しようとするまではほんの一歩であった。

河口明人氏は、「しかし、レーウェンフックの発見した極微動物（＝細菌）がすぐさま病気に結びついた訳ではなく、ましてや予防という概念にも繋がった訳ではない。肉眼で見ることさえできない、取るに足りない極微動物が、人間を殺す力があるなどと誰にも想像できなかった。それどころか、産業革命の進展とともに労働者の劣悪な居住環境が、発疹チフスやコレラの蔓延のために労働者やその家族の生命を危機に陥れ、公衆衛生の思想が一般化した十九世紀の後半においてさえ、依然として『瘴気説』が、種々の病気の原因として有力な医学的見解であったのである」(5)と述べられるが、しかし中世以来の感染の思考は、こうした極微動物が人を〝汚す〟という考えを受け入れさせる前提になったことは大いにありうる。

感染の思考は、近代医学の最初からあったわけではないというのがどうも医学史の常識であるようだが、ほんとうにそうなのか。いま一度、それを再検討し、中世という時代と現代とをつないでみたい。そのために主として「黒死病」と「レプラ」（ハンセン病）という二つの「病」をとり上げ、感染の思考を検討してみたい。

黒死病はいわゆる「ペスト」のことであり、急激な症状変化を伴い、二〜三日で死に至るのであるが、「レプラ」は、緩慢な症状変化を伴いつつ、中世のような短命社会ではその患者は自然死すると考えられていた。レプラの結果の〝突然死〟という現象はまったく観察されなかった。

「黒死病」と感染

まず、有名なパリ大学医学部が提出した「原因論」を検討する。彼らはこの病が二つの原因から発するという。遠い原因と近い原因である。遠い原因は、天体の並び、つまり「星位」である。どういうことかというと、一三四五年三月二十日に、水瓶座に三つの惑星が集まって大きな〈合〉が生じたが、これこそが病気の究極原因だというのだ。この〈合〉のせいで空気に深刻な腐敗が生じ、この腐敗した空気は肺に吸い込まれて、当然ながら心臓にまで達し、そこにある魂そのものを腐敗させ、やがてその熱によって生命力が衰退させられたというのだ(6)。「天文」が原因というのだが、結局は空気腐敗説にほかならない。それゆえ病気を避けるには、汚染した空気を避ければいいのだ。

しかしここで人々は大きな疑問にぶち当たる。黒死病に襲われた際、都市の中で死者がどんどん増えているのに、その外では病気に倒れる人が少ないところがある。空気はどこでも同じなのに、なぜ違うのか。そこで、空気の中に腐敗物質が含まれているのではないか、という考えにつき当たる。この腐敗物質は軽いので、空気に乗って運ばれるが、空気そのものではない。この腐敗物質に触れると病気になるので、それからできるだけ避けるのがいいということになる。

たとえば、病人がいる部屋に入るときには、窓を開け放って換気をすればいいのだ。あるいはボローニャの医師、トンマーゾ・デル・ガルボ（生没年不詳）がいうように、「最初に取るべき最も確実な措置は、疫病が存在する場所から逃れることである」(7)ということにしてしまえばいいのだ。彼はその理由を次のように説明する。

その理由は、疫病というものは風に吹かれることで次から次へと先へ広がっていくからである。風が吹くおかげで腐敗したガスは腐敗していない場所へと運ばれているのである。ある場所でいったん疫病が発生すると、その疫病は、たとえばコンタード（都市が支配する周辺の農村地域）といった、そのすぐそばの所へと次々と広がっていくというのは、ほんとうのことである。第二の措置は、疫病が近づいてくる度に次々と場所を変えていくことである。

さらに病の人から腐敗物質が放たれているようであるから、病の人には近寄らないほうがいいと考えられるようにもなり、いくつかの「年代記」に記されるように、親は病にかかった子を捨て、子は病に陥った親を捨てるという結果となる。人から人へとこの病は感染するという思考は黒死病が流行《はやり》だした初期の頃からあったようである。

フィレンツェの年代記作者、デ・ムッシス（一三五六頃没）が伝える感染の記録がそれを伝えてくれる。

疫病が発生したとき、船員のなかで疫病の毒に感染した者はまだわずかであった。船のなかにはジェノヴァに向かう船もあれば、ヴェネツィアやほかのキリスト教地域に向かう船もあった。船員がそれらの地域に到着してその地域の人びとと交わったとき、あたかもその地域の人びとに悪霊がもたらされたかのようであった。どの都市もどの居住地もどの場所も疫病に毒され、住民は男も女もあっという間に死んでしまった。そして家族のなかで誰かひとりが病気にかかると、たとえその人が倒れて死んでしまっても、毒はほかの家族全員に感染してしまい、今度は、死んだ人の埋葬の準備をしている人たちが同じように死んでいくという具合であった。こうして死は窓から侵入した。そして都市や町の人口が減少したので、そこに住む人びとは隣人の死を悼んだ〔8〕。

人が病を媒介するなら、病の地域に行った人と交渉を絶てば、病にはかからないことになる。「検疫」という思考の原型がすでにこの頃みられる。ピストイア市の条例には次のように記される。

先の有識者はピストイアの周囲の領域に疫病が蔓延するどんな機会をも与えないために、まずはじめに以下のことを定めた。すなわち市民も、コンタードとディストレット（支配下の都市）の住民のいかなる者も、いかなる身分の者であれ、いかに高い地位の者であれ、ピサとルッカの都市に行ってはならないものとする。またいかなる者といえど、これらの地域からピストイア市やそのディストレットとコンタードにやってくること、帰ってくることは許されないものとする。これに反した場合、五〇〇リラの罰金を科すものとする。またピストイアの市民やそのコンタードとディストレットの住民は、先に述べた地域から人を受け入れたり、招き入れたりしてはならないものとする〔9〕。

もし、この措置が厳密に守られたならば、おそらくピストイアは黒死病に罹患しない地区となったであろう。しかし、もちろんこの措置は厳密には守られなかった。

さて、この腐敗物質が空気中を浮遊する細菌であると考えるには、もちろん至らないが、ここから細菌による感染という考えまでは、そう遠くはないはずである。しかし現実には違った結論が出されてしまう。注意が身体のほうに行ってしまうのである。要するに、身体に小さな穴があって、それが腐敗物質を取り入れるから、その穴が多いか少ないか、ふさがっているか、大きく開いているかどうかが、死に至るかどうかの分かれ目になるというのだ(10)。

身体の内部に目が行くのはガレノスの影響である。ガレノスの「四体液説」が当時でも正統学説であり、この体液のバランスのありようから病気となると信じられていたので、どうしてこのバランスが狂うのかの原因を人はみな探し求めたのだ。しかしガレノスの説は荒唐無稽ではない。体液のバランスを身体のバランスと言い換えれば、そのバランスが狂うと病になると考えるのは理にかなっている。そのバランスを狂わせるものが、空気中の何かであると、そこまではこの時代に考えられているのであるから、これはすでに近代医学にまでもう一歩というところまで来ているはずである。しかしこの一歩が進められるためには、細菌を発見するだけの技術が伴わなければならないのだ。そしてその技術は、十四世紀ではまだまだ想像さえされなかったものだった。

「レプラ」と感染

「レプラ」(ハンセン病)の発症はヨーロッパの中世神学者の説くところによると、不道徳な交わりから生じるということになっていた。その考えからすれば、レプラ患者は親たちの一種の犠牲者なのであるが、キリスト教的な思考からはそうはならない。彼らは不道徳のゆえに神に罰せられた存在だったのだ。人はレプラが「神の罰」であるという考えは受け入れたが、しかしおそらく両親の不道徳な交わりによってレプラの子が生まれるという、この公式見解に全面的に納得していたわけではなかったであろう。不道徳な交わりなど、どこにでもあるし、その不道徳な交わりから、普通の子どもが生まれている場合が大部分であることを、人々は経験的に知っていたからである。しかも子どもに発症する場合、不道徳を犯した者ではなく、どうしてその子どもに神が罰を与えるのであるか。これもなかなか納得できにくい。

そこでもうひとつのレプラの原因が考えられる。悪しき何ものかによって感染するという感染説である。ドイツのキリスト教神学者、アルベルトゥス・マグヌス（一二〇〇〈一一九三頃〉～一二八〇）の弟子が書いているところによると、男が月経中の女と性交するときにはいつでもレプラに感染するという(11)。さらには月経中の女と性交すると月経の血が胎児を汚染し、胎児はレプラになるともいう(12)。また十四世紀には、レプラはレプラ患者からの直接の接触から感染するとも考えられていたようである。十四世紀の医師ギー・ド・ショーリアックははっきりと、レプラの原因は「腐敗した空気とレプラ患者との接触」だと書いている(13)。接触が原因なら接触しないようにすればいい。それがレプラ患者を隔離する政策へとつながる。

しかしここで疑問が生じる。レプラ患者との接触が原因だとされる十四世紀には、じつはレプラの施療院はどんどん少なくなり、レプラ患者自体少なくなっていたのだ。レプラの施療院が大量につくられたのは十一世紀末から十二世紀なのだ。それゆえ十一、十二世紀頃にすでに接触説がはっきり意識されていたのか、あるいはレプラ施療院が患者を隔離するための施設でなかったのか、どちらかであることになる。レプラ患者追放の儀礼の言葉において、手や持ち物を泉で洗うことを禁じ、市場で買いたいと思うものは、手で触れるのではなく、杖か棒で買いたいものを指せと命じ、裸足で外出することを禁じていたことは、明らかに、患者に接触すると感染すると考えられていたことを示す。またアヴィニョン市の条例によると、レプラ患者には長い衣服と手袋を強制されたが、これまた明らかに直接接触による感染を前提とした命令であるといえよう。

イングランドの医師、ガッデスデン(一二八〇頃~一三六一)は、レプラ患者の口や鼻や目から瘴気の煙霧が発せられ、それにはモルブス・コンタギオスス(接触の病)が含まれていると述べているが(14)、これはほとんど近代の細菌感染の思考である。

現代から中世を見ると、まさに感染の思考がすぐそこにあるのだが、しかし中世人はおそらく現代的な意味における細菌の体内侵入という意味での感染は想像すらしなかった。というのは、そもそも中世の思想が現代的な意味での感染を排除する仕方で構築されていたからである。それは人体が「モノ」であることを拒否する思考である。もちろん中世人も人体がモノ同様腐ることもあれば、壊れることもあることを知っていたのだが、しかしそれを「モノ」とする思考はない。せいぜいが霊魂の入れ物である。これとて普通の容器ではない。

では、転換点はいつなのか。おそらく中世末期に人間が「モノ」の一部と考えられ始めたことにあるのだろう。そしてそれは人体解剖の始まりと深く結びついていただろう。そういう転換があって、モノとしての人体が、たとえばレオナルド・ダ・ヴィンチ(一四五二~一五一九)のような人の観察対象となっていったのだろう。

「梅毒」と感染

一四九四年九月、フランス王シャルル八世（一四七〇～一四九八）は、その大部分が外国人傭兵からなる軍隊を率いてイタリアに入った。フランス軍はローマを苦も無く占領し、翌九五年二月にはナポリに入った。フランス軍がナポリから撤退したとき、大量の略奪品とともに、恐ろしい病をも持ち帰った。それはおぞましい病であり、初めて見る種の病であったので、まだ名前はなく、ナポリから持ち帰ったということで、「ナポリ病」という名が与えられた。しかしイタリア人たちはこの病をフランス人が持ち込んだと考え、「フランス病」と呼ぶことになった。この病の感染力はきわめて強く、傭兵たちが通るいたる所に病をまき散らした。九六年一月にはスイス全体がこの病に侵されたし、この年の秋にはパリが汚染された。そして一四九七年にはフランス王国全域がこの病に侵されるにいたった(15)。

一四九六年から九七年にかけて、ドイツの各都市も次から次へとこの病の出現を経験していた。イギリスにもすでに一四九七年からこの病が入り込んでいたようである。ヨーロッパの北部と中部がこの病に侵されるのは少し遅く、一四九九年から一五〇二年の間であったという。この病はコロンブスによって新大陸から持ち込まれたと考えられており、それゆえこの病は新大陸から渡来してほぼ一〇年で、ヨーロッパ全土を席巻したことになる。

この病の呼称はほとんどすべて隣国の名前で呼ばれる。フランス人は「ナポリ病」と言い、イタリア人やドイツ人、それにイギリス人は「フランス病」と呼ぶ。モスクワの人々にとってはこの病は「ポーランド病」であり、ポーランド人にとっては「ドイツ病」であった。つまりこの病は「伝染病」だと考えられたのであり、そしてその感染源はほぼ隣国だと想定されたがゆえに、このような名付けが行なわれたのだ。

放射能汚染

放射能汚染は感染とはまったく関係がない。しかし避難した福島の子どもたちが「放射能がうつる」といっていじめられているという記事を目にして、放射能汚染の問題を感染との関係で考えなくてはならないと思い始めた。ネットの書き込みにも、放射能がうつるか否かを問うものがたくさんある⒃。そしてついに文部科学省は平成二三年四月二十日付の「放射能を正しく理解するために」⒄という通達の中で、「放射線・放射能は感染しません」と明言しなければならなかった。「唯一の被爆国」であるから研究体制も整っており、核汚染の研究では先進国であると称していた日本ですらこのありさまである。それほど深く我々は「感染」の思想にとらわれているのである。

【二】 恐怖とパニック

「ハンセン病」の恐怖とその克服

「レプラ」の恐怖

中世という時代は荒々しい時代であったといわれる。異端者は焼き殺され、イスラム教徒たちは十字軍の生贄《いけにえ》となり、ユダヤ人も理不尽な理由で大量に殺された。しかし現代のアフガニスタンやシリアを見ていると、中世が特殊であるとはいえないようにも思える。

そしてもうひとつ、現代と中世にはとてもよく似た状況がある。現代の「ＨＩＶ」と中世の「レプラ」である。一九八〇年代、ＨＩＶが「エイズ」と呼ばれていたころ、その罹患者は男性同性愛者たちであるとされ、その病はきわめて不道徳な原因を持つと考えられた。エイズになった人を、社会は汚らわしいものであるかのように扱って、決して近づこうとはしなかった。男性同性愛行為からエイズがうつるというなら、それとは関係ない人たちは、自分には関係ないものといって済ませておけばいいものを、一度それが発症してしまえば、誰かれなくうつるものだと考えられたのだ。

まるでパニック小説の設定なのだが、ＨＩＶに対する態度はいまでもそんなに大きくは変わっていないように思われる。さすがに最近ではその原因を男性同性愛行為に求めることはなくなったが、それでも不道徳な行為の結果だという思い込みは根強い。血液製剤による血友病患者の罹患という悲劇など、想像すらできない人がいる。しかし〈病〉に関するこの特殊なありようは、現代だけではない。まさに中世の「レプラ」において、エイズに対するのと同じような見方がなされていたのだ。

「レプラ」にもさまざまな種類がある。そのうちの癩腫性ハンセン病（lepromatous leprosy　現在ではハンセン病LL型と呼ばれる）がもっともレプラらしいレプラと言えるかもしれない。この病にかかると、身体が激しく変形し、それが人々に恐怖感を与えることになる。無感覚になり病み衰えた四肢、化膿性の傷、ねじ曲がった顔など、初めて会った人をハッとさせるような変形なのだ。さらに息をすれば、口からは腐敗臭が吐き出されるし、声はしわがれ、不自然なものになっている。人はこうした状態を見て、身体が腐ってゆきつつあると判断した。

身体の一部が腐るだけなら、その部分を切り取ればいい。しかしレプラの場合、変形するのは顔面であり、身体全体なのだ。顔面の変化は自分を自分でなくさせる。いわば自己の他者化をもたらし、アイデンティティを崩壊させてしまうのだ。つまりレプラの恐怖は、自分が自分でなくなってしまう恐怖であり、この点で西山が書いている『マタンゴ』の恐怖と相通ずるところがある。

レプラ患者の陰謀

ひとは、恐怖が高じてくるととんでもない行動に走る。それゆえ、レプラの恐怖の場合、自分がレプラになる前にレプラ患者を全部殺してしまおうと考える人間が出てきても不思議ではない。しかしレプラ患者といえど、かつては自分たちの隣人であった。かつては同じ共同体内で仲よく暮らしていた隣人を、レプラ患者であるということだけで殺すことなど可能であろうか。

しかし、レプラ患者が健康な人たちにレプラをうつそうと策動している場合は別である。自分たちの世界を守らねばならないからである。そして「正義のために」人々は立ち上がることができるのである。そうした「正義」を我々に告げてくれる事件がある。「レプラ患者の陰謀」事件である。

一三二一年の春、ペリグーなる南フランスの一都市在住あるいはその周辺に住んでいたレプラ患者たちが、健康な人たちにレプラを感染させる陰謀をめぐらせたと告発され、四月十六日にはペリグー市長の命令によって、近隣のレプラ患者たちが組織的に逮捕された(1)。その多くが拷問にかけられた結果、陰謀について自白したので、五月には全員が焼き殺された。さらにレプラ患者はフランス各地で陰謀を企てたとされ、各地で拷問を受け、自白し、焼き殺される。その自白も多数残されてはいるのであるが、いずれも断片的であり、全体を把握するのは難しい。しかし、パミエのエタンプというところにいたレプラ患者のギョーム・アガスなる人物の自白は比較的良好な形で残されていて、事件の全貌を垣間みせてくれる。アガスの自白に従いながら、社会がレプラ患者にどのようなまなざしを注いでいたかを見てみることにしよう。

自白調書によると、アガスが自発的に当局に出頭してきて、自分たちが陰謀をめぐらしていたことを三度にわたって告白した(ということになっている)。その内容は以下のとおりである。

初回の聞き取りを行なったのは、パミエ司教、ジャック・フルニエの代理であるマルク・リベルである。出頭してきたのは一三二一年六月二日。自発的に出頭し、拷問は行なわれなかったことになっている。その調書によると、アガスはエタンプの二人のレプラ患者、ギョーム・ノルマンとフェルタン・エスパニョルとともに、一三二〇年十一月二十五日にある種の「毒」を探しにトゥールーズに赴いた。帰ってすぐにノルマンとエスパニョルの二人は毒をパミエの井戸に放り込んだ。この毒はすべての人にレプラを感染させることになっていた。このとき彼はもうひとつ別のことも証言している。ある泉で、彼はその中にボール大の糞が沈んでいるのを見た。その少し前にあるレプラ患者がそこから出てくるのを見たので、アガスが毒を避けようとしたのかと尋ねると、そのレプラ患者は「その逆だ」と答えたので、アガスはうれしくなったと記される。レプラ患者と糞＝黄金との結びつきが、ここで示唆されているのだ。これがのちにレプラ患者と金貸しとされたユダヤ人を結びつけることになる。

レプラ患者というのはこのように悪意を持った存在だと、一般の人たちが当時考えた結果が、このような自白調書になったのだろう。おそらく実際は捕えられ、拷問にかけられ、誘導尋問され、その結果、このような自白調書が出来上がったであろうことは想像に難くない。

アガスが再度出頭してきたのは、六月九日である。そのとき聞き取りをしたのはパミエの役人、ベルナール・ファシエであった。今回の自白では、次のような内容が語られた。

一三二〇年五月にアガスの知らない若者が彼に手紙を持ってきた。その手紙はトゥールーズのポルト・アルノー・ベルナールにいたレプラ患者たちの指導者の家に「次の日曜日に来てくれ」という内容であった。アガスは出発し、サヴェルダンのレプラ患者の家に一泊した。そこで彼はこの家の長のレイモンが同様の手紙を受け取っていたのを知る。翌朝彼らは連れだってトゥールーズへと旅立った。

彼らは土曜日の夜にはトゥールーズの、かねて知らされていた家に到着し、多くのレプラ患者たちとともにそこに泊まった。そして日曜日、つまり一三二〇年五月十一日、ほぼ四〇名のレプラ患者がこの家のメインホールに集合した。そして指導者（三回目の聞き取りのときに、彼の名前はジュルダンであることが明らかにされる）が、次のような言葉で演説を始めたという。

他の健康なキリスト教徒たちが病気である我々を辱め軽蔑している次第を、また彼らが我々を会合や集まりから締め出している次第をあなたたちは見ているし、聞いている。

それゆえ世界中のすべての健康なキリスト教徒たちに毒が盛られ、彼らもレプラに罹患するようにされるべしと決定された。さらにグラナダの王が自分たちを助けてくれることが明らかにされた。

彼らはその陰謀のために医者たちの助けを借りて、毒の粉をつくり、それを皮袋に入れた。会合は火曜日には終わり、アガスは皮袋一杯の毒を持って帰った。一カ月後、この粉をパミエの泉や井戸に放り込み、最後に残っていた毒をアリエージュ川に投げ込んだ。一回目は、自分ではなくノルマンとエスパニョルが毒をまいたと語っていたのだが、今回は「自分でまいた」と修正が施されている。サヴェルダン、マゼレ、ウンザン、ピュジョルでも同じように毒がまかれたとアガスは証言している。こうした町のレプラ患者がこのようなことを行なったのは、彼らに領主権が約束されたからだとアガスは証言する。

第三回目の出頭は七月六日である。今回はパミエの司教ジャック・フルニエ自身が立ち会うことになった。このとき、アガスは最初の自白の時には拷問されたが、以後、拷問はなかったと発言している。この時には彼らを助けてくれる人物として、グラナダの王以外に、バビロンのスルタンの名前も挙げられている。そして彼ら二人が、もし陰謀が成功した場合、レプラ患者たちが居住していたところの領主にしてやると彼らに約束した。ただしそのためには、キリスト教の信仰を捨てることを誓い、さらに聖体と十字架に唾を吐きかけ、踏みつけなければならなかった。今回アガスは、毒の投入は一人で行なったと断言し、ノルマンとエスパニョルは無実だと主張した。

もちろん、以上の自白にはおそらく一片の真実もないだろう。何から何まですべてがでっち上げである。しかし、このでっち上げのなかに、健康な人たちのレプラ患者たちに対する恐怖が反映されている。そして人々は井戸によるレプラ感染の恐怖をふだんから意識していたようなのだ。

たとえばニーレンバーグは次のような話があったことを紹介する。ある騎士が眠っていたときに妻が外出したのだが、妻はドアに鍵をかけるのを忘れてしまった。その間に一匹のクマが家に入り込み、井戸で水浴びをした。そしてその水を飲んだ家の人たちはレプラになってしまった(2)。

ここではレプラ患者がレプラをうつしたのではないが、井戸がレプラを媒介するかもしれないという恐怖が人々の間に広く見られたことが伺い知れる。そしてこのような漠然とした恐怖感に、その病への感染はある種の毒をもってすれば可能だ、という思い込みが接続するのである。そしてこのような思い込みに、毒を井戸に投げ込むのはレプラ患者とする見方が接ぎ木されてくる。

ではレプラ患者はなぜ、健康な人たちにレプラを感染させようとするのか。それはもちろん日ごろからレプラ患者を差別し、レプラ患者を自分たちの共同体から排除しているがゆえに、レプラ患者がそれを恨みに思って感染させようとしているのだと理由づけするのだ。健康な自分たちがレプラ患者を排除していることに対する後ろめたさがここに表れている。しかしそれを主要な理由にすると、根本的には健康な人たちの差別が悪いということになる。差別せず、自分たちの共同体の中に包摂すれば、レプラ患者もこのようなことをしでかさなくなるはずである。しかしそうはいっても、レプラ感染の危険を甘受してまで、レプラ患者を受け入れることはしたくないし、健康である自分たちの正当化もしたいと考えた結果、レプラ患者の陰謀の真の理由を、レプラ患者が「反キリスト」になったためだとするのである。

ユダヤ人の陰謀

しかし「反キリスト」という論理を正面に出すと、その反キリストの代表格であるユダヤ人がどうしてもかかわってこざるをえない。まさにこのレプラ患者の陰謀の際、レプラ患者と無縁であった「ユダヤ人」が陰謀加担者として処刑されるようになるのも、自然の流れであった。事実、サミュエル・ウスクの報告によれば、レプラ患者を手助けし、キリスト教徒を毒殺しようとしたと疑われて、ユダヤ人たちが九カ月も投獄され、ついには五〇〇〇名が処刑されたという(3)。

ユダヤ人はキリスト教が国教となって以来、ずっと迫害されてきたように想像する人がいる。しかし浩瀚《こうかん》なユダヤ史を書いたレオン・ポリアコフ(一九一〇〜九七)は、「十一世紀に至るまで、いかなる年代記にもユダヤ人に対する民衆の怒りが爆発した事例」(4)は見られないという。十字軍の際、突然ユダヤ人に対する迫害が始まるのだ。いや、十字軍を契機として迫害が始まったというよりは、十字軍そのものが人々のユダヤ人に対する感性を変化させ、それがユダヤ人迫害をもたらすことになったのだ。そして人々のユダヤ人に対する感性の変化を教会権力自体が根拠づけた。それはローマ教皇インノケンティウス三世(在位一一九八〜一二一六)が一二一五年に召集した第四回「ラテラノ公会議」の議決により明白になる。

その決議には次のような文章が見られた。

キリスト教徒がその着衣によってユダヤ人やサラセン人から区別されていない国々にあっては、キリスト教徒の男性とユダヤ人やサラセン人の女性、またはその逆の関係が結ばれてきた。将来において、この種の大罪が単なる過ちとして見過ごされないようにするため、今後、ユダヤ人は男女を問わず、すでにモーセによって定められていたとおり、その着衣によってほかの民から区別されるべきものとする。彼らは、聖週間のあいだ公の場に姿を現してはならない。なぜなら彼らの一部はその期間内に持てる限りの装身具を身に着け、喪に服したキリスト教徒たちを嘲笑するからである。これに反する者は世俗の権力によってしかるべき懲罰の対象となるであろう(5)。

こうしてユダヤ人が「キリスト教徒の敵」であるという観念にお墨付きが与えられるのである。ユダヤ人が犠牲者になるメカニズムについては、第四章でもう一度とり上げることにする。

「黒死病」の恐怖

我々は全人口の三分の一、もしかしたら半数以上もの人々がわずかの期間に死亡してしまうという経験をもったことがない。それも自分たちが知っている全世界でそういう事態が生じているということになると、人々はいったいどう考えるものであろうか。さらに原因がわからず、ただ突然まわりで人がバタバタと死んでいくなどという事態は、パニックSF小説のシチュエーション以外では考えられない。それに生き残った人たちはこうした事態を決して忘れないと決意するだろう。これが「メメント・モリ」(死を忘れるな)という言葉が当時ひろく使われた理由であり、またたくさんの「死者の踊り」が描かれた理由な

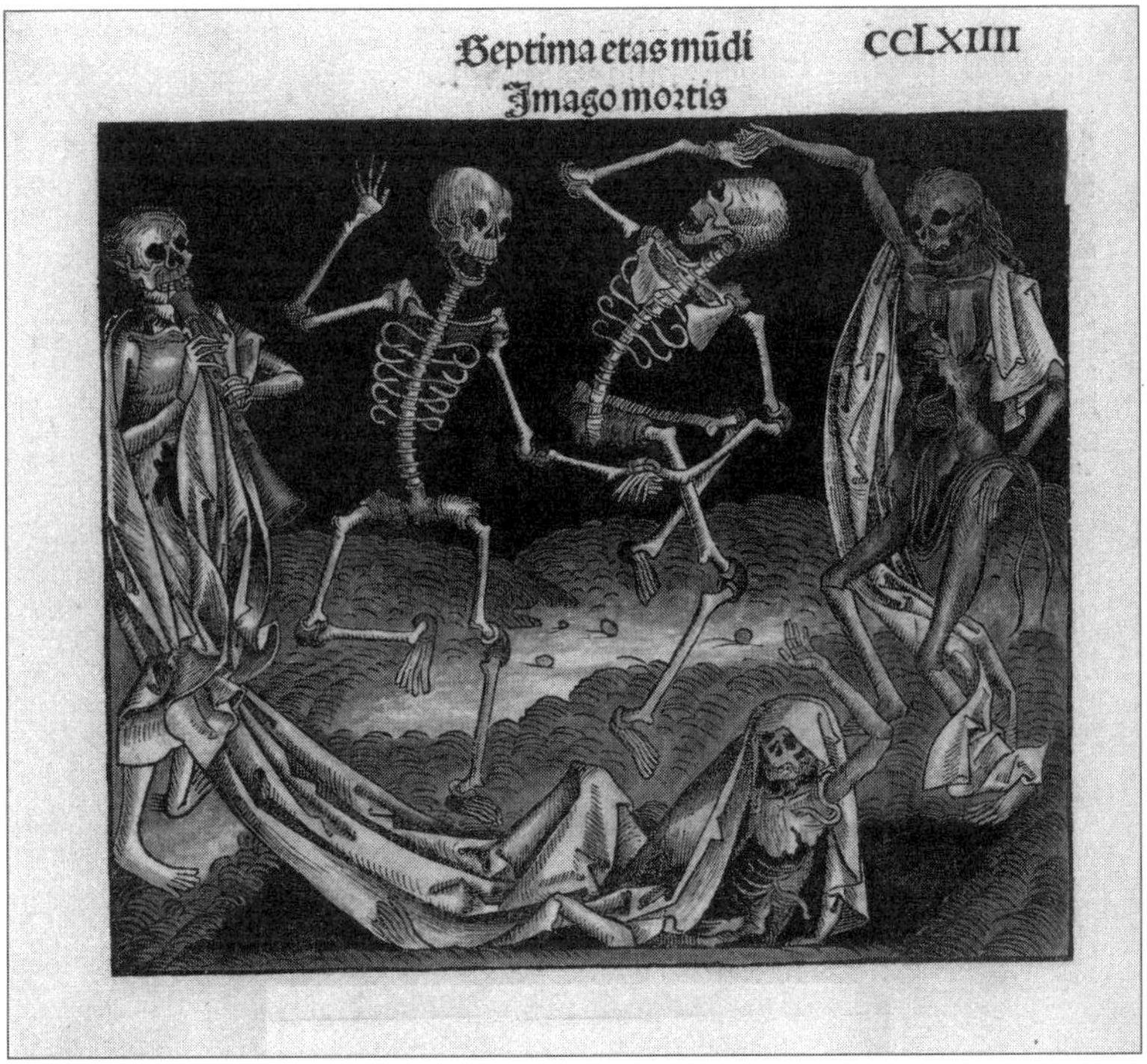

骸骨の舞踏（ミヒャエル・ヴォールゲムート）
出典：カタログ『死の舞踏——中世末期から現代まで——デュッセルドルフ大学版画素描コレクションによる』より

のだ。決して人生の無常を感じたがゆえというのではなく、忘れてはならないという強い決意なのだ。

さて、では「黒死病」の恐怖はどのような恐怖であったのか。

もちろん死ぬのは怖い。しかし死は戦場にもあり、中世世界では日常的に死はあちこちに転がっている。そういう時代にあっても黒死病が特別であったのは、単に死が怖いというのではなく、自分たちが営々と築いてきた「社会」が崩壊しつつあるという恐怖であった。年代記の中には親が子を、子が親を、そして夫や妻が相手を捨てて逃げ去ったという記事が多く記されている。そして「終油の秘蹟」を与えてくれて、安らかに死を迎えさせてくれるはずの司祭がやってきてくれないという事態も普通に見られるようになっていた。

そのようなときに、この社会が崩壊しつつある、と考えられるようになったのも当然であろう。個人が死んでも社会が正常に存在している限り、自分たちは死者として守られている。自分たちがずっとそうしてきたからだ。しかし社会が崩壊してしまえば、自分たちは「無」の中で忘れ去られてしまう。黒死病の恐怖はそのような恐怖であった。個人という意識はすでに十一、十二世紀には芽生え始めた、とモリスは説くが(6)、じつは共同体崩壊の瀬戸際にあったこの「黒死病」のときに、それがしっかりと意識化されたのではないかと思われる。

しかし、人々は恐怖に打ちひしがれていただけではない。多くの医者たちが黒死病に立ち向かった。彼らは黒死病を克服することはできなかったが、しかしそれに対処するすべを少しずつ見つけ始めた。

黒死病への対処

医者たちは経験に基づいて、病気のありようを観察し始めたのだ。医者たちは金持ちよりも貧民のほうが死亡率が高いのに着目し、その理由として、食べ物の質が悪かったこと、貧民が常に飢えていたことなどをあげることになる(7)。それゆえ、一三八二年のペスト流行の際にはもはや、ユダヤ人が井戸に毒を入れたという流言蜚語はみられなくなる。それよりもむしろ、ユダヤ人とキリスト教徒の死亡率の高さの違いに目がいくようになる。ユダヤ人たちは汚れた地区に集中して住んでいたので、キリスト教徒たちよりも死亡率が高かったと考えた医師が存在したし、逆に十五世紀のドイツ人医師、ゲールリッツのプリムスは、ユダヤ人の特殊なライフスタイルやその食事のおかげで、キリスト教徒よりも死亡率が低かったと結論づけた(8)。第二次の流行以後、ペストに対するヒステリックな対応がなくなったことは、鞭打ち苦行集団が十四世紀末や十五世紀のペスト流行の際には見られなくなっていることにも表されている。

経験主義的に〈病〉の流行を見ていくと、その流行のパターンが見て取れる。その結果、医者たちは病を避けるためには、清潔であることが大事であること、また病人と交わると病に罹患する率が高くなること、さらにペストの犠牲者の持ち物は焼いてしまったほうがいいことなどを推奨するようになる(9)。もちろんこれらの手段だけではペストを退治することはできなかったであろうが、ペスト以外の伝染病の予防には有効であり、経験を重視する医者たちは有効なペスト対策だと考えるようになったようだ。こうした衛生観念は十九世紀の医学界とあまり変わらないと言ってもいいかもしれない。

減少するレプラ

「レプラ患者の陰謀」事件はその当時「レプラ」が大流行していたことを予想させる。しかし、じつはこのころ、レプラは減少し始めていたのだ。では、レプラはなぜ減少し始めたのであろうか。

現代においては結核療養所あるいはガン病棟など、特定の名前が冠された治療施設が存在する。しかし中世においては、そのような類いのものはレプラ施療院以外存在しなかった。しかしこのレプラ施療院は、じつは治療施設ではなく、隔離施設であった。その意味では、これは監獄と変わりはない。ところが、このレプラ施療院収容者数は中世末には激減する。

すでに一三四二年、リポンのレプラ施療院は次のように報告した。「もはや収容者は受け入れられてはいない。そして基金は普通の貧民のための施物を提供するよう転用され」ていたと。一三四八年には、聖オルバンスにあった大きなレプラ施療院における収容者の数は、一二七六年の一〇〇人から一三七一年のたったの数人へと落ち込んだ。一三六一年までにはアイルスブルクにあった聖ヨハネ・レプラ施療院と聖レオポルドゥス・レプラ施療院は廃墟と化していた。ランスでは十二、十三世紀に聖ラザロ施療院は八人のレプラ患者用ベッドを有していたが、一三二六年にはそのうちひとつだけが使用されていただけであった。十五、十六世紀にはそれはしばしば完全に空っぽであった。一三五一年にはパリの司教区における五九のレプラ施療院に強制収容されていたレプラ患者の数はたったの三五名であり、十五世紀初期から十六世紀中頃まで、ナミュールのレプラ施療院は平均してわずか四、五名の収容者しか有していなかった(10)。

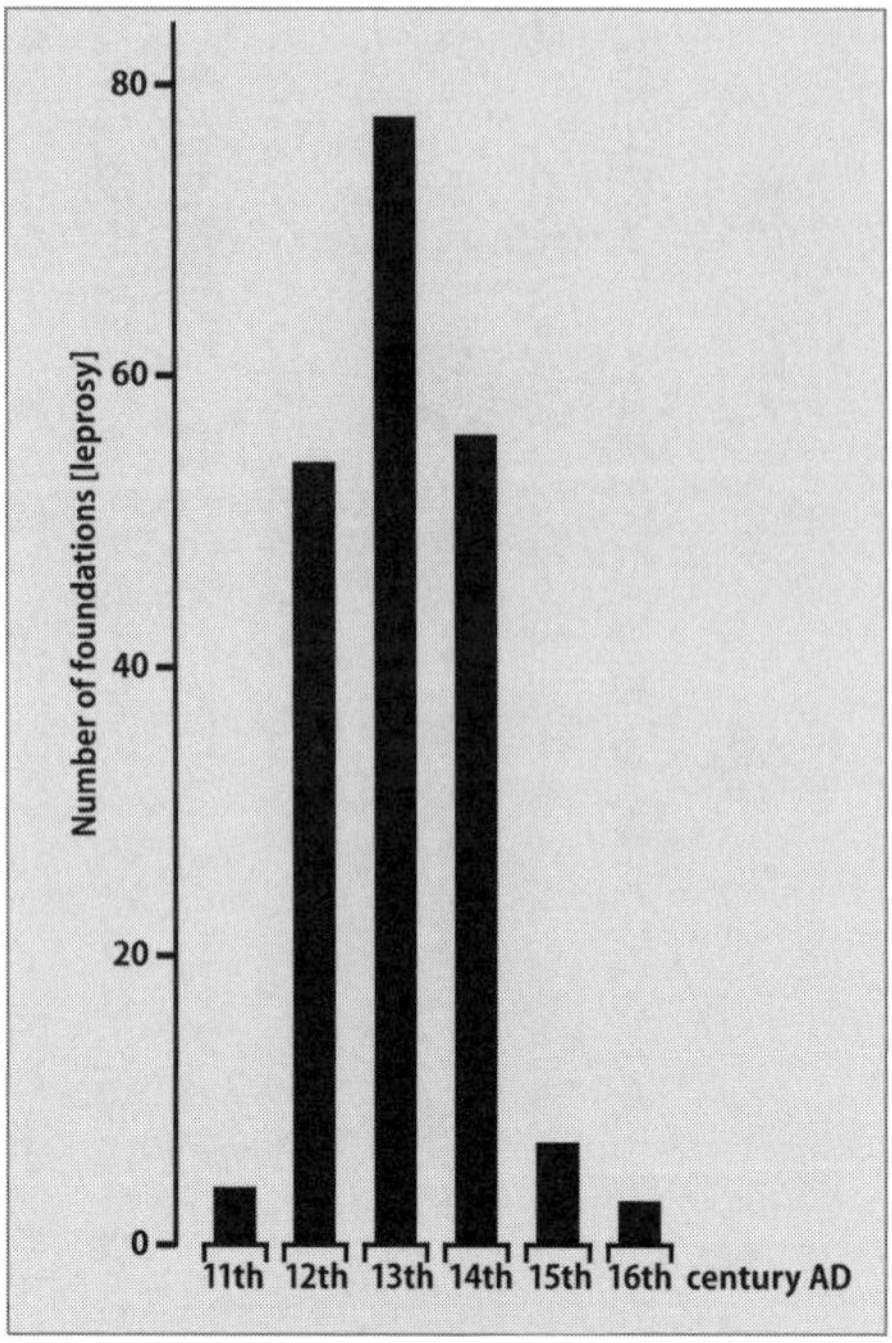

図１　レプラ施療院設立の変遷
C. Robberts, "Leprosy and Leprosaria in Medieval Britain," *Museum Applied Science Center for Archaeology Journal*, vol.4(1986), p.18.

そしてこの病は、北欧では十九世紀まで残存していたものの、十七世紀までには西欧では多かれ少なかれ、消滅したといわれている。

レプラ施療院の設立数自体、イングランドでは［**図1**］のように十五世紀以後は極端に少なくなっている。

いったいどうしてこのようにレプラ患者は少なくなったのか。ミシェル・フーコー（一九二六～八四）によれば、隔離政策の自然発生的な結果なのだという(11)。つまり、一種の断種政策が成功したというのだ。しかし、本当にそうなのか。少なくともイングランドにおいては、レプラ患者は唯々諾々《いいだくだく》と隔離政策には従わなかったようであるし(12)、病気がひどくても、上流階級は隔離されていなかった。それにハンセン病の潜伏期の長さを考えてみれば、ハンセン病だと判断される前に、菌をまき散らしている可能性は大きく、隔離政策によってレプラ患者が少なくなったという説は納得的ではない。

レプラ減少の理由

じつは、レプラ減少については「黒死病」の結果だという説もある。レプラ施療院という、閉じられた空間にいたレプラ患者たちは黒死病の影響を受けやすく、黒死病で大量に死んでしまったので、レプラ桿《かん》菌《きん》が広がることができなかったというのだ。

しかし、実際にレプラ施療院での死亡率はそんなに高かったのであろうか。もちろん黒死病によるレプラ施療院での死亡率を研究したものなど存在しないので、実態はわからないとしかいいようがない。もしかしたら隔離されて、町の外にあった施療院のほうが黒死病に罹患する確率は低かったのではないかとも想像される。そうであれば、黒死病後、むしろレプラ患者の割合が高くなり、レプラは黒死病以前よりも増加することになったはずだとも想像しうる。しかし実際には確かに、十四世紀には十三世紀よりもレプラ施療院設立の数は減少している。もちろんレプラ施療院設立の数が減少しているのは、レプラ患者が少なくなったからではなく、レプラ患者に対する慈悲心が少なくなったからだということもできる。要するに、こういう間接的な証拠だけでは確実なことは何もいえないのだ。

しかし、ここに有効な仮説が提出された。ウィリアム・H・マクニール（一九一七〜）の仮説である(13)。これは「ヨーロッパ人に肺結核の発生が増えたためにハンセン病が後退した」（マクニール下四六頁）という仮説である。その理由であるが、「結核菌によって引き起こされた免疫反応は少なくとも一定の条件のもとではハンセン病の病原菌がひき起こす免疫と重複し、一方の感染に曝されることが、他方の感染症に対する宿主の抵抗力を増強させる」というのだ。

ただし、この仮説は問題である。黒死病以降、どうして結核患者が増大したのか、あるいは本当に結核患者が増大したという証拠があるのかという点が証明されていないのである。じつは、マクニールはこの疑問には答えずに、異なった方向から解答を与えてくれる。黒死病以降、かなり貧しかった人たちですら、それ以前よりは厳重に肌を覆うことになり、その結果、皮膚から皮膚へという古い伝播のパターンが断ち切られたというのだ。

その説明は次のようになされる（マクニール下四九頁以下）。

ヨーロッパの冬は寒い。それに十分な衣服もなく、森林が次第に乏しくなって燃料にこと欠くようになったとき、寒い冬の夜には人々が固まって体を密着させて暖をとるしかなかった。こうして皮膚から皮膚への伝染が大量に存在したのであったが、十四世紀以後、一方では気候の寒冷化があって、身体を密着させるぐらいでは暖をとれなくなり、かつ他方では毛織物工業が進展して、いままでより以上に安価に暖かい衣服が出回るようになった。さらに黒死病で多くの働き手が失われたため、貧民ですら、仕事にありつき、その結果、いままでよりもっとぶ厚い衣服を手に入れることができるようになった。このようにして肌が完全におおわれた結果、肌から肌への感染が消滅していった、とされる。

一見なかなか納得的な意見のように思えるのだが、しかしちょっと考えてみれば、疑問が生じてくる。レプラは皮膚から皮膚への感染で発症すると前提されており、感染は冬に体を密着させていたからだというのが、この考え方の前提なのだが、ほんとうにそうであったのだろうか。

寝る時であるが、中世世界では基本的には夜着は着ず、裸で寝たとされる。しかし夜着を着て寝ていた人たちもいるだろうし、これは単なる習慣で、それが黒死病を通じて大きく変化したとは考えられない。裸で寝ていた階層は、黒死病後もおそらくずっと裸で寝ていただろうし、夜着を着て寝ていた人たちもそのままであっただろう。いかにぶ厚い衣服が手に入ろうとも、それがそのまま夜着に反映されたとは思えない。それに夜着があって肌と肌が接触しないとしても、手や足は必ず接触する。中世人が手袋や靴下をつけて寝たとは考えられない。それゆえ毛織物産業が発展し、貧しい人々が新たにぶ厚い衣服を身にまとうことができるようになったとしても、皮膚から皮膚への感染状況が劇的に変化したとは考えられないのだ。

もうひとつ、マクニールに不利な事実がある。黒死病を契機としてレプラが減り始めたかどうかは、じつは明らかではない。**[図1]**（前掲48頁）の表をもう一度みていただきたい。確かに十四世紀には十三世紀よりもレプラ施療院の設立数は減っている。しかし十二世紀と比べればそれでも少し多いのである。黒死病は十四世紀の中頃である。その影響が十五世紀になって現れてきたと考えるのはあまりにも得手勝手だといわざるを得ない。

このようにマクニールの仮説が証明され得ないとするならば、では真実はどこにあるのだろうか。

ダンカンは、気候だけがレプラ増減の唯一のファクターではないと断ったうえで、十四世紀初頭にそれまでよりも寒冷な気候となり、平均湿度も上昇したがゆえ、身体の外での菌の拡散に制限がかかったと想定する[14]。しかしこれはイングランドの場合であり、気候状況は他の地域がどうであったのか、まだ研究が緒についたばかりである。

ピーター・リチャーズも黒死病の影響を重視するが、黒死病で直接レプラ患者が死亡したという説はとらない。何度も続くペスト禍で人口は減少し、またペスト直後には人々の生活がきわめて厳しくなっており、他者に施しをする余裕が失われたという。その結果、レプラ施療院の患者たちは食料を入手することができず、多くが餓死してしまった、とリチャーズは想像する[15]。ペストが何度も襲来したことを考えれば、こうした想定はある程度は当たっているかもしれない。しかしそれとても想像にしか過ぎない。証明できないのである。

病の恐怖を利用する人たち

大規模なパンデミックに襲われると、人は誰しもパニックに陥る。そして社会自体がそのパニックにより混乱する。人はこのパニックを恐怖心のゆえに、当然だと考える。しかしパニック自体さまざまな形態をとり、またそのパニックの背後を探ると、さまざまな勢力の暗躍がはっきりする。たとえば二〇〇九年の、あの「ブタインフルエンザ」のパニックは、パンデミックとの報道に過剰反応したと同時に、それに「利益」のありかを嗅ぎつけた製薬会社の暗躍があったことを、ドイツの総合雑誌『シュピーゲル』[16]が明らかにした。

このときのインフルエンザは比較的病原性の低いウイルス株によるものであったが、ＷＨＯのチャン事務局長は「パンデミック宣言」の決断を下した。

「それにより、世界の人口に大量のワクチンを供給する決定がなされる。宣言により企業のレジスターがベルの響きと共に開けられる。それは全くリスクを伴わない収入である。その理由は、すでに多くの国と製薬会社の間で、WHOがパンデミック宣言をした際のワクチン購入の契約がなされていたからである。」(「集団ヒステリーの検証」、二八八頁)

こうした背景があれば、製薬会社がパンデミック宣言を望んでいたことはよくわかる。そして、その宣言にまったく関与しなかった、という製薬会社の言い訳を信じることはできない。このインフルエンザで死亡した人がきわめて少数であった状況を考えてみれば、これはパニックに便乗した商売、それも〝あこぎな商売〟だったと考えてもいいだろう。そしてこの事態は、製薬会社と政府の癒着状況を考慮すれば、今後ますます顕著になるはずである。

【三】　表象としての〈病〉

血とレプラと女性と病

レプラを理解する試み

病自体は現実に存在するのだが、その病を引き起こした原因は古代や中世の人々にとっては見えないものであった。というか、もともと原因を目に見えるものとは考えなかった。しかし見えないものであっても、なんとか説明したいという欲求は存在した。見えないものを説明するために使われたのが、「類似の法則」である。つまり、あるものと他のものが何らかの点で類似しているとすれば、それを同一のカテゴリーで括りだし、その同一のカテゴリー内でより理解しやすいほうを取り出して考察するというやり方である。もちろんより理解しやすいというのは、ある社会集団においてステレオタイプとしてイメージがすでに固定化してしまっていることを示す。そうしたステレオタイプへの固定化を拠りどころとしながら、従来判断しえなかったものを判断しようとするのだ。

具体的に見てみよう。レプラ患者がどうしてレプラ患者たりうるのかは、人々にとってはまったく不可解であった。ひとはなぜレプラに罹るのか。レプラのあのような悲惨な変形は通常の原因からは推し量られない。通常の原因でない場合には、あとは神の呪いにしか原因を求めるしかない。ではなぜある人は神に呪われ、他の人は呪われないのか。もちろん悪人であれば神に呪われても仕方ないであろうが、しかしレプラに罹患した人は必ずしも悪人ではなかった。それゆえそこには本人にはあずかり知らない原因があることになる。こうして人々はレプラと原罪を結び付け始める。

そして人はレプラ患者を表象しているカテゴリーを女が表象しているカテゴリーへと繰り入れ、原罪によって呪われている女の経血がレプラ患者を生み出すという因果論においてレプラ患者を理解しようとする。そこから生理中の女との交接さえ避ければ、レプラ患者は発生しないという結論が生み出される。このようなアクロバチックな観念操作がどうして可能であったのか。以下、具体的に見ていくことにしよう。

女性とレプラ

「血」を手がかりにしながら中世人のレプラ観をみる。なぜ「血」なのか。それは中世人がレプラと血の間の関係をきわめて密接なものと考えていたからである。十三世紀末もしくは十四世紀初頭に書かれたと思われる『女の秘密について』なる医学書がある。アルベルトゥス・マグヌスの弟子にあたる人が書いたといわれている。そのなかに「女性の経血」についての記載がある。経血は毒性がきわめて強く、緑色の若枝ですら、経血に触れるとたちまち枯れてしまうなどと、さまざまな例が列挙されている。そのなかに、生理中の女性と交われば、生まれてくる子どもはレプラになるという記載がある(1)。経血の毒性がレプラ発症の原因になるのだ。

ただし、中世人のすべてが経血が悪いと思っていたわけではない。シュトラックによれば、中世ドイツの神秘家、ビンゲンのヒルデガルト(一〇九八～一一七九)はレプラ患者に経血の風呂に入るのを勧めているそうである(2)。ヒルデガルトが女性であったためか、あるいは毒には「毒をもって制す」のような考え方であったのか、そのあたりははっきりしないが、どちらにせよ、経血とレプラを結びつけようとする思考に変わりはない。

なおレプラの男性と交わった女性と交われば、レプラをうつされるが、女性自身はレプラにならないのだそうである。ただ、これについてはさまざまなバリエーションがある。しかし女性がレプラを媒介するときに、レプラには感染しないか、あるいは女性自身のレプラが治るというモチーフは変わらない。

十四世紀初頭に成立した『ゲスタ・ロマノールム』に興味深い話が採録されているので、それを紹介する(3)。

ある国に、欲深い騎士と嫉妬深い騎士の二人の騎士がいた。欲深い騎士の妻はたいそう美人だった。嫉妬深い騎士の持っていた土地を欲深い騎士が欲しがったので、嫉妬深い騎士は、欲深い騎士の美人の妻と「一夜の契りを結ばせて」くれれば土地の代金は要らないという。なんだかひどい話である。さて、この嫉妬深い騎士は彼女と同衾する前に、レプラを病んでいる女と寝た。それから欲深い騎士の奥方と情事を楽しんだあと、彼女にレプラをうつしたことを告げる。自分にレプラがうつされたことでショックを受けた妻に夫は次のようにいう。

「いいことを教えてやろう。おまえには今のところレプラの徴候は現れていない。国外のここから遠くないところに、大学のある大都市がある。そこへ行って通りに立ち、客引きをするがいい。そうすれば、一番先にお前の客になった男にレプラがうつって、お前は病気がすっかり治るだろう」

そして実際に病気がすっかり治るのである。我々の道徳観からすれば、この二人の騎士の行動は許しがたいものであるが、全体的な書き方からすれば、この話は性道徳ではなく、おそらくレプラの恐ろしさの問題に焦点が当てられていたようだ。

レプラを患うコンスタンティヌス

レプラと血との関連は女性を通して結びつくだけではない。『コンスタンティヌスの寄進状』(4)という文書が存在する。この文書にはコンスタンティヌス一世（在位三一〇～三三七）が教皇領をローマ教皇シルウェステル一世（在位三一四～三三五）に寄進したと記されており、中世の教皇権を支える重要な文書である。この文書は、ルネサンス期にイタリアの人文主義者、ロレンツォ・ヴァッラが「偽文書」と断定するまでは〈真正〉のものと信じられていた。

ではなぜ、コンスタンティヌスはシルウェステルにローマ帝国の西半分の統治権を与えたのか。それはレプラを患っていたコンスタンティヌスを教皇シルウェステルが治したからである。この偽文書の中にすでにレプラを治すには、多数の汚れなき子どもの血が有効だと記されている。実際のところコンスタンティヌスがレプラを患っていたという事実は知られていないが、中世ではそう信じられていた。

この「伝説」がどこから始まったのかは定かではないが、この偽文書が書かれたころ――八世紀ではないかと想像されている――にはある程度信じられていたのであろうし、レプラと子どもの血との関連は、ヤコブス・デ・ヴォラギネによって一二六七年ごろに書かれたとされる『黄金伝説』によって確固としたものとなった。というのもこの『黄金伝説』は中世においてはかなり広範に読まれていたからである。中世における大ベストセラーは「聖書」であると信じられているが、じつはこの『黄金伝説』のほうが聖書

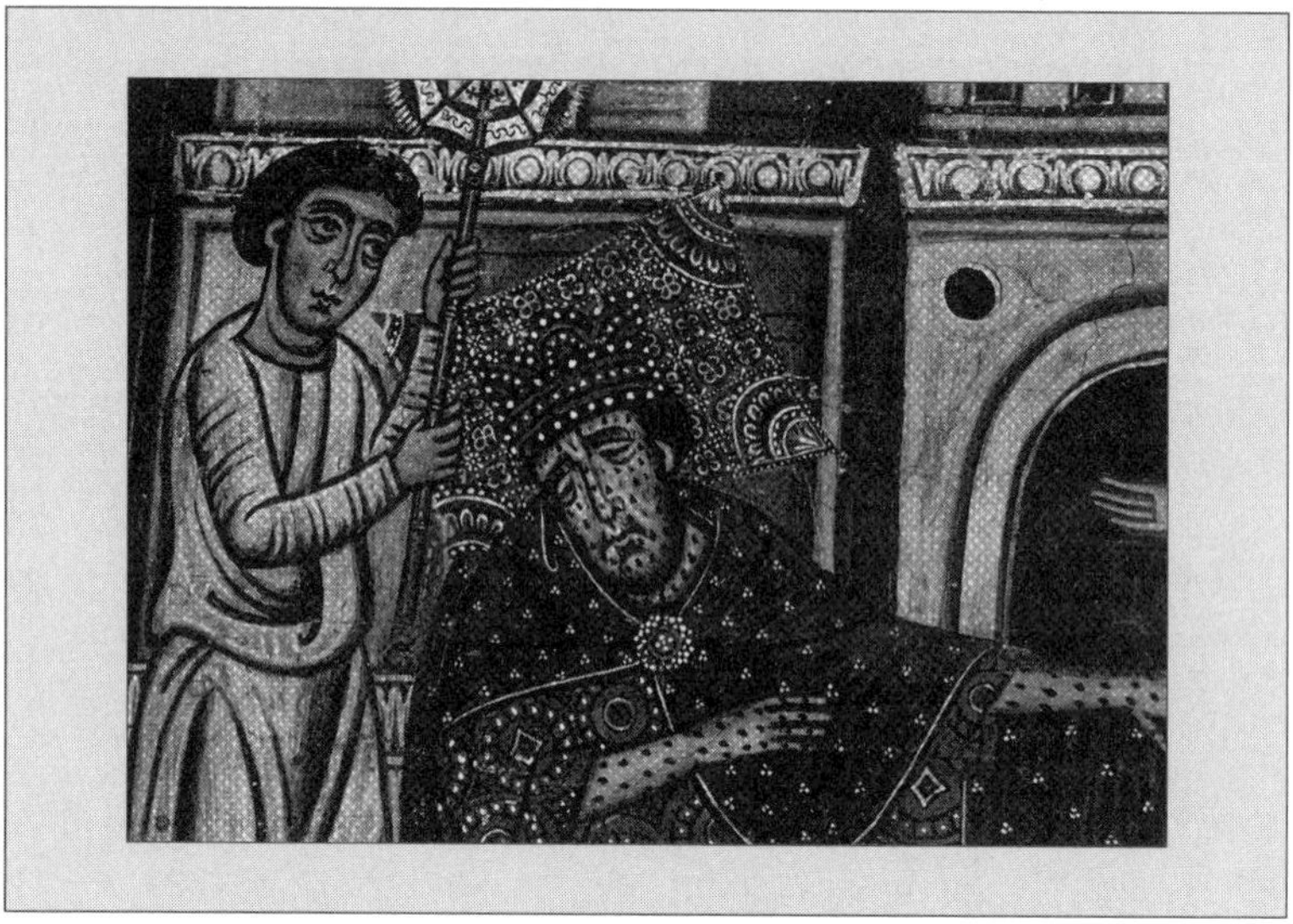

コンスタンティヌス帝
出典：Christine M. Boeckl, Images of Leprosy: Disease, Religion, and Politics in European Art, Truman State UP, 2011.

よりもよく読まれていた。近世でもそうである。活版印刷術が発明されてから五〇年間の間に印刷された部数において、聖書よりも『黄金伝説』のほうが多かったことがそれを物語っている(5)。

さて、中世人が読んでいたのは次のような記事である。

ところで、そのころ、コンスタンティヌスが皇帝になり、キリスト教徒を迫害した。そこでシルウェステルは、ローマの町を逃げだして、司祭たちとともに山にかくれた。神は、こうした迫害のために、皇帝コンスタンティヌスがレプラにかかるように定められた。皇帝は、八方手をつくしたが、病気は治らなかった。とうとう最後に、偽神たちにつかえる神官たちの助言にしたがって、三千人のおさない子どもたちを集めるように命じた。子どもたちを殺して、その新鮮なあたたかい血で湯浴みすれば病気が治るだろうと助言されたのである(6)。

結局、コンスタンティヌスは子どもを殺さず、シルウェステルに治してもらうことになるのだが、シルウェステルの処方箋は、皇帝が洗礼の水に身を浸すことということになる。これには伏線があって、シルウェステルに頼る前に、皇帝は夢を見るのだ。その夢のなかで、聖ペテロと聖パウロが「シラプテ山に難を避けている司教のシルウェステルを呼びにやりなさい。彼は、あなたにひとつの泉を教えるでしょう。あなたは、その泉に三度身を沈めなくてはなりません」と語りかけるのだ。「泉に三度身を沈める」というのは、旧約聖書中のナアマンの故事に由来する。レプラにかかったナアマンに、ヨルダン川に三度身を浸せばレプラが治るとエリシャが予言する話である。

文学作品に見るレプラ

このように、レプラには子どもの血がよく効くというのは、中世ではかなり広く信じられていたようで、多くの文学作品のテーマになっている。十三世紀初頭に書かれたといわれているイギリスのロマンス、『アミスとアミルーン』でもそれが主題になっている。

『アミスとアミルーン』は、同じ日、同じ時に生まれ、同じように育ったアミスとアミルーンという二人の騎士の友情物語である(7)。そのアミルーンがレプラにかかる。それまで優しかった妻は途端に彼を厄介者とし、彼は城を出て行かざるをえない。苦難のすえ、偶然にアミスがアミルーンを見つけ、アミスの城でアミルーンは生活することになるのであるが、ある晩のこと、アミスは夢を見る。その夢のなかで、

「天使が明るい天から現れ、彼の枕もとに立ち、語り始めました。もし彼がイエス・キリストの生まれたクリスマスの朝に彼の二人の子どもを殺し、その血でアミルーン卿を洗うならば、神の愛により、彼の苦しみは消え去る」と語ったのだ。

この話では、アミスが子どもを殺し、その血でアミルーンを洗ったら、アミルーンのレプラが快癒すると同時に、子どもも生き返ったという一種の奇跡が語られる。

ところがハルトマン（一一六五頃～一二一五）の描いた『哀れなハインリヒ』(8)という物語では、レプラを治すのは子どもの血ではなく、〝処女の血〟なのだ。これを知らせるのは夢のお告げではなくて、モンペリエとサレルノという、当時一流の医学部を備えていた大学の偉い学者なのだ。このレプラを治すには、彼のために犠牲になってくれる処女の血が必要なのだ、と知らされたハインリヒは、絶望して田舎へとひきこもる。しかしその地の番人の娘がハインリヒのために犠牲になろうと申し出、一緒にサレルノへと治療の旅に出るのだが、医師たちがメスを研ぎ、裸の娘が手術台に横たわっているのを見たハインリヒは、「この娘はこんなに可愛らしい子で、私はとてもむざむざ殺すことはできません。神の思し召しに従い、この子はまた起こしてやりましょう。お約束した通りのお金は差し上げますから、娘は助けてやって下さい」（『ハルトマン作品集』二五六頁）と叫んで、治療を放棄するのだ。その後、神のはからいでハインリヒは元のような体になり、娘と結婚して、話は閉じられる。

秘儀的殺人

なぜ子どもの血、あるいは処女の血によってレプラは癒されると考えられたか。どこからこのような観念が発生してきたのかについては、出所は明らかではないが、かなり早くからそう考えられていたようだ。そして血によってレプラが癒されるという観念は、じつは、ユダヤ人と深く関連している。

ユダヤ人はキリスト教徒の〝少年の血〟で汚れを落とす、と中世のキリスト教徒は信じていた。そのためにユダヤ人は儀式殺人を行なって、キリスト教徒の少年から血を取り出すとされる。この儀式殺人の比較的はやい例がノリッジの「ウィリアム事件」である(9)。一一四四年三月二〇日イングランドのノリッジの町でウィリアムという少年が行方不明になり、三月二十五日にノリッジの東方、ソープの森で遺体が発見された。

なんということもない少年殺害事件であるが、ユダヤ人が下手人とされ、それもユダヤ人の秘儀のために少年を殺害し、血を搾り取り、その血を秘儀に使用したというのだ。このとき以後、少年が殺されたり、行方不明になったりしたら、ユダヤ人の血の儀式のために殺されたとして、ユダヤ人が捕まえられ、処刑されてゆくのだ。もしかしたらレプラ治癒のために〝少年の血〟が有効だとする観念から、ユダヤ人の汚《けが》れ落としに少年の血が有効だという観念が発生してきたのかもしれない。

ユダヤ人男性には月経がある

サンダー・ギルマン（一九四四〜）はカンティンプレのトマス（一二〇一〜一二七二）を引きながら、ユダヤ人には「月経」があったと、十三世紀のヨーロッパ世界では信じられていたという(10)。ウィリス・ジョンソンは、それはカンティンプレのトマスの読み間違いで、ユダヤ人男性に月経があると考えられ始めたのは一五〇〇年前後だという(11)。十三世紀にせよ、一五〇〇年前後にせよ、ユダヤ人に〈月経〉があるという神話がどこかで発生したようなのだ。

かつて「説教と暴力」(12)という小論を書いた。そのとき、通常行なわれる説教の中にユダヤ人に対する暴力が正当化されるような心的傾向が、それを聞く者の心の中に沈殿するようなイメージが散りばめられていたことを、ハイスターバッハのカエサリウスというドイツの修道士が書いたものを用いて、論証しようとした。そのときに利用したある節に、ユダヤ人男性が「ある病でひどく苦しむ」が、それは「血の流れ」と呼ばれるという表現があった。それをわたしは「『血の流れ』とはユダヤ人によって祝われていた過ぎ越しの祭のこと」だと解釈し、「こうした言い回しの中に、人間の血を好んで流すユダヤ人という観念がそっと滑り込まされている」と結論した。カエサリウスが生きていたのは十三世紀前半であるが、この表現はもしかしたらすでにユダヤ人男性には月経があるという神話の原初形態であるかもしれない。

ではなぜこういう神話が発生するのであろうか。これはおそらく神に呪われているという観念が血によって象徴されているのだ。女性はイブの原罪により神に呪われているから月経によって毎月血を流さねばならないし、ユダヤ人も同じく神に呪われているから血を流すはずだというのだ。レプラ患者も神に呪われているがゆえに、清い血を浴びなければ治癒しないというのだ。

豚とレプラ患者とユダヤ人と女性

レプラ患者とユダヤ人が結びつくのは血だけではない。雌豚を通じても、結びつく。

周知のようにユダヤ人は豚を食べない。これは旧約聖書の教えを厳密に守っているためであるが、キリスト教徒は、この厳密な聖書遵守を、豚がユダヤ人の先祖であるから、彼らは豚を食べないのだと曲解する。ユダヤ人を揶揄的に描くときには、豚とともに描くことが多いが、これもユダヤ人を「豚」と結びつけたい心性のひとつである。そしてそのとき、雌豚の乳を飲むユダヤ人が描かれる。ちなみに雌豚の乳を飲むとレプラになるといわれているのだが、これもユダヤ人とレプラ患者の関連を示すものである。

そしてもうひとつ、「臭い」がユダヤ人とレプラ患者を結びつける。レプラ患者は腐敗臭を発生させる。その臭いがあまりにもひどいので、レプラ患者の告解を受ける司祭は鼻を押さえてその告解を聞いていた。そしてユダヤ人にも特定の臭いがあると信じられていた[13]。こうしてユダヤ人＝レプラ患者という観念連合ができあがる。この観念連合から派生してきたと思われるものがある。フランスのピレネー付近に「カゴ」(cagots)という集団があった。軽度のレプラ患者たちの組織であるが、この集団の先祖は「ゲハジ」だと考えられている。ゲハジは旧約聖書に登場する人物である。

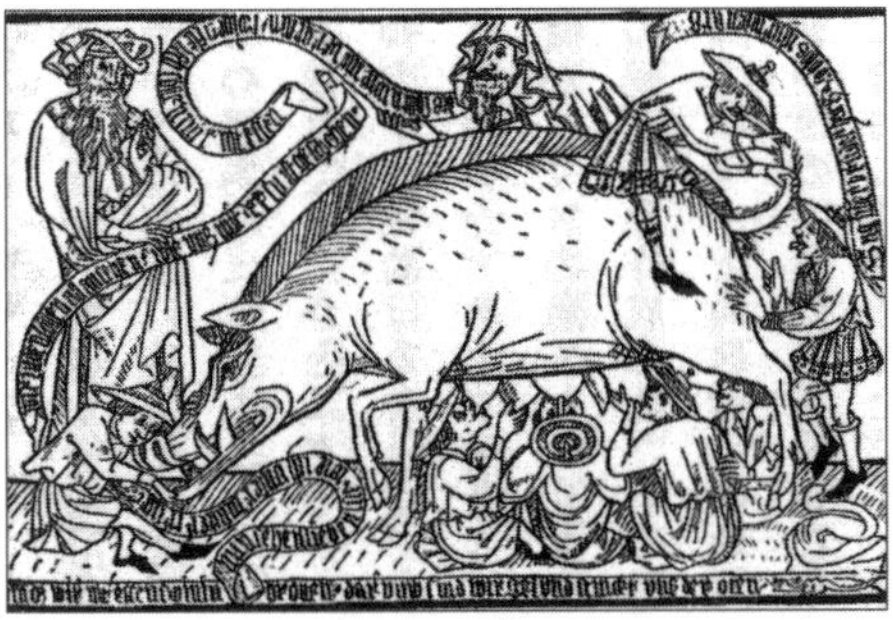

豚とユダヤ人
出典：『文化としての暴力』、森話社（2006）

エリシャによって「ツァーラハト」（中世ではこれは「レプラ」と考えられていた）が癒されたナアマンは彼に贈り物の提供を申し出たが、エリシャは断る。帰りかけたナアマンのところにエリシャの従者のゲハジが駆けつけ、エリシャの名を騙って贈り物を要求する。彼は要求したものを手に入れると家に隠したものの、エリシャの呪いによってナアマンと同じツァーラハト（レプラ）に罹患させられ、いずこともなく逃亡する。そしてその子孫たちが「カゴ」を構成したとされるのだ。

普通に考えると、ゲハジはレプラを患ったとされていたので、もちろ

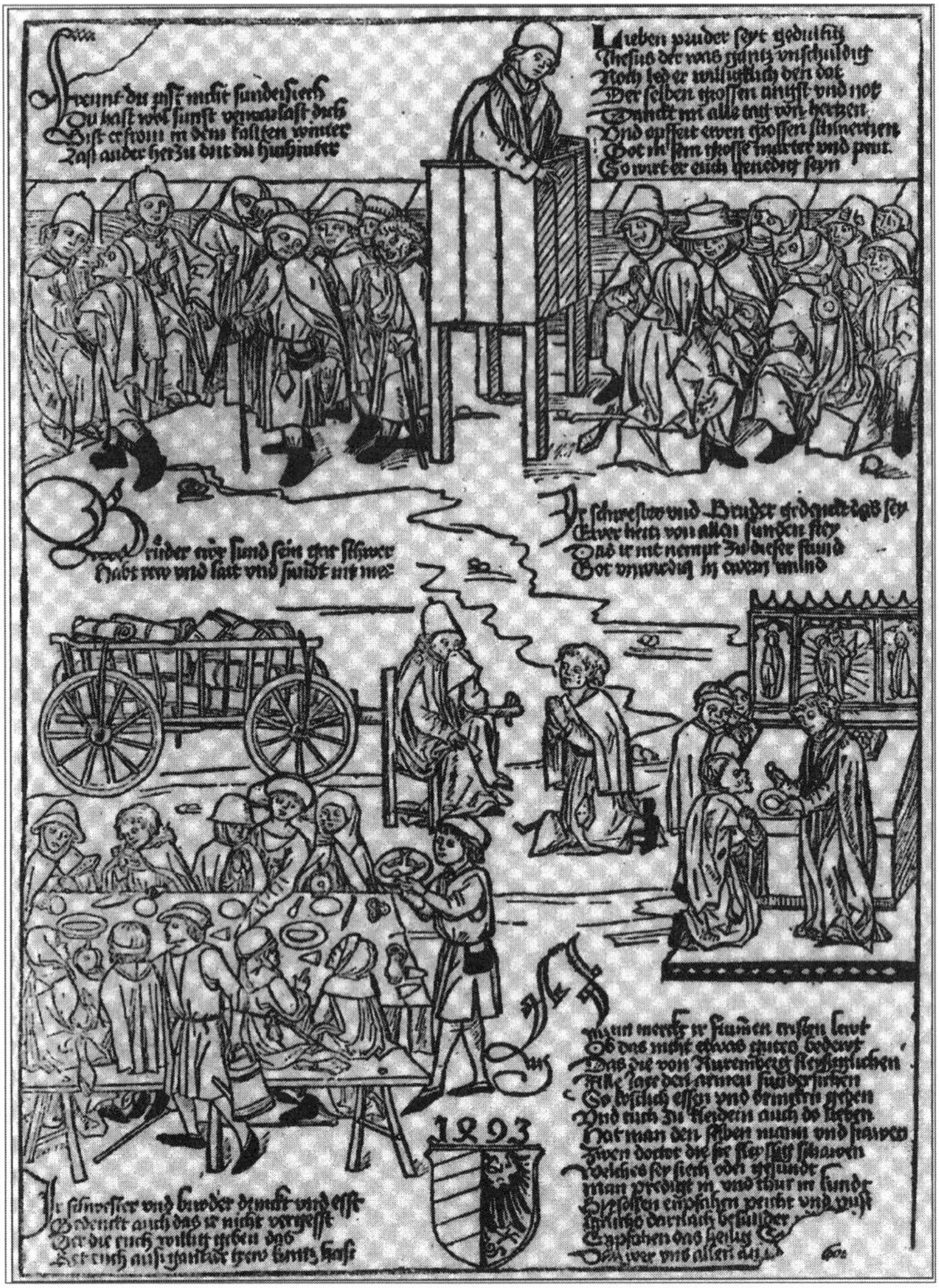

鼻を押さえて告解を聞く司祭

出典：Christine M. Boeckl, Images of Leprosy: Disease, Religion, and Politics in European Art, Truman State UP (2011).

んカゴの先祖と考えられても問題はないのであるが、ゲハジはユダヤ人でもある。だから、レプラ患者の先祖はユダヤ人だという観念がそこに付着しはじめた。このユダヤ人＝レプラ患者という観念連合がいつごろ発生するかははっきりしないのであるが、こうした観念連合があったがゆえに、第二章で述べたような一三二一年事件が発生したのだ。

血によって、レプラ患者とユダヤ人と女性が結びつけられるなら、豚でもこの三者は結びつかないのだろうか。そう考えてさまざまな文献にあたったところ、興味深い法令が見つかった。一三〇一年にヨークで発布されたものであるが、「昼となく夜となく通りを出歩く豚を飼ってはならず、いかなる売春婦も町にいてはならない」(14)という法令である。この法令では、豚と売春婦が一つの文章の中で並列的に述べられており、この背後には豚と売春婦を同一視する心性が存在する。

豚はしばしば大食のシンボルであるが、肉欲を示すものとしても使われる。ゴールドバーグは、豚と売春婦は秩序を侵してうろつき回ることによっても結びつけられているという。なおブリストルでは、一三四四年にレプラ患者と売春婦は都市囲壁内部に住むべからずという法令が出されており（ゴールドバーグ、一七三頁）、レプラ患者と売春婦も同じカテゴリーで考えられていたようである。

売春婦と女性はもちろん異なるカテゴリーではあるが、中世では女性は潜在的売春婦とみなされており、豚を通して、女性とレプラ患者とユダヤ人が結びついていたということも可能であろう。では豚と血に通底するものは何なのであろうか。あるいはその両者はまったく無関係なのであろうか。しかしこの点については、準備不足で本書では扱うことができなかった。他日を期したい。

【四】〈病〉とメディア

ヨーロッパ中世と近世におけるメディア

〈病〉とうわさ

本章は「病とメディア」をテーマとするが、西洋中世において、〈病〉を伝達するメディアとして、紙を媒体とするものなどもちろん存在しない。強いていえば、口伝えのうわさがひとつのメディアの形態となる。それゆえ本章では、マスメディア以前の「うわさ」について考えてみたい。

西洋中世の人々は、その大部分が村落に住んでいた。彼らが外部世界の出来事についての情報を得るのは、そこにやって来る人から聞く話からであった。この事情は都市でも変わらない。都市ではその情報チャンネルが多くなるだけで、情報の伝達構造自体に変化はないからである。もちろん町であれ、田舎の村であれ、司祭ともなると独自のネットワークを有しており、彼らはいち早くさまざまな情報に接することができたであろう。そして彼らを通して、教区民たちも新しい情報を得ることができたはずであるが、司祭の情報も遠くの出来事に関しては正確ではなく、単なるうわさ話とそう大きくは異ならなかったであろう。

遠くの地域で重大な事件が起こった場合、まずはそれを「うわさ」として聞いた人たちが情報を伝え、つぎに実際に経験した人たちから話を聞いた人の情報が伝わり、最後に自分で経験したという人たちが情報を伝える。「黒死病」の場合も、おそらくこのような経緯で「大量死」のうわさが伝わったであろう。その具体的なありようを、ケンブリッジ大学の歴史学科教授、ジョン・ハッチャー描くところのウォルシャム村に見てみよう(1)。

ウォルシャム村に「大量死」のうわさが入ってきた

ウォルシャム村は西サフォーク州にあり、大きな宗教都市、ベリ・セント・エドマンズの北東一二マイルのところにある。十四世紀半ばの人口は一〇〇〇人から一五〇〇人の間であり、黒死病で激減したあと、この人口数に戻るのは十九世紀を待たねばならなかった。住民たちは農業だけで生活していたのではなく、何らかの形で商業にもかかわっており、その意味では外からの情報が比較的多く入ってくる可能性のある村であった。

一三四〇年代はちょうど英仏間の「百年戦争」(一三三七〜一四五三)の時期であったので、その戦いの話がウォルシャム村の飲み屋や荘園領主の館、あるいは修道院の食事室などで盛んに語り合われたであろう。ハッチャーによると、「ウォルシャム村の人たちはそのほかの場所の人たち同様とても話好きであり、重要な出来事や重要な人々の行動についてのニュースが大好きで、こうした話は村内でもっとも貧しい所ですら語られていた。そして話すことがあまりない場合、ありふれた話やとりとめのないうわさ話ですら、少なくともしばらくの間は熱心に耳が傾けられた」(2)。

ウォルシャム村に「大量死」の話が入ってきたのは、一三四七年の、秋も深まったころであった。この

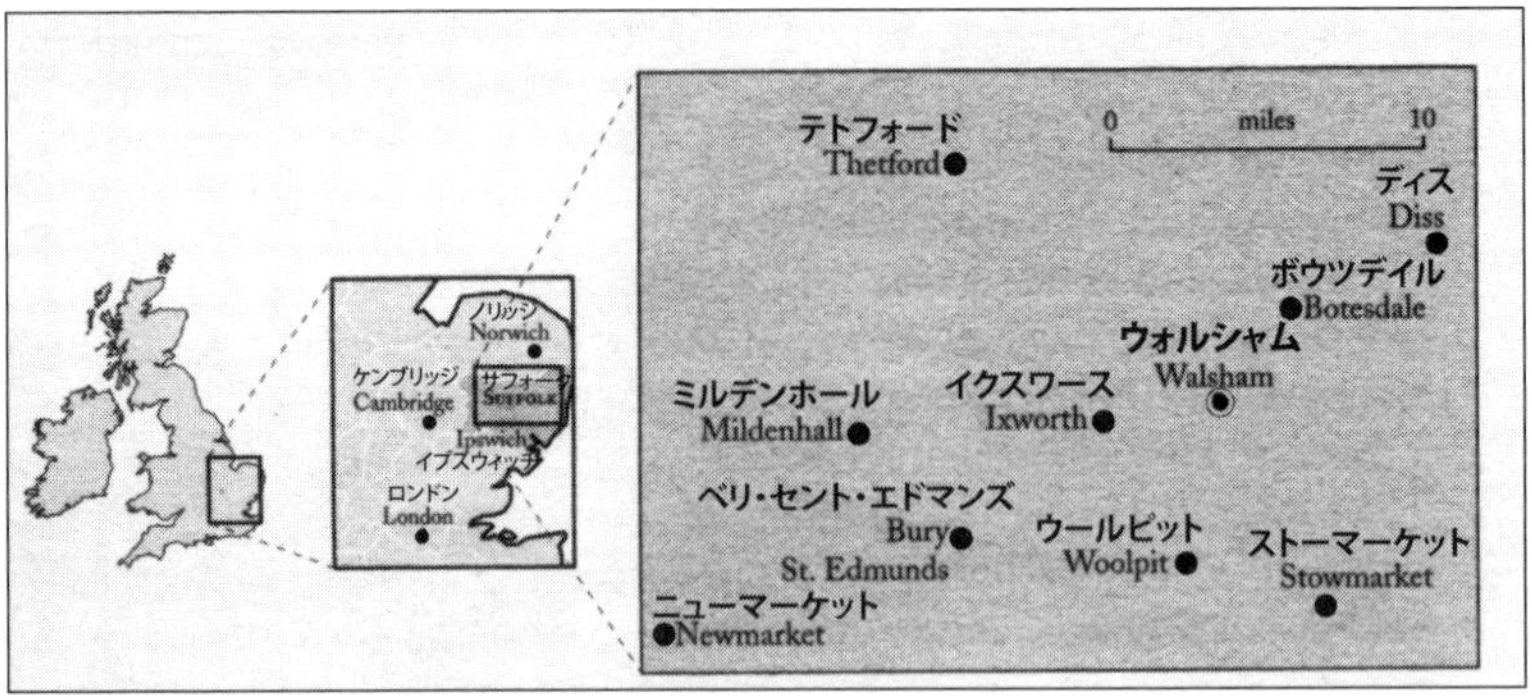

ウォルシャム村の位置
出典：『The Black Death: The Intimate Story of a Village in Crisis, 1345-1350』Phoenix (2008).

話を持ち込んだのは、ベリに買い付けにやってきていたロンドンの商人であり、彼自身もそんなうわさをロンドンで聞いたという程度の話であった(3)。ウォルシャム村の人々にとっては、世界の果てで起きている奇妙な話のひとつに過ぎず、いわば怖いおとぎ話のようなものであっただろう。

しかしながら同じような話が複数の人々からもたらされると、さすがに不安となり、神へのとりなしを頼むために、近隣のテトフォード村のマリア様のところへ巡礼を行なうことになった。村人の多くが参加したこの巡礼の途中で、他の村から、あるいは大きな町からの巡礼の一団に会って情報が交換され、情報は次第に詳細なものになっていった。その結果、かなり近くまで実際に大量死が近づいてきているということが明らかになり、村人たちはますます不安になった。

このようなときに、放浪の説教師が村にやって来た(4)。村人は、世界を旅しているはずのこのような放浪の説教師が、真実のニュースを伝えてくれると期待していたが、こうした説教師は真実には興味はなく、彼らが外のニュースを伝えるときには、おそらく多くのことを誇張し、自分の説教に都合のいいことだけを取り上げたであろう。これら放浪の説教師はたいてい「悔い改めよ」と説教し、不安をあおっただけである。不安が高じている時代には、このような説教師があちらこちらに登場し、不安を増幅するのである。一三四八年の秋には「ウォルシャム村付近の地域では疫病のしるしがまったく見えもしなかったけれど、イングランドの南の地方で広がっていたペストによる死について、ほとんど連日ニュースが入ってくるようになった」(5)。

一三四八年十二月の中ごろ、ひとりの男が妊娠した女を連れて、いくつかの荷物を小さな馬の背に積んで、ウォルシャム村へとやって来た。夫はしろめ(白鑞)で聖杯をつくる専門職人であったが、親方が突然死んだので、逃げ出してきたのだった。彼らを村に入れていいのかどうか、村の中で議論が始まった。「彼らがウォルシャムに到着した翌日、尋問にあたった村人たちは、この職人夫婦が来たるべき聖週間までちょっとの間、近しい親戚のもとを訪問するのだと告げられた。村人たちは疑わしいと思いながらも、この新来者が留まるのを許した」(6)。クリスマスの前であり、彼らの様子が村人たちにヨセフとマリアの姿を思い出させたのかもしれない。

クリスマスの直後、教会で寝ていた男が村の役人に見つけられた。彼はロンドンから逃げてきたのであったが、村人の同情を引こうとして、ロンドンでの状況を詳しく述べた。村人にとって、彼は、実際にペストを目撃した初めての人間であった。村人たちは彼を村から追い払い、彼が戻って来ないようにと見張りをすることになった(7)。このように他者を排除するためにやがて自警団がつくられ、他者は村には近寄れなくなる。これが当時、あちらこちらの町や村で取られた方策であった。

イングランドの寒村、ウォルシャム村で不安が募っていたころ、大陸では、実際に多くの人たちが死につつあった。その大陸でのうわさ事情を見てみよう。

ユダヤ人に対する流言

ウォルシャム村にはユダヤ人はいなかった。イングランド王国自体にユダヤ人は存在していなかったのだ。すでに一〇〇年ほども前、ユダヤ人はイングランド王エドワード一世（在位一二七二〜一三〇七）によって、追放されてしまっていたからだ。しかし大陸にはユダヤ人は数多く存在した。キリスト教徒にとっての異教徒であるユダヤ人は、この大量死のさなかに、流言の被害者となる。では、どのような流言が流されたのか。今度は大陸の黒死病期の流言を見てみよう。なお、うわさと流言の違いであるが、その違いは相対的なものであり、その波及規模の小さなものを「うわさ」と呼び、大きいものを「流言」と呼ぶことにする(8)。

フランケンのヘルマンヌス（生没年不詳）なる人物の年代記には、「ある人たちは、それ（黒死病）は空気の汚染によって引き起こされたと言い、また他のある人たちは、ユダヤ人たちが毒でもってキリスト教徒たちを一掃する計画を立て、あらゆるところの井戸や泉に毒をまいたと言う」(9)と書かれている。どの年代記も叙述は変わらない。井戸などに毒を入れたといううわさが流れ、ユダヤ人が逮捕され、拷問を受けて、自分たちが「毒を入れた」と自白したということになっている。ところがサヴォイでは順序が逆で、投獄されていたユダヤ人に対し、彼らが井戸に毒を入れたという流言が流れたようである(10)。ここには彼らの逮捕の事情は書かれておらず、逮捕した後、ユダヤ人は拷問によらず、自分たちが「毒を散布した」と自白したという叙述が執拗にくり返される。拷問によらずに自白したとは、おそらく予備拷問中に、助からないと観念して、自白したことを意味する。中世における拷問事情は、じつはあまり分かっていない。ほとんどが近世からの類推である。そこで少しだけ、近世における拷問事情を紹介してみよう。

キリスト教の信仰告白をしたにもかかわらず、ひそかにユダヤ教を実践していたとして告発された、ユダヤ教からの改宗キリスト教徒女性、エルビラ・デル・カンポから拷問によって絞り出された痛ましい言葉を見てみよう。これは一五六八年のことであった。彼女の拷問を主宰していた異端審問官たちが、彼女を縛っていた拷問用のヒモを、「もっと締めるように」と命じたときに、彼女が叫んだ言葉を公的な記録は次のように記す。

「エルビラは叫んで、『あなたたちが私に何を言わせたいのかをおっしゃってください。私は何を語るべきかわからないのです』。彼女は自分がしでかしたことを語るようにと告げられた。彼女は語らなかったので拷問されたからだ。そしてヒモをもう一度ねじるようにと命令された。彼女は叫んで『ゆるめてください。旦那さまがた。そして私が何を言わなければならないかを私に教えてください』。彼女に告げられた。『ゆるめてやろう。もしおまえが真実を語るなら』。彼女は言った。『旦那さまがた、教えてください。それを教えてください』」〔11〕

このような記事がくり返し異端審問調書に出てくる。エルビラは、尋問者が言ってもらいたいことを教えてもらって、それを白状し、ようやく焼き殺されることになるのである。このように、拷問は拷問者が予想している自白がなされるまで続くのが一般的なので、一度、拷問が始まると、自分の主張はほぼできない。これが分かっている場合には、本格的な拷問が始まる前に、自白するのだ。中世でも、この事情はあまり変わらなかったであろう。

さて、ケルンからシュトラスブルクに送られた書簡には、「あらゆる種類の流言がユダヤ教徒に関して飛び交って」(12)いると述べられており、ユダヤ教徒に対する悪意ある流言が、キリスト教徒の間でおおっぴらに語られていたことを予想させるが、この書簡を書いた人物は、「この大量死とそれに付帯する諸状況は、神による復讐によってひき起こされたものであり、それ以外のものによって起こったのではない。それゆえこれら飛び交っている流言を理由としての我らが都市にいるユダヤ人へのいかなる嫌がらせも禁止するつもりだ」(13)とはっきり書いている。これを読むと、当時、キリスト教徒たちの中にも、ユダヤ人による井戸への「毒散布説」に批判的な人がいたことが分かる。井戸への毒散布の流言の中には実行者をユダヤ人ではなく、「悪しき修道僧」とするものもある(14)。要するに、悪い人間であれば誰でもよかったようなのだ。なぜこういうことになるのか。

黒死病のような細菌性の病の場合、異物排除に失敗すると生体が病に侵される。ある意味では、一種の生体である共同体も異物排除を行ないながら秩序を維持している。生体に入り込む異物がひどく悪質でない場合、それを排除する過程で生体の免疫力が高められていく――。このように書くと、共同体と生体が、何かとても似ているように思われてくる。しかし共同体には生体のアナロジーはあてはまらない。共同体は何らかの社会不安の際、異物を排除するのであるが、その異物は外から入ってきたものであるよりも、むしろそれまで内にあったものを「異物」として認定することによって排除するからである。異物として認定されるものは、異物の資格さえあれば何でもよかったのだ。ユダヤ人が多く居住していなければ、他の人たちが異物と認定されていただろう。

井戸や泉への毒散布のうわさが流れたのは、大量死を目の前にしてではなく、多くが大量死の始まる前の不安な状況においてであった(15)。このことが意味するのは、ユダヤ人の迫害は、じつのところ、大量死の原因をつくったからというよりは、異物と認定することによって、形のない「不安」に形を与えるためになされたということなのであろう。形を与えるためには、一般的な「悪」がもっとも適しており、それが反キリストとしてのユダヤ人であったのだろう。

近世のロンドンにおけるペスト

一六六五年、まさにイギリスとオランダの間に三度にわたって戦われた「英蘭戦争」のさなかに、「ペスト」がロンドンを襲った。おそらくオランダからペスト菌を持ったネズミがロンドンに入り込んだのであろう。このときのペストの記録を残したデフォー（『ロビンソン・クルーソー』の著者、一六六〇～一七三一）は、その末尾に「鬼籍に入る者その数十万」(16)と書いているが、実際のところ、その死亡者数は、七万五〇〇〇人から八万人の間であっただろうと推測されている(17)。しかしながら、当時のロンドンの人口は四〇万人程度であるから、この数であっても、ほぼ「五分の一」の人が死んだことになる。

一六六五年のロンドンは、もちろん中世的な農村世界とはまったく異なっているが、しかしこの頃でも、「当時、まだ新聞などという、いろいろな事件についての風説や報道を伝える印刷物はなかった」（デフォー、一八頁）のであり、うわさや流言が情報を媒介していた。この時代には、「このような風説が根も葉もないでたらめなものであることはもちろんである」（デフォー、一六頁）とかなり理性的な判断がなされるようになってきているようであるが、「そこはその疑心暗鬼というやつで、人々はそう信じていた。少なくとも初めはそうであった」という具合で、疑わしい情報であっても、初めのうちは信じられていたようである。またさまざまな人が「いろいろ尾ひれをつけて言いふら」（デフォー、三五頁）すので、でたらめな情報がどんどん増殖していたようである。

ではこの時代、うわさは主としてどんなところで語られたのか。十七世紀に浩瀚《こうかん》な日記を残したピープス氏（一六三三〜一七〇三）が聞いていると、「話はオランダ艦隊が出撃したということばかり——そしてこの町でペストがはやり出したということ、その対策についてだ。ある人はああいい、ある人はこういっている」(18)そうなのだが、こうした話がなされていたのは、コーヒーハウスであった。中世ではうわさ話が聞けるところは居酒屋であったが、もちろん居酒屋の主目的は飲食である。ところが十七世紀にはむしろうわさを仕入れるのが主目的であるこのような場所ができているのである。

なおこの時代には、タバコの臭いがペスト対策として有効だと思われていたようである。ピープス氏の日記の六月七日のところに、「今日、まったく気の進まぬことだったが、わたしはドルーリー・レインで、二、三軒の家の戸口に赤い十字のしるしがついていて、そこに『主よ、われらを憐れみたまえ』と書いてあるのを見た。悲しい光景だった。この種のものを見たのは、覚えているかぎりで、これが初めてだ。自分の体、自分の匂いが気になり始めたので、巻タバコを買い、臭いを嗅いだり、噛んだりせずにはおれなかった——そしたら不安も消えていった」（ピープス、一六〇頁）と書かれているからである。

ピープス氏の日記を読んでいると面白い記事にぶつかる。七月十二日に、「午前中できるだけの仕事をやったあと、今日はペスト蔓延のための断食日であったため、ボートに乗ってデトフォードへ下る」（ピープス六、二〇四頁）という記事が見える。八月二日には、「今日は第一水曜日につき、ペストのための断食日である」（ピープス六、二三六頁）と書かれているので、月のうち一日は断食日と定められたようである。なぜペストが蔓延すると断食日をもうけねばならないのか。一種の贖罪《しょくざい》であったのか、あるいは実質的な目的があったのか、彼の日記からだけではどうにも判断のしようがない。

一六六五年という年は、細菌というものが発見されるまであとわずかに九年という時であり、さすがに感染については、かなりまともに対処するようになったようである。ピープス氏の九月三日付の日記には、「ペストが終ったあと、かつらの流行はどうなっていることだろう。髪を買う人はいないだろう。伝染がこわくて、つまり、ペストで死んだ人の頭から刈ってきたものではないか、と思うからだ」(ピープス六、二七三頁)という記事が見える。ペストが持ち物に媒介されて伝染すると考えられていたようだ。その対策には、要するにできるだけ病人には接触しないほうがいいということになる。そのためピープス氏は「十分な広さをもって、よその人間を閉め出し、そして万一疫病がウリッジに及んだ場合でも、妻のために避難場所を確保する」(ピープス六、三三五頁)よう配慮するのだ。

ペストが流行っていたところからやって来た人に対するまなざしは、十四世紀も十七世紀もさして変化があるようには思えない。「そしてお別れの挨拶をして、ロンドンへ。しかし、いやはやまったく、いろいろあったなかでも、ここのこういったお偉方たちは、なんとロンドンをこわがっていることか。そこから来たもの、最近そこにいたものは、みな疑いの目をもって見るものだから、わたしなど、やむをえず、まるまるウリッジ住まいといわなければならなかった」(ピープス六、二二一、二二二頁)。

このように、ペスト患者を避けるというメンタリティは、黒死病の際のフィレンツェでも、ピープス氏が書く十七世紀のロンドンでもあまり変わらない。十四世紀には、「息子は父を見捨てた。そして夫は妻を、妻は夫を見捨てた。そして兄は弟を、姉は妹を見捨てたのであった」(19)という状況であったし、十七世紀には「この病気のためわれわれは、おたがいに対して、犬に対してよりも薄情になっている」ようなありさまであった（ピープス六、二六一頁）。

なおこの時代には、「寒さ」がペストを退治してくれると信じられていたようだ。ピープス氏は十一月二十二日に、「しかし、なによりも、ペストがずいぶん下火になったと聞いてうれしい。全体の数が一〇〇〇以下で、ペストは六〇〇少々だ。さらに減る望みもある。というのは、今日はとてもひどい凍てつきで――ずっと凍りっぱなしだから」（ピープス六、三八八頁）と書くし、十二月二十二日にも、「天気はこの八、九日凍てついたまま。だから来週にはペストが減る望みがある」と書いているからだ（ピープス六、四二八頁）。

では、実際はどうであったのか。残念ながら、新年になってもペストは衰えることはなく、一月十日の日記に「ペストは今日七〇から八九に増えたことを聞いた」とピープス自身、書かねばならない(20)。一月十六日には、ペストが「次の夏までつづくという恐れが十分ある」（ピープス七、三四頁）と、ペスト減少には悲観的になっている。ところが一月二十三日には、「ペスト減少というまったく予想外の朗報」（ピープス七、三八頁）が入り、それ以後、ペスト関連の記事はかなり少なくなる。二月に入って、ペストが増えたという記事（十三日と二十二日）もあるものの、以後はほぼ順調にペストは減っていったようである。次第にロンドン以外のペストの記事（四月二十三日、五月十二日、八月九日、八月十七日）が出てくるので、ロンドンのペストはピープスにとっては峠を越えたと思われたのであろう。ロンドンのペストに関する記事は七月四日の、「ありがたいことに、ペストは、聞くところ、今週二つしか増えなかったそうだ」（ピープス七、一三六頁）という記事を最後に、まったく見えなくなる。九月二日には例のロンドン大火があり、その結果、多くのネズミが焼け死んで、ペストが消滅したと言われるが、それ以前から、ロンドンのペストはほぼ消えかかっていたと、ピープス氏の日記から判断してもよさそうだ。

【五】国家という身体

国家、教会、中世都市とレプラ

焼き殺されるレプラ患者

ほぼ四半世紀も前の一九八七年のことであるが、『薔薇の名前』という映画が封切られた。一般的にはあまり話題にはならなかった映画であるが、初代ジェームズ・ボンドのショーン・コネリーが主演をつとめたミステリー仕立ての歴史ものである。この中になかなかの堅物というか、民衆の敵のような聖職者が登場して、ショーン・コネリー扮するバスカヴィルのウィリアムと対決する。その聖職者はベルナール・ギーという人物であった。この人物は映画の中ほどで、農民たちによって押し倒された馬車ごと谷底へと墜落し、あえなく最期を遂げるのであるが、じつはこの「ギー」というのは実在の人であり、一三〇七年から二四年にかけて、トゥールーズで異端審問官を務めていた。この映画は一三二七年という設定なので、その時にはギーは異端審問官を辞め、ロデーブの司教となっていた。彼はロデーブ司教のまま、一三三一年に死去した。映画では異端者をせっせと拷問にかけ、どんどん火あぶりにする冷血漢のように造形されていたが、彼自身は拷問反対派であったと言われている。それはさておき、このギーが奇妙な文章を残している。それを引用してみる。

一三二一年に、フランス王国において健康なる人々に対するレプラ患者たちの邪悪なる計画が発覚し、未然に防がれた。じつのところ体において病んでおり、心において狂っているこれらの人たちは人々の安全を毀損することを企て、健康なる人々が汚染されたる水を飲み、使用することで、その結果、レプラ患者となるか、死ぬか、瀕死になるよう、それゆえレプラ患者の数が増大し、健康なる人の数が減少するようにと、毒に汚染したるモノをその中に入れたものを放り込み、準備した粉を混ぜることによって、あらゆるところにある川や泉や井戸の水を汚染せんと手配した。そして信じがたいことを言うようであるが、彼らは町や伯の支配権をもたんと欲し、もし自分たちの計画したことが、うまくいくなら、それらの場所の支配権を自分たちの間で分割し、さまざまな土地の大公、伯、もしくはバロンと称するようにならんとしていた(1)。

要するに、レプラ患者がレプラの「素」を泉や井戸に投げ込んで、健康人をレプラに感染させようともくろんだが、残念ながら、この陰謀事件は失敗したというのだ。文章から判断すると、ギーがレプラ患者の陰謀を本当に信じていたかどうか判断しにくいが、しかしこういう文章を残しているのであるから、まったくの与太話だとは思っていなかったであろう。こういうことを書いているのは、ギーだけではない。名前がわかっていないある年代記作者も一三二一年六月二十四日の条において、次のように報告してくれている。

自分たちがフランスとドイツのすべてのキリスト教徒を殺すかレプラ患者にするために泉と井戸を毒

で汚染させたと自白したために、上アキテーヌで多くのレプラ患者が逮捕され、焼き殺されたというわさがフィリップ五世の耳に届いた(2)。

この事件は、HIVの患者が多くの人にHIVを感染させて、自分たちと同じ苦しみを味あわせようとエイズ菌をばらまくという、都市伝説じみた妄想と似通っている。しかしこの事件は、都市伝説で終わったわけではなく、王権が介入し、さらにレプラ患者が大量に焼き殺されてしまったのだ。そこにはもしかしたらレプラ患者を大量に焼き殺すことによって、レプラに感染しないようになることを願う利己的な欲求があったのかもしれないが、それだけではなく、レプラ患者が本当に健康な人たちへの報復を考えていたはずだ、という思い込みが存在していた点こそが重要なのだ。そうであればこそ、自分たちがレプラ患者を焼き殺したことは、むしろ社会を守ろうとしたのだと正当化されるのである。あとから見れば、集団殺戮に過ぎない事件であっても、その渦中にあっては、社会を防衛しようという美しい郷土愛が底に流れていたということがありうるのだ。関東大震災（一九二三年）の際の朝鮮人虐殺（一説に六〇〇〇余名）も、まさにこうであったのだろう。

この事件については、ペリグーの代議員が六月十四日のポワティエでの会議に出席して、それをフランス王フィリップ五世（在位一三一六〜一三二二）に報告した。その結果、国王はこの事件を「大逆罪」とみなし、次のような命令を出した(3)。

一、自白したレプラ患者は生きたまま焚殺。

二、自発的に自白しない場合は、真実を引き出すべく拷問に付すこと。
三、女性レプラ患者も同様に扱うこと。ただし妊娠している場合は、子どもが十分な年齢になるまで、獄へとつなぎ、食事を与えること。しかる後に焚殺。
四、自白しない者や一四歳未満の者は男女とも原住地にて投獄。
五、成人に達したる者は、そして上記に設定されたやり方で自白した者は焚殺。

ペリグーという地名を聞いて、先に記したアガスの事件を思い出す読者がいるに違いない。ペリグーの代議員は多くのレプラ患者たちを処刑したあと、ポワティエの会議に出席したのだ。レプラ施療院の管理は都市に任されているが、レプラ施療院での事件に関する裁判は国王の専権事項なのだ。それゆえ国王に裁可を仰がずにレプラ患者を火あぶりにしてしまったこの事件は、じつは国王の権限をペリグーという一都市が侵してしまったわけで、へたをすれば大逆罪となるかもしれないのだ。しかしフィリップはそれを重視することなく、早急に手を打った。そして逆にレプラ患者たちが大逆罪に問われた。

フィリップはこれと同時に、ことの真相を探るためとして詳細な調査を命じ、この事件にユダヤ人がかかわっていたことを発見する。あるいは発見させた。その結果、当然ながら、関係したユダヤ人の財産が没収されたのだが、裁判の結果、無罪とされたユダヤ人からも罰金ということで多額の貨幣が搾り取られた。パリのユダヤ人たちからは五三〇〇リーブルが集められ、国全体の罰金は一五万リーブルにもなったという(4)。レプラ患者たちが大逆罪を犯していたとフィリップが信じていたかどうかは明らかではないが、財政改善のためにレプラ患者の事件を利用しようとしたのは確かだろう。

教会とレプラ患者

世の中に、神はなぜ貧民と金持ちをつくったのか、という問いに対して、ランス大司教のヒンクマール（八〇六〜八八二）は次のようにいう。

神は世の中の人を全部金持ちにつくることもできた。しかしそれではだれも天国へは行けない。貧民はイエスが山上の垂訓で語ったように、そのまま天国へ行けるが金持ちには徳を積まないかぎり、天国への道は開かれないのだ。徳を積むことのひとつが貧民に対する喜捨なのだ。それゆえ神はこの世の人々を、そのまま天国へ行ける貧民と、貧民に喜捨してようやく天国に行けるようになる金持ちという具合に人間をふたつに分けておつくりになったのだ。

我々から見れば、金持ちにとても都合のいい論理のように聞こえるが、天国へ行くことがそれなりに重みをもっていた社会では、この論理はある程度人々を納得させていたのだろう。

この論理は、レプラ患者にも適用可能なのだろうか。神はそのまま天国に行けるレプラ患者と、そのレプラ患者を救うことによって天国に行ける健康な人の二つを分けておつくりになったと、当時の人々は考えることができたであろうか――。おそらくそれは無理であろう。貧民の話は『マタイによる福音書』の中の「心の貧しい人々は、幸いである」（五－三）と『マルコによる福音書』の中の「金持ちが神の国に入るよりも、らくだが針の穴を通る方がまだ易しい」（一〇－二五）という二つのイエスの説教が基本となっている。ところが聖書中に、天国に行ける貧者はいても、レプラ患者がそのまま天国へ行けるという記述はないのだ。

レプラ患者はイエスによって癒されている。それゆえ救済の対象としては認められているのであるが、しかしレプラ患者になったからといって、そのまま天国の門が開かれることはないのだ。そんなことはどこにも書かれていないし、イエスは、そんなことをほのめかしすらしていない。レプラ患者はあくまでこの地上における救済の対象でしかないのだ。それゆえ貧者へと自己を同一視したアッシジの聖フランチェスコ（一一八一頃～一二二六）のごとく、レプラ患者へと自己を同一視しようとした聖者も存在しない。レプラ患者は聖性を帯びないのだ。聖性を帯びず、かつ救済の対象として存在するレプラ患者は、それゆえそれ自身の価値を持たず、救済者のためにのみ存在するのだ。

一一七九年の第三回ラテラノ公会議における議決第二三条では、レプラ患者は自分たちのための教会と司祭、あるいは墓や庭園を持つべきだと宣言され、十分の一税は免除だと決定された(5)。しかしこれはレプラ患者の隔離を正当化する言説にほかならず、いままではいくぶんなりとも後ろめたさを感じながら、レプラ患者を捨て去っていた人たちは、教会のありがたい後押しで、このとき以後、胸を張ってレプラ患者を切り捨てることになったであろう。十二世紀にレプラ施療院設立数が激増することがそれを物語っている。もちろんレプラ施療院の設立はレプラ患者のためではない。レプラ施療院はレプラ患者に慈悲を垂れることによって、天国に徳を積み、あわせてレプラ患者を隔離＝排除するという一石二鳥の施設なのだ。ことほど左様に教会の力は大きかった。そしてこの教会と聖書とが切っても切れない関係であったならば、聖書においてレプラがどのように扱われていたかをここで少し整理しておくのも無駄ではなかろう。

聖書とレプラ

聖書の中に「レプラ」と記されているものは、それがすべて本来の意味でのハンセン病というわけではなかったが、中世人にはそういうことは関係なかった。五世紀にヒエロニムス（三四〇頃〜四二〇）が訳したラテン語訳聖書のウルガータにレプラと記されているかぎり、自分たちが理解するレプラによく似た症状の病はすべてレプラのことであったと考えられた。それゆえ、中世人がレプラと判断した病の中には他の皮膚病や性病が混ざっていたのは明らかである。ただしそうはいっても、中世人がレプラとして理解していた病の多くが単なる皮膚病や性病であったのではなく、レプラそのものであった可能性は大きい。各地に残されている中世におけるレプラ患者専用墓地で発掘された人骨の多くが、明らかにレプラによる変形を受けていることからもそう判断される。

さて、ジェームズ一世（イングランド王、在位一六〇三〜二五）が命じて訳させた欽定英訳聖書を手がかりに、聖書中のレプラ関連記事を見ることにする。レプラを意味する英語の「レプロシ（leprosy）」という言葉は、聖書中に三七カ所登場する。そのうち、旧約聖書では三三カ所、新約聖書では四カ所である。圧倒的に旧約聖書のほうが多いのであるが、ここには『レビ記』の二七カ所が含まれているのに注意しておくべきである。

『レビ記』は一種の儀礼の書であり、「汚れ《けが》」を発見するためのマニュアルである。身体に傷を持つ者は一種の「汚れ」をもつことになる。皮膚病はその傷の一種であり、それを「ツァーラハト」と表現している。それに対して、のちにヘブライ語の聖書のギリシア語訳である七十人訳聖書がつくられたとき、

「レプロス」というギリシア語が与えられ、ヒエロニムスがそれを「レプラ」とラテン語訳した。しかし、ツァーラハトはレプラとは重ならない。それゆえ現代の『共同訳聖書』では、「重い皮膚病」という訳語が使用されている。実際のところ、ツァーラハトと呼ばれる病の中には、おそらくハンセン病は含まれていなかったと思われる。というのも、ブラウン（レプラ研究者、一九〇七〜不明）によると、ハンセン病はバビロン捕囚以後ですら、聖書の土地には存在していなかったと思われるからである(6)。そうではあるが、先にも述べたように、このツァーラハトがギリシア語でレプロスと訳され、それがさらにラテン語でレプラと訳されてしまったために、「ツァーラハト＝レプラ」という思い込みが、のちに聖書を読む人の意識の中に生じてきてしまったのだ。

レプラ患者の扱いについては、旧約聖書と新約聖書では大きく異なっている。

まず、旧約聖書から見てゆくことにする。レプラ発症の原因が記されていないのは、スリヤ王の軍勢の長であるナアマンの場合だけである（『列王記』下五章）。このナアマンに対し、エリシャはヨルダン川で洗えば清くなると助言し、実際にその通りになる。しかしゲハジ（『列王記』下五章）やウジヤ（『歴代史』下二六章）の場合、原因ははっきりしている。あるべき道徳を毀損した結果なのだ。それをキリスト教的にいうならば、ゲハジの場合は、ナアマンから偽って贈り物をもらった罪で、分類するとすれば、七つの大罪のうちの「強欲」の罪である。ウジヤの場合は、祭司でもないのに、権力を笠に着て、神殿で香を焚こうとしたのであるから、分類すれば、「傲慢」の罪であろう。ミリアムの場合、モーゼの言葉を疑うのであるが（『民数記』一二章）、これは結局、神を疑うことに通じるので、「傲慢」と分類してもいいだろう。なお、モーゼの言葉を疑ったのはミリアムだけではない。アーロンも同じなのだ。ところがアーロンはツァーラハトにはならない。アーロンが男で、ミリアムが女だったからであろう。女が男の言葉を疑うことは許されなかったのだ。要するに、旧約聖書でのレプラ発症は、罪を犯したがゆえに、神が罰を与えたという構造になっている。

ところが新約聖書の場合、罰としてレプラにされた人はひとりもいない。レプラはこの世の苦痛のひとつであり、それをイエスが治してくれるのである。何らかの不徳の結果、レプラが発症するという思考がそもそも新約聖書には存在しないといっていい。しかし旧約聖書と新約聖書の両方を読めば、何らかの罪のゆえに神が罰としてレプラを発症させ、その後、再び神＝イエスがレプラを消し去るという構造が存在するということになる。このようなレプラ観の中で中世人は生きていたのだ。

都市とレプラ患者

奇妙なことに、レプラ患者の世話をした聖者の多くが十二世紀に生きていた。これは十二世紀にレプラ施療院が数多く設立され始めたことと無関係ではあるまい。そしてこれはまた、一一七九年の第三回ラテラノ公会議でレプラ患者の隔離＝排除が容認されたこととも無関係ではあるまい。十二世紀にはおそらくレプラ患者の増大が見られ、それに対応して、レプラ患者への嫌悪感が増大し、その結果、ラテラノ公会議がレプラ患者の隔離＝排除を認めたのだ。レプラ患者の隔離＝排除自体は古くから見られるが、それがレプラ施療院と結びつき始めたのはこの時代からである。十二世紀の末には三つのレプラ施療院がトゥールーズの市域に建設されたが、これが都市に見られるその種の施設の最初のものであった。

古い時代には、レプラ患者は単に放逐されるだけであった。たとえば七世紀のある法典には、次のような文言が見える。

もし誰かが癩にかかりて、裁判官または人々にそれが確かなる真実たることが認められ、そのためただ一人で住むべく都市さらに彼の家から外へと放逐されたるときは、彼には、彼の財産を何人であれ譲渡しまたは集会譲与することは許されざるべし。なぜならば、彼が家から放逐されたるその日において彼はあたかも死したる者と見なされるをもってなり。されど彼が生存する限りは彼は、彼が遺せし財産からその利得を考慮して養わるべきものとす。(8)

ここではレプラ患者は自己責任で、つまり自分の財産で生きてゆかねばならない。公の援助はここには想定されていない。

本書では、レプロサリアを「レプラ施療院」と訳しているのだが、レプロサリアにはレプラを治療をしようとする意図はなかったと思われる。当時、レプラは不治の病なので、治療は不可能と見られていたのだ。欲望と乱交の〝生きたシンボル〟と見られていたレプラ患者の存在自体が社会を汚染させるので、その汚染を防ぐことを目指して、施療院がつくられたのだ。この施療院設立の実態を、十三世紀の法書、『ボーヴェジ慣習法書』(9)なる法規定に見てみることにする。

癩施療院を設立したのは都市である(一六一八条)。その管理権限はこの施療院がある地を司教区内に有する司教に属する(一六二〇条)。しかし実際に管理に当たるのは、当該都市より選ばれた数名の賢者たちであった（一六二一条）。施療院は町中にはつくられず、都市の郊外に設立された（一六二三条）。同時にこの規定の中で、被収容者は都市に入るのを禁じられている。その理由として、「癩患者が健康人と交わることは、そのために健康人が癩患者となることがありうるがゆえに、危険なることたるべきをもってなればなり」と感染の可能性を挙げている。都市が設立主体であることから、収容される人は誰でもいいというわけにはいかない。収容される資格があったのは、その都市の生まれであるか、その都市で結婚したものに限られていた（一六一八条）。一般的に婚外子には施療院に収容される資格は与えられなかったようであるが、『ボーヴェジ慣習法書』には、きわめて温情主義的規定も見られる。その一六一九条の一部を引用すると、「癩院は喜捨物に基づきて、しかも、癩の地獄に安らぎを与えむとの公共の利益のために設立されたものなることを熟視し、かつ、たしかにその婚外子はキリスト教徒にして、しかもその都市内に生まれかつ育ちたるものとなることを熟視して、われらは、憐憫の事由よりして、かつ、われらがもちたる会議によりて、彼がその癩院に収容せらるるが正しとするに至りたり」。これは当時にあってはとても人道的な処置であるといわざるをえない。

他者化されるレプラ患者

十二世紀以後、教会は効果的にレプラ患者を隔離するための首尾一貫した継続的な行動プログラムを発展させた。一三六八年に南フランスで開かれたある教会会議はこの点について、その教えを次のように要約した。

この病は感染するゆえ、我々はその危険性を防ぐことを欲し、以下のように命じる。レプラ患者は彼ら以外の信者たちから隔離されるべし、彼らはいかなる公の場所――教会、市場、公共広場、宿屋――にも立ち入らざること、彼らは決められた衣服を着し、ひげと髪は切られること、彼らは特別の埋葬場所を持ち、常に誰もが彼らのことを見分けられるようしるしを持ち運ぶこと(10)。

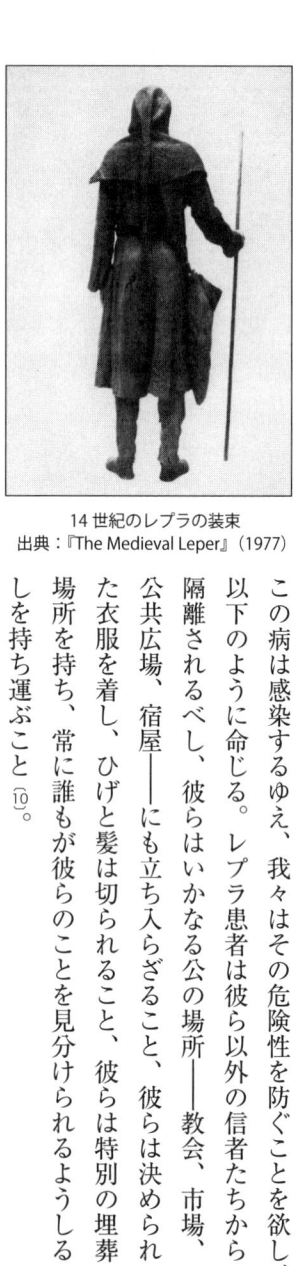

14 世紀のレプラの装束
出典：『The Medieval Leper』（1977）

他と区別される服装を強制されたことで、レプラ患者はユダヤ人、娼婦、そして改宗した異端と同一線上におかれた。他と区別される服装は、場所ごとに異なっていた。白い服を着ることとされたところもあれば、服の上に一片の赤いマークを付けることと命じられたところもあった。フランスでは灰色か黒色で「L」という縫い取りのある服を着ることになった。レプラ施療院はしばしば被収容者のために目立つ制服を決めていた。イラストの中では、レプラ患者はしばしば踝《くるぶし》まで届くチュニックを着、フードをかぶっているのが見られる。彼らはしばしば手袋を付けるよう求められた。感染の恐怖があったことの、もうひとつの証拠である。しかしながら彼らの服よりも、もっと重要で一般的であったのは、自分たちが近づいていることを知らせるよう求められた合図のガラガラ、カネ、あるいは笛であった。こうしたことのすべてのせいで、レプラ患者は明白なマイノリティーグループの一員として、つまり「他者」として、シンボライズされた。

黒死病に罹患した患者のもとから健康な人たちは急いで逃げ去った。そして家族であっても、病人に会おうとはしなかった人たちも多くいたのは先に指摘しておいた。家族が病人と会わなくなるのはレプラの場合も同様であるが、レプラ患者の場合は健康な人たちが逃げるのではなく、レプラ患者が放逐された。『ボーヴェジ慣習法書』の一六一七条には、「何びとか癩患者となるときは、これらによりて彼は人々の共同体を絶ち離れゆくが相応」と記される。七世紀の法書、『ロタリ王法典』の一七六条にも、「もし誰かが癩にかかりて、裁判官または人々にそれが確かなる真実たることが認められ、そのためただ一人で住むべく都市さらに彼の家から外へと放逐されたるときは」とあり、七世紀にはすでにレプラ患者は共同体から放逐されていたようである。

象徴的に彼らを社会から分離することになったのは、公的な隔離の儀式であり、それによって彼らは『ボーヴェジ慣習法書』に「彼はこの病に襲われたるや直ちに、俗界に関する限りは死亡したる」（一六一七条）と書かれているように、世間に対して「死んだ」と宣言されたのであった。

この隔離の儀式は十二、十三世紀に発展した。儀式ではまず、レプラ患者が実際に開いた墓の中に立たされ、土がシャベルで三すくい彼の上に投じられた。これは恐ろしい儀式であった。レプラ患者は聖職者によって教会まで連れて来られた。彼には聖なる水が振りかけられ、そして死ぬ前のように告解を促される。聖職者がミサをあげている間、彼は架台によって支えられた黒い布の下にひざまずく。それから教会の中か外で、聖職者はシャベル一杯の土を三すくい、彼の足か頭の上に振りかけ、次のように宣言する。

汝、世間には死したる者としてあれ、されど再び神のもとへと生きん。

それからレプラ患者は野原へと連れ出され、聖職者は次なる一連の禁止事項を申し渡し儀式を終える。

私はおまえに禁じる。教会に入り、市場、水車場、パン焼き場へと入り込み、人々と交わることを。さらに私はおまえに禁じる。おまえの手、もしくはおまえの持ち物を何にしても、泉もしくはいかなる種類の流水においても洗うことを。そしてもしおまえがのどの渇きをおぼえたら、おまえは自分のコップあるいは他の何らかの容器から、水を飲まねばならぬ。さらにまた私はおまえに禁じる。以後、おまえの癩者服を着ずに出歩くことを。おまえが他の者によって癩者と知られるように。そしておまえは裸足でおまえの家の外へと出てはならない。さらにまた私はおまえに禁じる。おまえがどこにおろうとも、おまえが買いたいと思うものに触れることを。触れるのではなく、おまえが欲しいものを示すのに杖か棒でもって示すこと。さらにまたおまえがワインを飲みたいならば、居酒屋あるいはその他の場所に入るのを私はおまえに今後禁じる。そして彼らが与えるものを彼らがおまえのコップに注ぐよう注意せよ。さらにまた私はおまえに禁じる。おまえの妻以外、どんな女とも交渉を持つことを。さらにまた私はおまえに命じる。旅行中であるとき、おまえが風下にまで道路を下るまで、おまえに尋ねた者に、答えを返してはならないと。そしておまえが誰かと会わないよう、狭い道を通ってはならないと。さらにまた私はおまえに要求する。どこか通行料を取る道、あるいはどこかを通り過ぎる必要があるならば、おまえはまず手袋をはめるまで、通っているところにある柱やものに触れないことを。さらにまた私はおまえに禁じる。子ども、あるいは若者に彼らが誰であっても、触れることを、あるいは彼らにもしくは他の者におまえの持ち物を与えることを。さらに私はおまえに禁じる。以後、癩者の仲間以外のどんな仲間の中においても、飲み食いすることを。そして知れ。おまえが死んだときには、あらかじめ得られた好意によって教会内に埋葬されることになっていない場合には、おまえはおまえ自身の家に埋められるであろうことを(11)。

この一連の禁止規定は明らかにレプラ患者が生活に必要なものを得るために人前に姿を見せねばならなかったであろうことを認めている。そしてレプラ患者が特別な目的のために、町へと行くことが許されたところもあった。そうではあるが、儀礼は、レプラ患者が出没し、大衆に危険を与えるのを最小限にしようとしている。社会からの公式的な排除はレプラ患者から市民権を奪った。彼は人に非ざる者となり、財産の遺贈も相続もできず、裁判所への訴えなどもできなくなった。こうしてレプラ患者は完全に世俗社会から放逐されたのである。

共同体を形成するレプラ患者たち

ヨーロッパ中世において教会によって科された最も重大な罰は「破門」であった。破門が何ゆえ罰でありえたかといえば、破門された人は世俗社会から放逐されることになったからである。それゆえ、レプラ患者は破門と同様の苦痛を感じたはずである。中世社会の生活の基本は共同体である。この共同体から追放されれば、個人として生きていくのはきわめて難しい。そんな時代にあって、放逐されたレプラ患者たちは、生き抜いていくために、自分たち自身共同体を構成しなければならなかったようである。そして彼らによる共同体の構築は、一般社会の人々によっても認められていたようである。先の放逐の儀式の中でも、健康な人たちの共同体からの排除「以後、レプラ患者の仲間以外のどんな仲間の中においても」と、共同体形成が前提とされているように読めるからである。

十二世紀、ノルマンの詩人ベルールが描くところの『トリスタン物語』の中に、イズーが火刑場へと引き立てられる場面がある。そこにレプラ患者たちがやってくる。その場面を紹介しよう(12)。

ランティアンにその名を
イヴァンという癩病みがいた。
世にもおぞましく病み崩れていた。
それがこの裁判を見に駆けつけた。
松葉杖や棍棒に身を支える
百人もの仲間が一緒だ。

一〇〇人ものレプラ患者共同体が存在していたということだ。さて、このイヴァンが王に次のように要請するのだ。

ご覧の通り、ここに仲間が百人います。

イズーをください。俺たちみんなのものにします。

それを聞いた王がイズーを彼らに渡そうとしたとき、イズーが叫ぶ。「王様、御慈悲を！　あの者に渡すくらいなら、どうかここで火あぶりに」と。「泣き叫ぶその声を聞いて／痛ましく思わぬ者とていなかった」とベルールは記す。

イズーの叫びは当時の人々のレプラ患者を見る目をうかがわせくれる。当時の人々にとってレプラ患者は彼女が見ていたように、まさに「化け物」だったのである。しかし、このように侮蔑の度合いがひどくなればなるほど、それを救う人の聖性は高くなる。レプラ患者を救うことで有名となった聖者が数多く登場し、設立者自身が救われるためにと、大金を出して設立したレプラ施療院の増加はむしろレプラ患者に対する侮蔑の度合いが高くなっていることを示唆するとリチャーズは言う(13)。レプラ患者は隔離され、焼き殺され、そして追放されるが、その一方で、レプラ施療院がつくられ、レプラ患者が収容される。もちろん収容されるレプラ患者は一部にしか過ぎない。多くのレプラ患者は隠れてレプラ患者共同体をつくり、ひそかに生き延びていく。

しかしこの生活を、近現代における日本の「絶対隔離」と比べてみれば、どうであろうか。どちらがより悲しいものであったかなどという比較は不可能であろうが、少なくとも、中世におけるレプラ患者にはある程度の自由があった。イヴァンとその仲間たちは、はたして日本における「絶対隔離」という施策を見て、どう思うだろうか。

＊註

【一　〈病〉の文化的、歴史的意味】

（1）Carole Rawcliffe, *Leprosy in Medieval England*, The Boydell Press, 2006, p.90.

（2）メアリ・ダグラス著、塚本利明訳『汚穢と禁忌』（思潮社、一九八五年）七九頁。

（3）関根康正、新谷尚紀著『排除する社会・受容する社会——現代ケガレ論』（吉川弘文館、二〇〇七年）一九九頁。

（4）ピエール・ダルモン著、寺田光徳・田川光照訳『人と細菌　一七—二〇世紀』（藤原書店、二〇〇五年）五〇頁。

（5）河口明人「予防概念の史的展開—中世・ルネサンス期のヨーロッパ社会と黒死病」『北海道大学大学院教育学研究院紀要』一〇二号、一七頁。

（6）Rosemary Horrox, *The Black Death*, Manchester University Press, 1994, p.161.

（7）石坂尚武編訳「イタリア黒死病関係史料集（一）」『文化史学』一七四号（二〇〇三）四二、四三頁。

（8）石坂「史料集（一）」一六一頁以下。

（9）石坂尚武編訳「イタリア黒死病関係史料集（二）」『文化史学』一七六号（二〇〇四）三一頁。

（10）Horrox, p.175.

（11）Helen Rodnite Lemay, *Women's Secrets, A Translation of Pseudo-Albertus Magnus, De Secretis Mulierum with Commentaries*. State University of New York Press, 1992, p.88.

（12）Lemay, p.129.

（13）François-Olivier Touati, "Contagion and Leprosy:Myth, Ideas and Evolution in Medieval Minds and Scieties," L.I. Conrad and D. Whjastyk eds, *Contagion: Perspectives from Pre-Modern Societies* (Ashgate, 2000).p.198.

（14）Rawcliffe, p.93.

（15）クロード・ケテル著、寺田光徳訳『梅毒の歴史』（藤原書店、一九九六年）二一頁以下。

（16）「ヤフー知恵袋」に次のような問いがあった。「被爆《ママ》したとして、うつるのでしょうか？先週福島の知り合いに、車で食料を届ました。すると、本日会う予定の人に会ってもらえません。うつると思って避けられたみたいで。被爆《ママ》したとしてうつるのですか。」（http://detail.chiebukuro.yahoo.co.jp/qa/question_detail/q1258222727　二〇

一三年七月二九日）

〔17〕http://www.mext.go.jp/component/b_menu/shingi/giji/__icsFiles/afieldfile/2011/06/15/1305459_2_1.pdf（二〇一三年七月二九日）。参考のために当該部分を引用しておく。「放射線、放射能は感染しません

・私たちが放射線を受けたからといって、私たちの体から放射線が出てくることはありません。（例えば、レントゲン写真を撮った後、私たちの体から放射線は出てきません。）

・放射性物質が付着したり、体内に取り込まれたりしても、その周りにいる人に影響を与えるほどの放射線は発しません。（医療用で用いられるPET薬剤や治療内服薬は、桁違いに強力な放射性物質を患者の体内に取り込みます。それでも患者の周りの人に影響を与えることはありません）

・三月一七日以降、放射性物質の大量放出はありません。したがって、その時に放射性物質が体や服に付着していたとしても、すでに取れています。口などから体内に入っていた場合でも、体外に排出されています。

・避難された方々から、放射線、放射能が感染するということはありません。親や子供たちへの教育を徹底するとともに、避難された方々へのケアも大切です。」

【二　恐怖とパニック】

〔1〕以下の叙述は、David Nirenberg, *Communities of Violence*, Princeton University Press, 1996, p.53 ff. ならびにMalcolm Barber, Lepers, Jews and Moslems: The Plot to Overthrow Christendom in 1321, *History* 66(1981) p.1 ff. に依拠。

〔2〕Nirenberg, p.57.

〔3〕Nirenberg, p.64.

〔4〕レオン・ポリアコフ著、菅野賢治訳『反ユダヤ主義の歴史　Ⅰ』（筑摩書房、二〇〇五年）三七頁。

〔5〕*Decrees of the Ecumenical Councils*, vol.1, ed.by Norman P. Tanner, Sheed & Ward and Georgetown University Press, 1990, p.266.

〔6〕C・モリス著、古田暁訳『個人の発見――一〇五〇―一二〇〇年』（日本基督教団出版局、一九八三）。

〔7〕Samuel Cohn, *The Black Death Transformed: Disease and Culture in Early Renaissance Europe*, Oxford UP, 2003, p.231.
〔8〕Cohn,p.232.
〔9〕Cohn,p.235.
〔10〕Rawcliffe, p.348.
〔11〕ミシェル・フーコー著、田村俶訳『狂気の歴史――古典主義時代における』（新潮社、一九七五年）一三頁。
〔12〕Rawcliffe, p.344.
〔13〕ウィリアム・H・マクニール著、佐々木昭夫訳『疫病と世界史　下』（中央公論新社、二〇〇七年）。
〔14〕Kirsty Duncan, "Climate and the Decline of Leprosy in Britain," *Proceedings of the Royal College of Physicians of Edingburgh*, 24(1994).
〔15〕Peter Richards, *The Medieval Leper*, Barnes & Noble Books, 1977, p.83.
〔16〕外岡立人訳・解説「集団ヒステリーの検証――二〇〇九年ブタインフルエンザ・パニック」『世界』二〇一〇年五月号、六三頁以下。

【三　表象としての〈病〉】

〔1〕Lemay, p.60.
〔2〕Hermann Leberecht Strack, *The Jew and Human Sacrifice: Human Blood and Jewish Ritual, an Historical and Sociological Inquiry*, The Block Publishing, c.1923, p.52.
〔3〕伊藤正義訳『ゲスタ・ロマノールム』篠崎書林、一九九四年、第一五一話、五八六頁以下。
〔4〕幸いにしてこの文書はネットでしかも英訳によって読むことができる。
http://webu2.upmf-grenoble.fr/DroitRomain/Anglica/Constantine_Henderson.htm（二〇一三年八月六日）
〔5〕拙稿「異性装から見た男と女（二）」『埼玉学園大学紀要　人間学部篇』二号（二〇〇二年）二六頁。
〔6〕ヤコブス・デ・ウォラギネ著、前田敬作他訳『黄金伝説1』（人文書院、一九七九年）一六八、一六九頁。

〔7〕大槻博訳『英国中世ロマンス』（旺史社、一九八八年）五頁以下。

〔8〕ハルトマン・フォン・アウエ著、平尾浩三他訳『ハルトマン作品集』（郁文堂、一九八二年）二三五頁以下。

〔9〕これについては鈴木利章「秘儀的少年殺害信仰の成立とユダヤ人」『神戸大学文学部紀要』一一号（一九八四年）ならびに菊池智子「儀礼殺人物語における少年殉教とユダヤ人告発——一二世紀末イングランドの場合——」『神戸大学史学年報』第二八号（二〇一三年）。

〔10〕S.L.Gilman, *Jewish Self-Hated: Anti-Semitism and the Hidden Language of the Jews*,. Johns Hopkins University Press,1985,p.74.

〔11〕Willis Johnson, "The Myth of Jewish Male Menses", *Journal of Medieval History*, vol.24, 1998, p.274.

〔12〕服藤早苗・赤阪俊一編著『文化としての暴力』（森話社、二〇〇六年）所収。

〔13〕『文化としての暴力』三〇頁。

〔14〕P.J.P. Goldberg, "Pigs and Prostitutes: Streetwalking", *Comparative Perspective, in Young Medieval Women*, ed.by Katherine J.Lewis, Noel James Menuge, and Kim M. Phillips, Sutton Publishing, 1999, p.172.

【四　〈病〉とメディア】

〔1〕John Hatcher, *The Black Death: The Intimate Story of a Village in Crisis, 1345-1350*, Phoenix, 2008.

〔2〕Hatcher, p.50.

〔3〕Hatcher, p.53.

〔4〕Hatcher, p.103.

〔5〕Hatcher, p.117.

〔6〕Hatcher, p.119.

〔7〕Hatcher, p.121.

〔8〕早川洋行著『流言の社会学　形式社会学からの接近』（青弓社、二〇〇二年）二一頁。

〔9〕Horrox, p.207.

〔10〕Horrox,p.216.
〔11〕Amy G. Remensnyder, Torture and Truth: Torquemada's Ghost, *Why The Middle Ages Matter: Medieval Light on Modern Injustice*, ed by Celia Chazelle, Simon Doubleday, Feliche Lifshitz, and Amy G. Remensnyder, Routledge,2012, p.161.
〔12〕Horrox,p.219.
〔13〕Horrox,p.220.
〔14〕Horrox,p.224.
〔15〕佐々木博光「黒死病とユダヤ人迫害：事件の前後関係をめぐって」『大阪府立大学紀要（人文・社会科学）』二〇〇四年、五二巻。
〔16〕デフォー著、平井正穂訳『ペスト』（中央公論社、一九七三年）五頁。
〔17〕Joseph P.Byrne, Encyclopedia of the Black Death, ABC-CLIO, 2012, p.217
〔18〕サミュエル・ピープス著、臼田 昭 訳『サミュエル・ピープスの日記 第六巻 一六六五年』（国文社、一九九〇年）一四六頁。
〔19〕石坂尚武編訳、「イタリア黒死病関係史料集（二）マルキオンネの年代記」『文化史学』一七六号（二〇〇四年）五三頁。
〔20〕サミュエル・ピープス著、臼田 昭 訳『サミュエル・ピープスの日記 第七巻 一六六六年』（国文社、一九九一年）二二五頁。

【五　国家という身体】
〔1〕Macolm Barber, "Lepers, Jews and Moslems: The Plot to Overthrow Christendom in 1321," *History*, vol.66(1981), p.1.
〔2〕Barber,p.1
〔3〕Barber, p.3.

（4）レオン・ポリアコフ著、菅野賢治訳『反ユダヤ主義の歴史 I』（筑摩書房、二〇〇五年）一三六頁。

（5）Norman P. Tanner, *Decrees of The Ecumenical Councils*, vol.1, Sheed & Ward and Georgetown University Press, 1990, p.246.

（6）スタンレーG・ブラウン著、石館守三訳『聖書の中の「らい」』（キリスト新聞社、一九八一年）二五頁。

（7）塙浩訳「ロタリ王法典邦訳(二)」（『神戸法学雑誌』第七巻、一九五七年）一七六条（五九三頁以下）。

（8）塙浩訳「ボーマノアール『ボーヴェジ慣習法書』試訳（一〇）」（『神戸法学雑誌』第二〇巻、一九七〇年）二三九頁以下。

（9）Jeffrey Richards, *Sex, Dissidence and Damnation. Minority Groups in the Middle Ages*, Routledge, 1990, p.154.

（10）Richards, p.155,156.

（11）新倉俊一他訳『フランス中世文学集 1』（白水社、一九九〇年）一八〇、一八一頁。

（12）Richards, p.157.

英国中世・チューダー朝と〈病〉

——〈病〉への眼差し

米村泰明

米村泰明　*Yonemura Yasuaki*

神奈川大学外国語学部卒業、成城大学大学院文学研究科博士課程単位取得満期退学。現在、埼玉学園大学人間学部教授。専門は英国中世・チューダー朝演劇文学。
主要著書　『イギリス中世・チューダー朝演劇事典』（慶應義塾大学出版会、1998 年）、「ツールとしての暴力」『文化としての暴力』（森話社、2006 年）、「『目に見える』罪と罰」『罪と罰の文化誌』（森話社、2009 年）など

【二】〈病〉の文化的、歴史的意味

病名に込められた歴史

すべての災厄は「プレイグ」であった

初期のキリスト教文化圏においては、世界は神の造り賜うた美しいものに満ちている一方で、危険で恐ろしく、突発的な災厄に見舞われる場所であった。旧約聖書の『創世記』に記される天地創造がもたらした自然界にあふれる豊かな造化の贈り物を、人間はありがたく受け取った。『創世記』が記述するように、「海の魚、空の鳥、家畜、地の獣、地を這うすべて」(1)は人間が支配することとなり、「全地に生える、種を持つ草と種を持つ実をつける木」はすべて人間に与えられ人間の食べ物となった。

人々は「天と地と海の多種多様な美しさ、太陽と月と星の光の豊かさとおどろくべき美しさ、樹々の陰、花の色と香、さまざまな、そして多くの鳥とその歌声や光る翼、(中略)また、ときには緑と多様な色の変化、ときには紫、ときには碧《みどり》といった、いわば異なった衣服のように色を変える海の壮大な光景」(2)を目にするたびに、造化の神秘の美しさに畏敬の念を覚えたことだろう。人間がつくるものは時間の経過とともに滅びるが、自然の様相——つまりは神が造ったもの——は永遠の姿をとどめている。

一方で自然界は人間に予測不能の災厄をもたらすものでもあった。突発的な嵐や大雨、干ばつ、冷夏、地震などの災害や、くり返し襲いかかっては人間や動植物を襲う疫病など、なぜそのようなことが起こるのか理解することのできない現象が時を選ばず起きていたのである。

初期のキリスト教文化においては、そのような自然界がもたらすすべての「災厄」を表す言葉が「プレイグ（plague）」であった(3)。今日の我々が使う英和辞典で調べると、この言葉の第一義は「疫病、伝染病、特にペスト」ということになっている。しかし、プレイグの定義がペストになるまでには、いくつかの変遷があったのである。

本節では中世からチューダー朝イングランド（ヘンリー七世が即位した一四八五年から、エリザベス一世が死去した一六〇三年まで）における病、特にペスト、レプラ、梅毒という現象を考察するにあたり、まずはこれらの、現代では病気そのものを表す言葉が、該当する時代にどのような使われ方をしていたのかを明らかにしなければならない。

「プレイグ」という言葉の変遷

英語の言葉に含まれる歴史的意味を調べる際に、標準的に使われるオックスフォード英語辞典で調べてみると、プレイグの一番古い意味は「災厄」であり、ペストという病気を指すのは時代が経ってからだということがわかる。

ラテン語で「打撃、傷、障害、災難」を意味する「プラーガ（plaga）」が英語に入ってきたのは十四世紀頃で、そのころには病名としてではなく、「打撃、一撃、傷」という意味で使われていた。オックスフォード英語辞典が引用しているのは、一四〇〇年頃の外科医療に関する文献で、「プレイグは古傷のことをいう」という一節である。ちなみに、この用法は現在では「廃語」扱いになっている。

やがて「特に神の怒りあるいは裁きとしての苦痛、災厄、不幸、神による処罰」を指す言葉となっていく。肉体的な「傷」を表していた言葉が、宗教的な意味合いを持ち始めたのである。病気の原因を特定することが不可能だった時代に、原因を神の怒りであるとすることによって、キリスト教会が人の生き方を律するために病を利用し始めたことを表しているように思える。

そしてついに病気を指すようになる。最初は「レプラというプレイグ」とか「これまで治療不能であったペスティレンス（これもペストを表す言葉のひとつ）というプレイグ」などのように、あらゆる種類の疫病を指す言葉として使われていた。現代の英和辞典での第一の定義である「疫病、伝染病、特にペスト」を表すようになるのは、十六世紀半ばころからである。一五五二年の祈祷書は「プレイグの蔓延《まんえん》するこのときに」で始まり、明らかに、当時のペストの流行が終わることを神に祈る文言となっているのである。この用法は十七世紀まで続いていく。

罵倒語としてのプレイグ

「プレイグ」は罵《ののし》りの言葉としても使われるようになる。「（人に）ペストが降りかかれ」という表現で用いられるのだが、単に「死んでしまえ」というよりも、ペストにかかって苦しんだあげくに死んでもらいたいような相手に対して使うのである。オックスフォード英語辞典はシェイクスピアの『ロミオとジュリエット』（一五九五頃）の一節を引用している。

三幕一場でロミオの友人のマーキューシオが、ジュリエットの従兄弟《いとこ》にあたるティボルトと決闘をしている。そこに来合わせたロミオがケンカを止めようとして、二人の間に割って入る。その結果、ティボルトの剣がロミオの腕の下をかいくぐって、身動きできなくなったマーキューシオを貫いたのだった。「両家ともくたばるがいい」（小田島雄二訳）というのが今際《いまわ》の際の台詞《せりふ》である。若くして不慮の死を遂げたマーキューシオにとってみれば、モンタギューとキャピュレットの両家の争いは、まさに災厄以外の何ものでもなかったのである。

さらに時代が下ると、なんらかのトラブルを引き起こす事柄についても使われるようになっていく。アメリカ南部における奴隷の悲惨な生活を描いて、奴隷解放にも一役買ったといわれるストウ夫人（一八一一～一八九六）の『アンクル・トムの小屋』（一八五二）では登場人物の一人が「困ったことには」という意味で使っているし、一八五五年にはガーデニングに関する書籍の中で、ほうれん草（食用ではなく、おそらくはそれに類する種類の植物）が「庭師にとってのプレイグ」と記述されている例があげられている。〝頭痛の種〟とでもいう意味であろう。

聖書にみるプレイグの用法

現在の欧米文化の根底にあるのはキリスト教であり、中世にあっては物事の判断基準は聖書にどう書いてあるかであった。オックスフォード英語辞典も「プレイグ」という言葉の変遷を定義するにあたり、その用例を聖書から多数引用している。

「一撃」という意味でプレイグが使われている例としてあげられているのが、一三八二年にジョン・ウィクリフ(4)（一三三〇頃～一三八四）によって英訳された聖書の『エゼキエル書』二十四章十六節である。現在もっとも標準的に使われる英語の欽定訳聖書（ジェームズ一世の命によって一六一一年に完成。以下欽定訳と記述）ではプレイグではなく、「ストローク」が使われている。日本のカトリックとプロテスタントが共同で翻訳した新共同訳では、「人の子よ、わたしはあなたの目の喜びを、一撃をもってあなたから取り去る」としている。ちなみに日本聖書協会による、いわゆる文語訳聖書では「人の子よ我頓死《とんし》をもて汝の目の喜ぶ者を取去ん」となっている。必ずしも死を意味しない「一撃」と、致死的な疫病による死をイメージさせる「頓死」では、大きくニュアンスが異なる。文語訳の旧約部分は一八八七年にプロテスタント宣教師によって翻訳されたものであるということなので、ニュアンスの違いには時代性があるのであろう(5)。

神の怒りとしてのプレイグ

「神の怒り」という意味合いを込める用法は、「しばしばエジプトの十の災厄に関連する」とオックスフォード英語辞典は記している。これは旧約聖書の『出エジプト記』に登場する、「十戒」で知られたモーセが神の命令に従って、イスラエルの民をエジプトから連れ出して、約束の地であるカナンへ連れて行くエピソードである。モーセはエジプト王であるファラオのもとに行き、移住の許可を求めるが、ファラオは拒否する。すると、エジプトを「十の災厄」が襲うのである。その災厄とは以下の通りである。

㈠ ナイル川の水が血に変わり魚が死ぬ。
㈡ カエルが町中に現れる。
㈢ 無数のブヨが人と家畜を襲う。

㈣続いてアブが家畜を襲う。
㈤エジプト人の家畜に疫病が発生する。
㈥煤《すす》が細かい塵となってエジプト人と家畜に膿が出る。
㈦雷鳴がとどろき、雹《ひょう》によって作物が全滅する。
㈧イナゴの大群が作物を食い尽くす。
㈨三日間にわたってエジプト全土が暗闇に覆われる。
㈩エジプト全土の初子《ういご》（夫婦の間に初めて生まれた子）が死ぬ。

㈤での「疫病」はウィクリフ訳では「ペスティレンス」となっているが、欽定訳では家畜の伝染病を表す言葉が使われている。この言葉も古い用法では疫病全般を指していた。

オックスフォード英語辞典はさらにウィクリフ訳の聖書から、『ヨハネの黙示録』九章十八節を使用例としてあげている。『ヨハネの黙示録』は、来るべき終末において人々を襲うさまざまな災厄を記述している書である。人間を殺すために解き放された四人の天使が率いる二億人の騎士が乗る馬が、「その口から吐く火と煙と硫黄《いおう》、この三つの災い」で人間の三分の一を殺してしまうのである。「三つの災い」をウィクリフ訳は「プレイグ」と表現している。欽定訳ではプレイグに該当する言葉は使われていない。

レプロシーというプレイグ

ウィクリフ訳の聖書は、『レビ記』第十三章二節で「レプロシーというプレイグ」という表現を使って

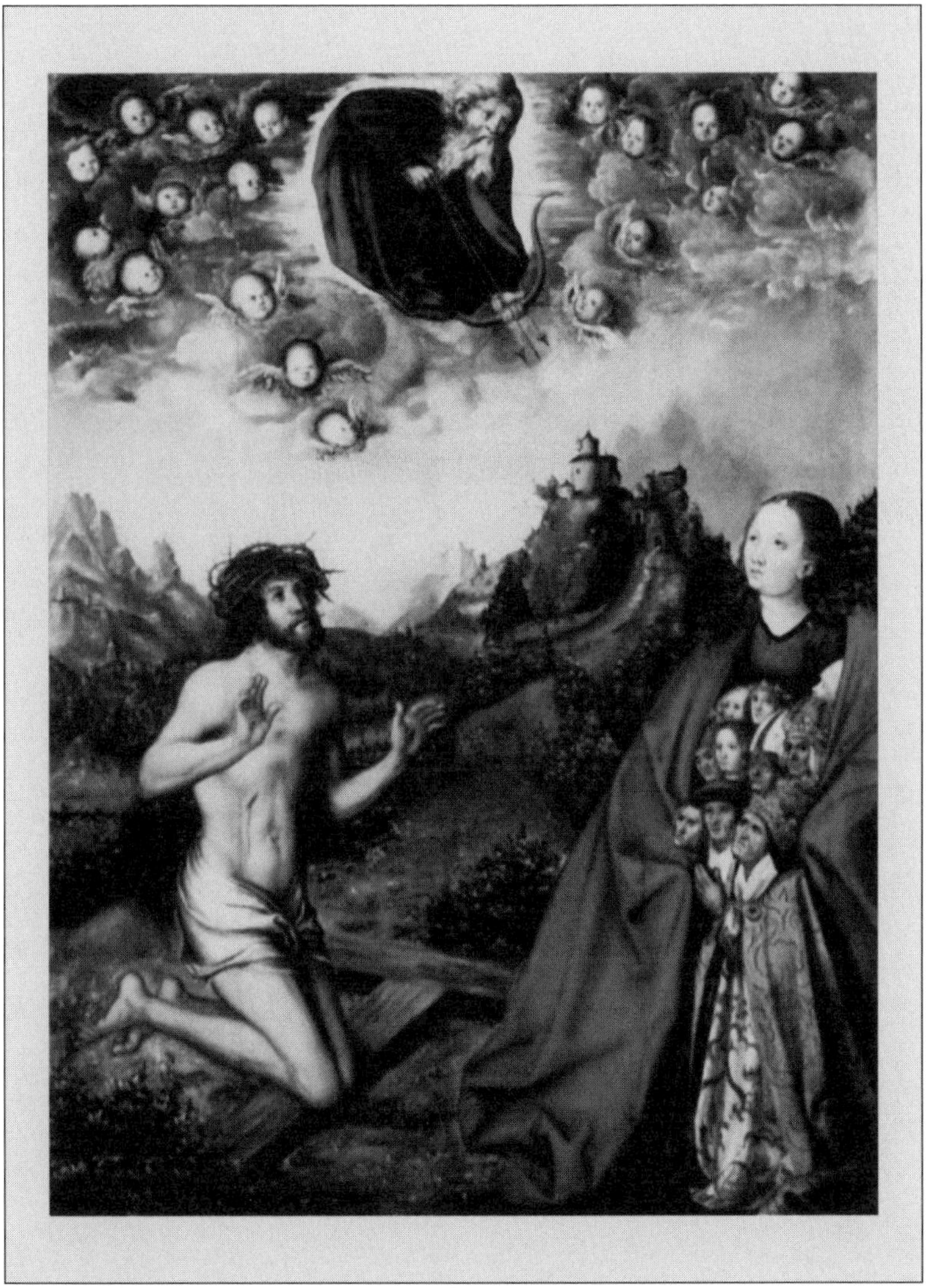

ルーカス・クラナッハ（父）プレイグ・ピクチャー
1516 － 18 年　ブダペストの美術館所蔵
神が堕落した人間を三本の矢（プレイグ、飢え、戦争を表す）で狙いを定めている。（Web Gallery of Art より転載）

いる。新共同訳では「もし皮膚に湿疹、斑点、疱疹が生じて、皮膚病の疑いがある場合」と訳しており、「レプラ」とはいっていない。文語訳では明確に「癩病」と訳している。

一五二六年のウィリアム・ティンダル(6)(一四九四頃〜一五三六)訳の聖書からは『マルコによる福音書』第五章二九節が引いてある。イエスが汚れた霊を豚の中に閉じこめたり、死んだ娘を生き返らせるという奇跡を記述している章である。十二年間も出血が止まらず、医者にかかっても全財産を使い果たしても治らない女が、イエスが起こす奇跡を耳にして、せめてイエスの服にでも触れれば癒してもらえると信じて、服に触れる。「すると、すぐに出血が全く止まって病気がいやされたことを体に感じた」というエピソードである。この病も「プレイグ」と表現されているのである。この病の症状からして、ペストとは判定しがたいであろう。プレイグが必ずしもペストを意味するのではなかった時代があったのである。

ペスティレンスとレプラ

ペスティレンスと思想的汚染および呪い

「ペスティレンス(pestilence)」は、プレイグと併記して使われることの多い言葉である。オックスフォード英語辞典の定義で最初にあげられているのが、致死的な病気の総称としてであり、とくに「腺ペストを指す」という説明がある。次に道徳的腐敗を表す言葉として比喩的に用いられていることが指摘されている。この項目では、一五七七年のジョン・ノースブルックの演劇およびサイコロ賭博《とばく》への批判が引用されている。ノースブルックについては第四章で言及するが、インタールードという演劇のジャンルを「イングランド国家を汚染するペスティレンス」であると断罪する社会改革者である。病理的な病が、思想的な汚染（とくに宗教的思想）に転用されているのである。

プレイグと同様に、ペスティレンスも罵りの言葉としても用いられている。一三八六年頃のイギリスの詩人ジェフリー・チョーサー（一三四三頃～一四〇〇）の『カンタベリー物語』から「尼僧付きの僧の物語」の一節が引用されている。キツネの背中に乗せられた雄鶏が、危難から逃れるためにキツネに語りかける台詞の中で「疫病がおまえらの上に降りかかれ」という場面である（岩波文庫、桝井迪夫訳）。いつ、誰に降りかかるかわからない、ペストの致死性の高さを考えれば、これは相手に対する最大級の呪いの言葉といえるだろう。

皮膚病でもあり思想的異物でもあるレプロシー

「レプロシー（leprosy）」は現在では「癩病」を表すが、オックスフォード英語辞典には「英語の聖書では癩病だけでなく様々な皮膚病を包括的に表す言葉として使われている」という但し書きがある。『レビ記』十三章は皮膚病についての記述であるが、前述のようにウィクリフ訳では「レプロシーというプレイグ」および「レプロシー」と二カ所で使われている。欽定訳では、前者は「レプロシーというプレイグ」のままであるが、もう一カ所の「レプロシー」は「プレイグ」と書き換えている。新共同訳では「祭司はその人の皮膚の患部を調べる。患部の毛が白くなっており、症状が皮下組織に深く及んでいるならば、それは重い皮膚病である。祭司は、調べたあとその人に『あなたは汚れている』と言い渡す」と訳しているが、文語訳では「重い皮膚病」を「癩病」としている。

オックスフォード英語辞典には比喩的な「汚れ」、「汚染」を意味する言葉としての用例も記載されている。一五九八年には「私のレプロシーは汚れた魂である」という表現があり、一六二三年頃には「神の知恵に対する無神論的軽蔑というレプロシー」という一節があったことがわかる。さらにトマス・ホッブズ（一五八八～一六七九）の『リヴァイアサン』（一六五一）には「信仰によって罪というレプロシーから清められた者たち」、時を経て一八三六年にも「怠慢は道徳的レプロシーである」という一節があることから、この言葉はキリスト教的価値観においては信仰上の「汚れ」に対して長く使われていることがわかる。「レプラ」は皮膚に異様な変形をもたらす病であるというその特徴と、外見は中身を表すという価値観から、肉体の汚染のみならず、魂の汚染をも意味することになってしまったのだ。

外見と中身の相関関係

「外見で人を判断してはならない」とはいうものの、レプラは外見に異様な変形をもたらす病である。癩菌の働きを知らない人々にとっては、そのような変形の理由は謎であっただろう。人間の体は、神に似せて造られた、と『創世記』は語る。土から造られた肉体に神が命の息を吹き込み、生命を持つこととなった。では、塵から造られた人間の肉体と、神の息吹によってもたらされた命の関係を、どう捉えればよいのだろうか。

「キリスト教文化において〈身体〉には自立性が認められていない」とジャン＝クロード・シュミット（一九四六～）は『中世の身ぶり』で述べている(7)。「〈身体〉は〈霊魂〉との関係の中でしか理解されない。

前者が外部、後者が内部であり、両者は様々な影響としるしの網によってつながっている」（六四頁）のである。エデンの園でエバがヘビの誘惑に負けて、神の命に背いたのは肉体の責任である。彼女は見るからに美味しそうな知恵の木の実をどうしても食べたいという、「大食」の罪に唆《そそのか》されたからである。アダムとエバの二人が楽園を追放されてから生殖行為が始まったのであるから、肉体は色欲の道具であるとされた。したがって、肉体が内部の清らかな魂に支配されている限りにおいては、肉体もまた汚れていない状態を保ちうるということになる。魂が汚れてしまうと、必然的に肉体はそれを外見上の異形として示すことになるだろう。かくして肉体的な変形は、魂の汚れと同義語になったのである。レプラは、その人の魂が汚れていることを、肉体の変形をもって明示する病だと考えられたのである。

次に、「レプラ」という言葉が中世以降のヨーロッパ、とくにイングランドにおいて思想的異物、すなわち汚れた思想を指す言葉として利用された例を紹介する。自分たちと意見を異にする者を排除するときに、レプラは有無を言わさぬ「罪」のレッテルとして、有効に利用されたことがわかるであろう。

クエーカーへの神罰

一六七二年にロンドンで出版された興味深い文書がある。タイトルは『リンカンシャーのパントンに住むクエーカー〔8〕とその家族に降りかかった神の顕著なる御業に関する真実で公平な物語。クエーカーは神に命じられて福音説教師のレイフ・ジェームズを頭から足の裏まで癩病にかかっていると断言した。まさにその癩病という審判がすぐに子どもの一人に降りかかり、彼自身、妻、そして残りの子どもたちも同様に苦痛に満ちた病に冒された。数名の信頼に足る人物の目と耳による証言付き。』〔9〕という長いものである。この文書は、異端と目されていたセクトによる思想的汚染をレプラと同一視して、その害悪に染まらぬことを警告する書となっている。

ことの顚末は、レイフ・ジェームズという聖職者の手紙によって語られる。リチャード・アンダーソンという人物が、レイフたちの宗教的集会に参加したことが発端である。彼はその集会においては、水による洗礼が正しい儀式であり、男女とも水中で洗礼を受け、イエス・キリストを師であり規範とすべきという教えに納得して帰途についた。ところが、途中でクエーカーと出会ってしまう。そのクエーカーから、「洗礼のような下等な外見だけの儀式に惑わされるのではなく、内なる光を心に留め、内なる光に導かれるべきである。聖書に導かれるべきではない、なぜならば聖書は死んだ文字であるからだ」と告げられる。その「内なる光」に心を奪われたリチャード・アンダーソンは、次にレイフの集会に参加したときには、水による洗礼に反論した。水ではなく聖霊によって洗礼されるべきであり、聖霊が聖書を試みるのであり、聖書が聖霊を試みるのではない、と発言したのである。それに対してレイフは、クエーカーは間違っており、妄想の霊に導かれていると反論した。二人の議論に決着はつかず、物別れに終わる。

リチャードは内なる光に命じられて再度レイフの家を訪れ、レイフをクエーカーに宗旨替えさせようとする。レイフはリチャードを偽の預言者と呼び、妄想の霊に操られて預言しているのだという。するとリチャードは、レイフを「頭のてっぺんから爪先までの癩者」と呼ぶように神に命じられたという。レイフは、「神の善性によりおまえのいうことに心くじけたりはしない」と反論し、「おまえは偽の預言者であり、妄想の霊にとりつかれている、主がお前に自身の邪悪さと道を誤っていることを示され、悔い改め過ちを告白し、神の御名が称えられんことを」と告げる。

リチャードはいったん去るが、戻って来て、自分は真の預言者であるといって、また去って行く。ところがリチャードが家に帰ると、まもなく〝神の一撃〟が子どもたちのひとりを打ち、その子は体中が発疹で覆われてしまう。次いでリチャード自身とその妻、ほかの子どもたちも絶え間ない痛みに襲われるようになる。リチャードはレイフの家に行き、自分が間違っていたと告白する。自分がレイフに言ったことが子どもの一人に降りかかり、自分たちは絶え間ない痛みに苦しんでいる、レイフが自分たちのために祈ってくれれば健康を取り戻すだろうと頼む。レイフは、いまは答えを与えることはできないが、次の主の日に来てくれれば彼の願いはかなえられるだろう、と告げる。リチャードは、内なる光が彼に肉食をやめさせたこと、断食を命じたこと、病の子どもを癒せと命じられたができなかったことを告白する。

約束の当日、レイフたちの集会に参加したリチャードは、会衆の前でことの全容を告白し、祈りを捧げてくれと懇願する。皆で祈ると、リチャードの家族全員が回復した。以上の話は、五人の証人が真実であると証言しているとの付記がある。

キリスト教は教義の解釈をめぐってさまざまな宗派に分裂し、互いに対立している宗教であるが、洗礼の在り方をめぐる宗派的論争において〝異端〟とみなす相手に「レプロシー」という言葉を使っているのである。

再洗礼派への神罰

一六五七年にロンドンで印刷発行された『清められた癩者』という著作もある(10)。幼児洗礼を無効とし、成人後自覚的な信仰告白後、再受洗すべきとするプロテスタント急進派である再洗礼派に走ったが、疑問を抱き、改心した男の告白である。タイトルにこそ「癩者」という言葉が使われているが、本文には出てこない。タイトルに使っただけでも読者に十分なインパクトを与えられると踏んだのであろうか。

再洗礼派は、十六世紀に高まってきた幼児洗礼の正当性を疑うセクトであった。聖書の記述を信仰上の最優先事項とした彼らは、幼児洗礼に関する記述が聖書にないことを根拠として、その正当性を否定したのである。プロテスタントは聖書に立ち返る、いわゆる福音主義を唱え、カトリックが維持してきたさまざまな秘跡を排除したが、洗礼は認めていた。その点では、プロテスタントのなかでも急進派に属していたことになる。イングランドがヘンリー八世（在位一五〇九〜四七）の時代にローマから分離して創設した英国国教会はプロテスタントとカトリックの中間的な立場にあったが、再洗礼派を異端とみなしていたのである。

一五六〇年にエリザベス女王の名において布告された文書に再洗礼派への言及がある(1)。その内容は、「女王は近年多くの臣民が海外のさまざまな場所からきた宗教に関わる危険で有害な見解、すなわち再洗礼派に感染していることを憂慮しておられる。とくにロンドン市および他の海事都市に入り込んでいるこのセクトをこのまま放置すれば堕落・腐敗がはびこり、キリスト教会の統一が脅かされることになる」という危機感を表すものである。この文書には、是正の措置が以下のように列挙されている。

「再洗礼派のように狂信的で異端の説に関わる疑わしい人物は公開の場で尋問され、イングランド生まれであろうと外国生まれであろうと、異端の説を奉じ続ける者は、この布告の後二〇日以内に国外へ退去すること。背く者は、すべての財産と家畜を没収し、投獄のうえ処罰される。また、いかなる聖職者も聖書を読み、説教をし、秘跡を行なうなどあらゆる礼拝を行なう時には、開かれた礼拝堂あるいは教会で、国教会の定める規定に従って行なわなければならない。秘密の集会を開いた場合には仮保釈無しの投獄とする」

この文書の中で「感染」(infect)、「腐敗」(corruption)という言葉が使われていることに注目したい。また、「海外から」、「開かれた礼拝堂あるいは教会で」も重要なニュアンスをもつ言葉である。異端視される「腐敗した」教義を奉じる人間が一人、あるいは複数集まる閉ざされた空間がある。そこにまだ「感染」していない者が立ち入ることによって「感染」し、その感染者が地元に戻って他者にその教義を伝える。宗教的熱狂の特徴は、自分と異なる教義を持つ相手に過ちを認めさせ、改心させねばならないという熱意である。

かくして、異端という「感染」が拡大していくのである。まさに伝染性病原菌による感染と同じプロセスが見られるのであるから、エリザベス政権が異端を感染する病として危険視していたのは当然であるといえるだろう。癩病は十五世紀にはほぼ消滅したといわれている。しかし、それ以降も「魂の汚れ」を示す言葉として生き続けたのである。

「梅毒」は羊飼いの名前から

「プレイグ」「ペスティレンス」「レプロシー」——。これまで述べてきた「疫病」の英語名をカタカナで表記するとこうなる。あまり好ましからざる響きである。それに比べると、「シフィリス(Syphilis)」はなかなか優雅な響きを帯びているのではないだろうか。じつは、これが「梅毒」である。一五三〇年にイタリアのベローナ（ロミオとジュリエットの悲恋の舞台となった地）の医者であり、詩人でもあるジローラモ・フラカストロ（一四七八〜一五五三）が一編の詩を書いた。コロンブスの航海と新大陸の発見を物語るこの詩の中に登場する、太陽神を冒涜したために罰として梅毒におかされることになった羊飼いの青年の名が「シフィリス」なのである(12)。梅毒が世界的に流行するようになったいきさつは次章で触れるが、この病の名も、プレイグやレプロシー同様に、神によって与えられた罰を起源にもっているのである。

梅毒とフランス

英語では、さまざまな性病の名称に「フレンチ」が付けられている。イングランドは百年戦争をはじめ、一八〇三年から一八一五年まで続いたいわゆる「ナポレオン戦争」（イギリス、オーストリア、ロシア、プロイセンなどのヨーロッパ列強の同盟軍と、フランスとその同盟軍が戦った）にいたるまで、くり返しフランスを相手に戦争を行なっている。他国との敵対関係が、病名に反映しているといえるだろう。

十六世紀から十八世紀にかけて、フレンチ・ポックス、フレンチ・マーブルズ、フレンチ・モール、フレンチ・ミーズルズ、フレンチ・ディジーズ、フレンチ・エイクス、フレンチ・ガウトなどがオックスフォード英語辞典に収録されている。ポックスは「水疱」のことで（ちなみにスモール・ポックスは「天然痘」である）、フレンチ・ポックス（あるいはグレイト・ポックスともいう）は「梅毒」を意味する言葉として使われていた。現在では「ポックス」だけで梅毒を意味することもある。フレンチ・マーブルズは、現在ではフランス製の淡い大理石模様の紙を指すが、十六世紀の用例では、おそらく肌の色合いが大理石のようになる病気であろう。モールは「あざ、ほくろ」を指すし、ミーズルズは「はしか（麻疹）」である（現在でも風疹を「ドイツのはしか」と呼ぶことがある）。「ディジーズ」は病気一般、「エイクス」は痛みの複数形である。いずれも皮膚の異常および体の痛みが認められるものだが、それをすべてフランスと結びつけることで「性病」を指す言葉にしたというのは、フランス人と性病をもたらすような無軌道なセックスを同一視した結果であろう。

クロード・ケテルの『梅毒の歴史』によると、日本で最初に梅毒に言及しているのは一五一二年の医学書で、「支那潰瘍《しなかいよう》」と呼ばれており、由来は中国人海賊がもたらしたからだと説明されているという。十六世紀のイエズス会の宣教師で織田信長や豊臣秀吉にも面会したことのあるフロイスは、日本人は梅毒の罹患を恥ずかしいこととは思っていないという観察をしているそうだ(13)。中世ヨーロッパではキリスト教の影響によって〈性〉に関する言動が恥ずべきものと捉えられることが多かった。セックスによって感染すると思われていたこの病を彼らが恥ずべきものとして、なるべく隠そうとしたのも無理はないだろう。それでも性への欲望は抑えきれず、売春宿や居酒屋などを経由して梅毒はその感染を広げたのではあるが……。同じ病に対する感覚が、文化や歴史、さらには宗教の違いによって大きく違うのは、まことに興味深いことである。

【二】　恐怖とパニック

戦争と疫病

外国から侵入する〈病〉

前章において、レプロシーという言葉を「信仰上の汚れ」として使っている例としてホッブズの『リヴァイアサン』がオックスフォード英語辞典で引用されていることを紹介した。『リヴァイアサン』の中でホッブズは、国民を外国人の侵入や相互の侵害から防衛し、人々が自らの勤労と土地の収穫によって満足して生活できるようにすることが、コモンウェルスの義務だと述べている(1)。これを〈病〉に当てはめれば、外国で発生して国内に侵入してくる病も「外敵」とみなすことができるだろう。他国で始まった感染症が、陸地伝いに、あるいは海を越えて侵入してくる様は、病原菌の人体への侵入を思わせる。外国からもたらされる恐怖の形態のひとつである。

外国で発生した病気が世界中に広まり、日本にも被害をもたらした我々になじみのものとしては、一九一八年から一九年にかけて世界的に流行した「スペイン・インフルエンザ」（日本では「スペイン風邪」と呼んだ）、一九五六年に中国南西部で発生して香港経由で世界的に流行した「アジア・インフルエンザ」、一九六八年に香港で発生した「香港インフルエンザ」がある(2)。じつは、スペイン・インフルエンザの発生地はスペインではない。ではなぜ「スペイン」という名称が付いたのか。かつては病気に外国名を冠することが頻繁に行なわれていた。外国という他者が、自国に被害をもたらしているという意識をかいま見ることができるこの現象を考えてみたい。

外国の名が付いたインフルエンザ

一九一八年から一九年にかけて猛威をふるったスペイン・インフルエンザは、アメリカ合衆国が発生源であるが、第一次世界大戦中のヨーロッパ大陸を席巻して、死亡者は世界中で二〇〇〇万人から四〇〇〇万人にのぼるといわれ、日本の内地でも当時の人口五五〇〇万人のうち二三〇〇万人が感染し、四〇万人から五〇万人が死亡したとされている。

記録のある限り、人類の歴史上最悪の人的被害をもたらしたといわれるこのインフルエンザは、ヨーロッパ西部戦線におけるドイツ軍の弱体化を招き、ドイツ軍敗北の原因となったともいわれている。歴史を動かしたインフルエンザといってもいいだろう。アメリカが発生源であるにもかかわらず、「スペイン・インフルエンザ」と呼ばれているのには理由がある。発生源のアメリカをはじめ参戦国では、情報を統制して流行を秘匿した。しかし、スペインは参戦していなかったため、参戦国と違って情報の統制が行なわれておらず、流行に関する情報を発信したからである。スペインはむしろ被害者であったが、あたかも発生国であるかのような〝汚名〟を着せられることになったのである。

一九五七年から五八年にかけての「アジア・インフルエンザ」も中国で発生したのだが、流行は香港で始まり、東南アジア、日本、オーストラリアを経て北米、ヨーロッパにも広まった。死者は一〇〇万人を超え、日本での死者も五〇〇〇人以上にのぼった。発生国は中国であるが、アジアから欧米をおそったインフルエンザということでこの名称が付けられたのだろう。一九五七年という時代を考えれば、欧米人にとっては中国もアジアも日本も一緒くただったのかもしれない。

戦争と疫病の関係は深い。フランスとイングランドの間で、一三三七年から一四五三年まで続いた百年戦争は、ペストの流行によりしばしば中断させられている。エルナン・コルテスによるアステカ王国の征服（一五二一）や、それに続くフランシスコ・ピサロによるインカ帝国の征服（一五三三）も、スペイン人が持ち込んだ天然痘ウイルスによるものが大きいとされている。

梅毒はもともとヨーロッパにあったという説と、コロンブスの一行によってヨーロッパに渡り、イタリア戦争（広義には一四九四年から一五五九年にわたって、フランスと神聖ローマ帝国の間で行なわれた、イタリアをめぐる戦争）によってヨーロッパに広まったという説がある。戦争そのものの恐怖は無論のこと、敵味方双方の人の行き来が付随的に感染をもたらしたのである。赤阪が「はじめに」で述べているように、ペストの感染の広がりには交易が大きな役割を果たしている。人の行き来ということでは、戦争も交易と並んで疫病の拡散に一役買ったわけである。文明化のはなはだ好ましからざる副産物といえるだろう。

梅毒と戦争

ヨーロッパにおける梅毒の始まりの論争にはまだ結論が出ていないようであるが、梅毒が流行するきっかけとなったのが戦争であることは間違いないようである。一四九四年にフランス王シャルル八世（在位一四八三〜九八）がナポリ王国の支配権を要求してイタリアに侵略を始めたが、このときに派遣された軍隊は、多くの兵士が外国人傭兵《ようへい》によって組織されていた。

彼らはローマからナポリへと進軍し、シャルル八世自身も一四九五年にナポリに入城したものの、行く先々で歓楽に身をゆだね狼藉《ろうぜき》を働いていたフランス軍に対するイタリア側の反感が強まり、王は一週間で帰国しなければならなくなったという。この際に、「ルネサンス」という好ましい種と、「はるかに好ましからざるもうひとつの種」（ケテル、二二一〜二二二頁）、すなわち「梅毒」がフランスに持ち込まれたのであった。フランス側はこの病気を「ナポリ病」と呼び、イタリア側は「フランス病」と呼んだ。お互いになすりあったのである。

イングランドでは、梅毒は「ボルドー病」と呼ばれた。そのわけは両国の交易の拠点であったボルドー経由でイングランドに持ち込まれたからであった。スコットランドに梅毒が出現したときには、その呼び名は「大きな瘡」（グランドゴア）であり、これはフランスでの呼び名をそのまま使ったものである。国名を用いずとも、この病気がフランスから来たことを明示したということになる。

病気の名称に近隣国、あるいは交易のある国の名が付けられていることは、国家意識の現れと考えられるだろう。他国との関係が友好的なものであれ、敵対的なものであれ、あるいは単なるエキゾチックな関心からくるものであれ、外国からの悪影響が、善良な自分たちに被害をもたらしているという考えが背後に読みとれるのではないだろうか。前章で紹介した、性病の名称に「フレンチ」が用いられていることもその一面を表しているのではないだろうか。

ケテルによると、モスクワ人は梅毒を「ポーランド病」と呼び、ポーランド人は「ドイツ病」、ドイツ人、イギリス人、イタリア人は「フランス病」、フランドル人とオランダ人は「スペイン病」と呼んだ。日本にも梅毒はやってきたが、その呼び名は前章で紹介した「支那潰瘍」だけでなく、「ポルトガル病」とも呼ばれたそうだ。限られた交易の相手国であるポルトガル人が持ち込んだということなのだろう。東インドでも同様に呼ばれたそうである。

スペインへの反感と梅毒

オックスフォード英語辞典には梅毒の意味で「スパニッシュ・ポックス」(Spanish Pox) が使われた一六〇八年の例が引かれている。イングランドはスペインとも敵対関係にあった歴史がある。十六世紀に入ってから反スペイン感情が高まるきっかけをつくったのがヘンリー八世だったといっても、あながち間違いではないだろう。

彼は若くして亡くなった兄アーサー王子の妻であったキャサリン・オブ・アラゴンと結婚するために、時のローマ教皇であるユリウス二世（在位一五〇三～一三）から特別の許可をもらっておきながら、結婚後に男児が生まれないことを理由に離婚をもくろみ、ユリウス二世から三代後のローマ教皇クレメンス七世（在位一五二三〜三四）のみならず、キャサリンの甥にあたるスペイン国王カルロス一世（しかも彼は神聖ローマ帝国皇帝カール五世でもあった。在位一五一六～五六）をも敵に回すことになった。結局ヘンリー八世はキャサリンとの離婚が進まないうちにアン・ブーリンとの結婚（一五三三）を強行してしまう。アンも男の子を生むことはできず、およそ三年後に不義を働いたという濡れ衣を着せられて処刑されてしまう。

ヘンリー八世のあとを継いだのは三番目の妻ジェイン・シーモアが生んだエドワード六世（一五三七～五三。九歳で即位）であったが、病弱で十六歳でこの世を去ることになる。一説によると、父親から梅毒による体質を受け継いだともいわれている。

エドワード六世を継いだのが、ヘンリー八世の最初の妻キャサリンの娘、メアリー一世（一五一六〜五八。一五五三即位）であった。メアリーは熱烈なカトリック信者であり、国内の反対を押し切ってスペイン国王カルロス一世の長男フェリペと結婚してしまう。フェリペはメアリーとの結婚後にスペインに帰国して王位を継ぎ、フェリペ二世（在位一五五六〜九八）となる。この結婚はスペインとフランスの争いにイングランドを巻き込むこととなり、その結果イングランドは一三四七年に得たフランス側の港湾都市カレーを失うこととなった（ロダンの傑作『カレーの市民』は、百年戦争当時にイングランド軍による包囲戦に耐えきれずに降伏交渉に向かうカレー市の主要メンバーの姿である）。メアリーは四十二歳でこの世を去るが、女王としての彼女はイングランドをスペインに売り渡したとも酷評されてしまうのである。メアリーは、徹底的にプロテスタントを迫害したその厳しさから「血まみれのメアリー」（Bloody Mary）と呼ばれることになる。その三〇年後にあたる一五八八年にフェリペ二世がイングランド制圧のために派遣したいわゆる「無敵艦隊」を撃破して、イングランドを世界最強の帝国に押し上げるのがアン・ブーリンの娘エリザベス（一世。一五三三〜一六〇三。一五五八即位）である。

このような情勢のもとで、イングランド国内にスペインに対する反感が生じてくるのは当然のことだった。はなはだ好ましからざる伝染病に、敵対する国の名前を付けるのは、外国からの影響力に対する敵愾《てきがい》心《しん》と国家意識の高まりを表しているといえるだろう。

交通機関が限定されていた時代ですら、感染は国境を越えて広がり、国家という身体を侵していったのだった。経済の分野でよく使われている言い回しに、「A国がくしゃみをすると、B国が風邪をひく」というものがある。この表現には、二国間の緊密な経済的関係と、従属関係が読み取れる。しかし、伝染病の国家間の移転には、もはや国力の違いなど関係はなくなっている。グローバル化が生み出した地球は、あらゆる国家がそれぞれの身体を接着しあっている〝怪物〟の様相を示しているといえるだろう。

隔離と接触

患者の封じ込め

伝染性の疫病が身近で発生したときに、まず何を考えるだろうか。現代の日本のように、原則として国民皆保険制度に守られ、医療施設も——地域によって大きな差があるとはいえ——高い水準で整っているわけではない。接触によって感染するという経験から学んだ知識があったとすれば、なによりも感染源から遠ざかることを考えるのは当然だろう。

ボッカッチョ（一三一三〜一三七五）の『デカメロン』（一三五八）は、十四世紀半ばにペストに襲われたフィレンツェの惨状から始まるが、その中に、「一人の兄弟は他の兄弟をすて、叔父は甥をすて、姉妹は兄弟をすて、またしばしば妻は夫をすてるにいたり、また（あまりなことで、ほとんど信じられないことですが）、父や母はこどもたちを、まるで自分のものではないように、訪問したり面倒をみたりすることをさけました」(3)という描写がある。

「人情も地に落ちた」というのは、平和な時代に生きるものの他人事の感想である。パニックにおそわれたときに、子を捨ててでも〝自分を守りたい〟という本能の働きを非難できるものではない。感染者との接触を避けることが身の安全を守り、かつ感染の拡大を防ぐという観点から見れば、理にかなった行為でもあろう。ペストの原因が神の怒りだとしても、現に不敬な行為をしたとは思われないいたいけない子どもが感染し、その子を看病する家族がさらに感染していく様を見れば、感染源から〝身を遠ざける〟という対処法を実行することは当然でもある。

ペスト流行時の日常生活に関するJ・P・バーンの研究書から、ロンドンの公的機関が行なった「隔離」という施策をかいつまんで紹介する(4)。

ロンドンで感染者の封じ込めが始まったのは一五一八年、時の国王はヘンリー八世であり、実行したのは大法官トマス・ウルジー（一四七五？～一五三〇）である。封じ込めはこれ以降も断続的に行なわれ、エリザベスの治世に至って強力に推し進められるようになった。

一五六八年には、感染者が出た家は感染者であると非感染者であるとを問わず、家族全員が二〇日間外出を禁じられることとなった。家の玄関には「主よ、あわれみを」と書かれた札を貼って、感染者が出たことを示さねばならなかった。市に委託された市民が毎日様子をうかがい、食料などの必要品を提供し、いざという時には墓掘りを呼ぶことになっていた。

この規制は時とともに厳しくなり、一五七八年には隔離の期間が六週間に延び、一六〇四年（エリザベスの死の翌年）には、感染者が外に出ようとした時には監視役に暴力の使用を認め、ペストの症状を見せながら外出している者は重罪人として縛り首にし、健康体であっても過去に隔離されていた者が外出した場合には浮浪者として鞭打ちに処せられることとなった。隔離されている感染者たちの生活費は市当局がまかなうこととなっていたので、経済基盤がぜい弱な自治体では、かなりの負担になっていたようである。

感染者が出た家は封鎖され、家人はもとより訪問者の出入りも禁止されてしまう。感染者と非感染者を一緒に閉じ込めることになるこのような施策には当然反感も起きたようで、法令を守らない者もいたそうである。バーンは、身重の女性が感染し、誰からの援助も受けられずに母子ともに死亡した例、感染を隠蔽したために次々と死者が出た例を紹介している。

やがて当局は個人宅ではなく、特別に準備された地区に感染者を封じ込めることにする。城壁に囲まれた中世の町では、その城壁の外側にちょっとした小屋を建て、患者を隔離することにした。これがのちの感染者専用の地域の設定と病院の建設につながっていく。

引きこもった家族と村落の話

自分たちを隔離した家族もある。一六六五年のことだが、ロンドンの青物商が家族と徒弟の総勢七人で自宅に立てこもったのである。生活に必要な品や、当時の人々にとってはきわめて重要な情報であった日々の死亡者数を記載した広報の受け渡しは、連絡係として家の外に残った召使いによって行なわれた。召使いは手紙や広報を硫黄《いおう》や火薬を燃やした煙で薫蒸《くんじょう》し、消毒の効果があると考えられていたビネガーを振りかけてから主人に渡したのである。青物商からは窓を開けて食料品を受け取ったのであるが、そのたびに火薬を燃やして外界から入ってくる空気を消毒していた。一家は壊血病にかかったり、風邪を引くなどして危ない場面もあったようだが、全員生き延びて郊外に移住した。ところがこれほどまでに主家に尽くした召使いは、やがてペストに感染して死亡してしまったそうである。

同じ年にはダービーシャーにある村全体が「外界との接触を断った」という記録も残っている。仕立屋がロンドンから運ばれてきた衣服によって感染して死亡したのが始まりである。牧師の説得によって村人は誰一人として逃げ出さないことを決断し、隣村との境界線にバリケードを設置した。食料などの生活必需品は近隣の村からバリケードの所まで運んでもらっていた。十四カ月に及んだ疫病の流行が終わったとき、二六〇〇名の村人が死亡、生き残ったのは一〇〇名に満たなかったという(5)。効果があったとはいえない数字のようである。

聖フランシスコの口づけ

癩病は外見に大きな変形をもたらす病である。それが患者との接触を拒み、差別の原因となっていることは否めない。そのような姿になった患者に「口づけ」するという行為は、その分だけ大きな衝撃をもって受け止められたであろう。中世ヨーロッパで、癩者への口づけを行なったといわれている代表的な人物が、アシジの聖フランシスコ(一一八二〜一二二六)である。もともとは金持ちの息子で、無軌道な若者であったフランシスコが、のちに改心し、ついには清貧と謙譲の実践者として誉れ高い聖人となったきっかけが、癩者との遭遇であった。だが、じつは聖フランシスコは癩者に口づけをしていなかったようなのだ。K・B・ウルフの著作を参考にこの問題を考えてみたい(6)。

フランシスコ自身の口述による「回想録」の当該箇所の要約は次の通りである。

「自分が罪におぼれていた頃には、癩者の姿を見ただけでも苦々しいものだったが、神が償いをさせようとして自分を癩者の中に連れて行かれたので、彼らに慈悲を与えた。彼らのもとを去る時には、それまで苦々しいと感じていたものが、魂と身体の心地よさになっていた」

文中の「慈悲」は、弱者への憐れみの気持ちを表す言葉であるが、フランシスコ自身は口づけをしたとは言っていないのである。それが死後すぐに書かれた伝記では、「彼がまだ虚栄心に満ちていた時には癩者の姿は苦々しいものであり、二マイル離れた所にいても、手で鼻を覆ったものだった。しかし、神について考えるようになったある日、癩者にでくわした。彼はその癩者に近づくと口づけをしたのである」と粉飾されている。この伝記作家はのちにまたフランシスコの伝記を出版するのであるが、この場面に「馬に乗っていたフランシスコが癩者を見ると馬から下り、コインを与え、手に口づけをして再び馬を進めてから後ろを振り返ると、癩者の姿が消えていた」とさらなる粉飾を加えている。フランシスコ自身の回想録に書かれている「慈悲を与えた」とは、金銭を施したのであって、「口づけ」は伝記者による脚色である可能性が強いのである。また、口づけされた癩者の姿が消えた理由は記されていないようだ。

癩者の膿を吸った皇后の話

じつは日本にも、癩者の膿を吸った人物のエピソードが残されている。奈良時代の聖武天皇の后《きさき》であった光明皇后（七〇一〜七六〇）の湯施行がそれである。千人の垢《あか》を流すという願をたてた彼女のもとを訪れた千人目は癩者であった。彼女は癩者の垢を流しただけではなく、求めに応じて体中の膿を吸い取った。するとその癩者が正体を現した。なんとその正体は、じつは阿閦如来《あしゅくにょらい》であったというのである。皇室の慈悲を強調するために使われ、広く巷間に流布した逸話である(7)。この逸話を「慈悲」と結びつけるのは、皇室による政治的利用というあからさまな側面があることは確かだが、それにもまして、慈悲という概念がもつ憐れみの要素を見逃すことはできない。大辞林によると、「慈悲」とは仏教用語で「仏・菩薩の衆生をあわれむ心。楽を与える慈と苦を除く悲とをいう」と定義されている。フランシスコのエピソードよりも、はるかになまなましい場面が思い描かれるであろう。

口づけの背後にあるもの

この二つのエピソードは、同一のパターンと考えられるだろう。キリスト教と仏教の違いはあっても、どちらもほぼすべての人が直接的にも間接的にも接触を忌避したであろう「癩者」という対象を使って、類いまれな慈悲の行為を行なった人物像を作り上げたのである。

ここで見逃してならないのは、癩者への口づけを、いわば発明し、書き記した伝記作家の「レプラ」への意識である。すでに述べたように、日本でも癩病は前世で犯した罪の結果として受け取られていたし、中世ヨーロッパではさらに厳しく魂の汚れとして受け取られていた。それは悪臭を放ち、醜悪に変形した肉体への嫌悪感が生み出した排除の論理の現れであったろう。その魂の汚れを具現化した肉体に口づけすることを慈悲の行為としてことさらに書き記す行為の背後には、癩者が隔離されるべき存在であるという意識があったことを示唆する。

聖フランシスコの口づけに感動する心の裏には、癩者の肉体を汚らしいもの、嫌悪すべきものという価値観がある。癩病に関する正確な情報を持っていなかった時代に、それを一概に非難することはできないだろう。正確なデータを持っている現代であっても、この価値観から逃れることが難しいことは明らかである。それを克服し、凡俗の人間にはできないことを行なったからこそ、フランシスコは聖人となったのである。

では、フランシスコに口づけされた癩者は何を得たのだろうか。フランシスコに口づけされた癩者には、何も起こらなかった。施しを得たものの、病が治癒したわけではない。一方、癩者に口づけしたフランシスコは心の平安を得、神に近づいた。癩者への口づけは、施される者よりも、施す者のほうによりメリットがあったのである。癩者の崩れゆく身体は、激しい拷問によって変形していくイエスの身体を連想させる。癩者への口づけは、したがって十字架に架けられたイエスへの口づけと重なる。それは口づけする者の罪の許しに繋がる(8)。現世で罪が許されれば、それによって死後に天国へと召される道が開かれるのである。

このような観点からすると、中世以来、多くの癩施療院が裕福な者による喜捨によって建設されたことの意味合いがわかってくる。

寄付によって建てられたロンドンのレプラ患者収容施設

ロンドン最初の癩病患者の収容施設は、一一一八年に市の北側の郊外にあたるセント・ジャイルズ・イン・ザ・フィールド(現在のカムデン特別行政区、大英博物館やキングスクロス駅がある地区。のちにヘンリー八世の時代に廃止された)に建設された。施主は当時の国王ヘンリー一世(在位一一〇〇~三五)の王妃マティルダである。このような施設の建設・維持に貢献したのは王妃だけではなく、経済力の豊かな市民たちも同様である。

ロンドンの年代記作家ジョン・ストウ(一五二五頃~一六〇五)(9)は名のある市民による貢献を記録して

いるが、そのなかで癩病患者の収容施設だけを抜き出すと、セント・ジェームズ・イン・ザ・フィールド（この施設は女性患者のためのものだった。資金を拠出した者の氏名と設立年は不祥。これもヘンリー八世が廃止した）の建設をはじめとして、一四五八年にロンドン市長のゴッドフレイ・ボレインが、一四七七年には判事だったリチャード・ロウソンが、一五四四年にはやはりロンドン市長だったサー・ジョン・アレンが、癩収容施設に遺産の一部を寄贈している。遺産の寄贈先は癩収容施設のみならず、牢獄や病院であったり、貧しい人々に向けたもの、礼拝堂の建立もあった。記録に残らない無名の人々の寄付も当然あったであろう。とくに裕福な人々が死に臨んで、現世で貯めた富を貧しい人々や病気に苦しむ人々など、社会的弱者のために寄付をするのは、自分たちの死後の魂の平安のためであったからである。

隔離の実態

ストウは別の箇所で、レプラ患者および収容施設についても記述している。ジョン王の治世である一一七九年に「ラテラノ公会議」での決議に従って癩者が集められ、専用の教会と司祭を持つことが許されることになった。「許された」とは言葉のあやで、実際には癩病者は一般の信者が通う教会には行けなくなったということである。感染を防ぐための「隔離」というのが実態であったのだ。さらにエドワード王が治める一三四七年には、ロンドン市内に居住する癩者は一五日以内に市外へ立ち退くこと、誰も癩者を宿泊させてはいけないこと、違反すると家屋を没収されることが法律で定められた。それに伴って癩者の収容施設が城壁の外側に「充分な距離を持って」建設された。

ストウは、サザックのケント・ストリート、マイルズ・エンドとストラットフォード・アト・ボウの間、ショアディッチ近くのキングズランド、そしてチャリングクロスの西にあたるナイツブリッジという、四つの施設を記録している。同時に城壁から郊外へと通じる門を守る門番は、癩者を市内に入れないようにすることを誓うこととなった。無理やり市内に入ろうとする癩者は、馬に縛りつけられて門番の上司のところに連行、尋問されることになっていた。ストウはさらに、エドワード四世（在位一四六一〜八三）時代にウィリアム・ポールというヨーマン（自作農民）が癩におかされ、癩者のための病院を建てたいと望んだため、エドワード四世がホロウェイに土地を与えたというエピソードを紹介している。

最近の研究では、癩者への隔離が厳格にあらゆる場所で行なわれたものではなかったことがわかってきている(10)。前述の傷ついたイエスの身体と癩者の肉体を重ね合わせる宗教観がもたらした慈悲が行なわれていた証しであろう。しかし慈悲は「優しい雨のようにあらゆる者に降り注ぐ」というポーシャの台詞（『ベニスの商人』四幕一場）のようには行き渡らなかったことも事実である。レプラが「魂の汚れの発現」という考え方は生き延びていた。時代はたっても、レプラは当然のように、異端者を断罪するものとして利用されていたのである。このことは、レプラ終焉以降にも、その崩れた身体と悪臭という、目に焼き付いた姿に対する〝恐怖〟がいかに根強く残っていたかを語りかけてくるのだ。

【三】　表象としての〈病〉

文学作品にみる〈病〉

人物描写の重要な要素

〈病〉は文学作品においても重要な役割を果たす。シェイクスピアの『ロミオとジュリエット』では、ペスト感染の封じ込めがストーリーの展開に大きくかかわっている。

ジュリエットの従兄弟のティボルトを殺してしまったロミオはベローナを追放され、マンチュアにいる。ベローナではジュリエットが親の命令でパリス伯爵と結婚しなければならない。しかし、二人はすでにロレンス神父のもとで極秘に結婚式を挙げているのである。ロレンスはこの窮地から抜け出すために、ジュリエットに仮死状態になる薬を与える。ロレンスの計画では、翌朝ジュリエットの「遺体」が発見され、キャピュレット家代々の霊廟に葬られ、ロミオは仮死状態が解ける頃合いを見計らってベローナに戻り、意識を取り戻したジュリエットとともにマンチュアに駆け落ちすることになっていた。ロレンスは頃合いを見計らって真相を明らかにするつもりだったのだ。しかしその計画をロミオに伝える役目を負ったロレンスの同僚のジョン神父は、マンチュアへの途上、彼の役割のひとつとして病気になった家族を訪れるが、その家がペストに感染していることが判明し、家族ともども足止めされてしまうのである。その結果、ロレンスの計画はロミオに伝わらずに、悲劇的結末に至るのである。

また、〈病〉は人物描写の重要な要素ともなる。ある人物が、たとえば梅毒にかかっているとしたら、それはその人物の人間像の一端を示す重要な道具立てとなる。作品が宗教的教訓を伝達するメディアとして用いられている場合には、病は警告と批判のシンボルとなる。〈病〉そのものを茶化すことにより社会批判につながる手法もみられる。そしてときには、作者が〈病〉を楽しんでいるとしか思えない一節に出会うこともあるのだ。

本節では、中世イングランド文学の祖といわれるジェフリー・チョーサーの『カンタベリー物語』、「見る聖書」としての機能をも果たしていたサイクル劇から『ノアと三人の息子』、キリスト教の教義を寓意的登場人物を用いて描いた道徳劇からジョン・ベイルの『ジョン王』、そしてエリザベス朝を代表するシェイクスピアの『トロイラスとクレシダ』『ヘンリー四世』を題材にして、文学的〈病〉の表象を探ることにする。

『カンタベリー物語』（チョーサー）

まずは「英詩の父」とも称される十四世紀を代表する詩人、ジェフリー・チョーサー（一三四三頃〜一四〇〇）の『カンタベリー物語』。彼の作品はイタリア・ルネサンスの精髄をイングランドにもたらし、とくに『カンタベリー物語』はそれまでは叙述するに値しなかった社会各層の人々が生きる姿を英語で生き生きと書き表したものである。フランス語、ラテン語、イタリア語と語学に堪能だったチョーサーは、有能な外交官としてたびたびフランスやイタリアに派遣されており、その際に『神曲』の作者であるダンテ

（一二六五〜一三二一）、恋愛抒情詩の第一人者であったペトラルカ（一三〇四〜一三七四）、そして『デカメロン』の作者のボッカッチョの文学作品をイングランドに持ち帰り、紹介した。『カンタベリー物語』の構成は、『デカメロン』を倣ったものになっている(1)。

『カンタベリー物語』は聖トマス・ベケット（一一二〇〜一一七〇。イングランドの聖職者。カンタベリー大司教在位中にヘンリー二世の部下に殺され、のちに聖人となる）を祭るカンタベリー寺院に巡礼に行くためにロンドンの旅籠《はたご》に集まった二九人を紹介する「総序の歌」で始まる。

聖職者と癩病

巡礼の一行の中に托鉢僧がいる。聖職者とは名ばかりの、おしゃべりで好色、のんべえでおしゃれな、愉快な男である。語り手は楽しげにこの托鉢僧の人となりを紹介していくが、こんな一節をまぎれ込ませる（翻訳は桝井迪夫訳の岩波文庫版による）。

彼は癩病やみや女乞食などより、町という町の居酒屋やそれに宿屋の主人や飲み屋の女の方をよく知っておりました。彼のようなお偉い方がその職業柄、癩病やみと近づきになるのはふさわしいことではありませんでしたから。こんな貧乏人どもとつきあいをするのは沽券にかかわることですし、いや、儲けにもなりません。（上巻、二六頁）

近ごろの言い方を借りれば、ほめ殺しになるだろうか。「総序の歌」には聖職者として、尼僧院長（彼女には尼僧が一人と三人の僧が付き従っている）、修道僧、托鉢僧、オックスフォードの学僧、教区司祭、教会では気高い聖職者であったという免罪符売りの六人が紹介されている。このうちまともな聖職者は学僧と教区司祭の二人だけで、残りは絶対的な権力を背景に堕落し腐敗した教会を象徴するかのような連中である。チョーサーはこれらの聖職者それぞれの振る舞いを諧謔《かいぎゃく》を交えて肯定的に描写しながら、その中に厳しい批判を織り込んでいる。

宗教裁判所に属する召喚吏の描写にも、癩病を連想させる部分がある。彼は「火のように真っ赤」で「吹出物でただれて膨れ上がり」「かさぶたのいっぱいできた黒い眉毛で、顎髭はほとんど抜け落ちた」、子どもたちを震えあがらせる顔立ちである。顔にできた腫れ物を治すために「消毒したり焼いたりしても、水銀も鉛白《えんぱく》も硫黄も硼砂《ほうさ》も白粉も、酒石英《しゅせきえい》も軟膏も」まったく効き目がなかったのである。桝井訳は「癩病やみのように」という説明を加えた訳文にしているが、原文には該当する言葉はない(2)。訳者による日本人読者への配慮である。しかし、チョーサーの時代の人々にはこれで十分だったのである。明らかに皮膚病にかかっている描写は、容易にレプラを連想させ、子どもたちが恐れているのも単に顔つきが恐ろしいのではなく、彼に近寄られることによる感染の恐怖であることがほのめかされている。

召喚吏がどのように罹患したのかは不詳である。しかし、彼の食の好物が「にんにく、玉ねぎそれに韮《にら》」であり、それに「血のように赤い強い酒」を飲んでいたことと、「熱情的で雀のよう」な好色さの持ち主だったことが、病を得やすい体質だったことを明らかにしている。性的紊乱《びんらん》や暴飲暴食は病に直結すると考えられていたのである(3)。召喚吏の描写を読むと、チョーサーは〈病〉の描写を楽しんでいるように思えてくる。その外見の醜さ、食欲と性欲の旺盛さ、さらに召喚吏本人が自分の病をなんとも思っていない様子も見受けられる。

もちろん清廉で心正しい聖職者もいる。教区司祭が説教の中で癩病に言及している（中巻、二二三～二二四頁）。七つの大罪のうちの「怒り」に関する説教で、叱責や非難が心に大きな傷を負わせることを語る部分である。「隣人を『癩病病み』だとか『不具野郎』だとか呼んだりして、その体にある何か痛ましい不幸に対して非難をする」ことに警告を発する。その理由は「苦痛というものは神の正しき摂理によって与えられたものであり、癩病であるにせよ、不具にせよ、病気であるにせよ、神の容認によって送られたもの」だからである。この司祭の説教は、病の原因を患者の不実な行為に帰して、発症を神の怒りと叱責の現れとする教会の考え方に則っているのである。

医術と占星術

巡礼の一行には医学者もいる。まずこの医学博士は世界中で並ぶもののない名医と紹介される。それは彼が「占星術によく通じていた」からである。星占いによって適切な時刻を決め、治療に用いる患者に似せた「人形《ひとがた》」をつくることを知っていたのである。また病気の原因となる「温、寒、湿、乾の体液のいずれであれ、よく知っており、どんなところに病気が生れ、どんな体液からそれが生じたかを知って」いた。そして、薬剤師との「お互いがお互いを儲けさせるようにしていた」つながりを持っていた。しかも「疫病の間に儲けたものは貯えて」おく金遣いの慎重さも持ち合わせていた。そして薬の原料として使うという理由で、「ことのほか金《きん》を愛して」いたのである。チョーサーはおそらく自分も務めていた宮廷における医者の言動も熟知していたろうから、かなりの諧謔と批判を交えつつも、当時の医者の姿を示してくれているまと考えてよいだろう(4)。この医学者の描写から、治療法が天体観測と体液調査に基づいていることが読みとれる。

星の位置や運行がどのように疫病をこの世にもたらすのか、一五三一年頃にドミニコ派の修道士で、神学博士でもあるトマス・モールトンによって英訳された、ペストの治療法に関する文書から当時の考え方が読みとれる(5)。彼によると、ペストの原因の第一に人間の罪(それも地位の高い人々の)、次に土星と木星の合(地球から見て惑星が太陽と同じ方向に来ること)があげられている。これによって空気が汚され、人間の体液に強い影響を与える〝毒気〟が発生するのである。

チョーサーの巡礼の一人である騎士が語る物語にも、土星(サターン)と疫病の関連が語られている。「わしの星の相は疫病の因だ」というサターンが一人の姫君をめぐる二人の騎士の争いに介入していくのである(一二二頁)。土星は農耕の神であると同時に、不吉な惑星と考えられていたのである。

四種の体液

空気が汚されて毒気が発生し、それが疫病の原因となるのであれば、すべての人が罹患するはずである。しかし同じ汚れた空気を吸ってもペストにかからない人もいる。その違いを生み出すのが「体液」である。中世ヨーロッパの医学を体系化したのはガレノス(一二九頃～一九九)であるが、その体系は古代のエンペドクレス(前四九〇頃～四三〇頃)の「四大元素説」と、ヒポクラテス(前四六〇～三七五頃)の「四体液説」をもとにしている。四大元素とは、「空気」「火」「水」「土」であり、地上のあらゆるものがこの四元素の組み合わせでできており、それぞれが特有の性質を持ち、事物に性格を与えると考えられていた。四

体液	惑星	星座	元素	性質	季節	年齢
血液	木星	双子 琴 水がめ	空気	湿　温	春	幼児期
黄胆汁	火星	牡羊 獅子 射手	火	乾　温	夏	青年期
粘液	月	牡牛 乙女 山羊	水	湿　冷	秋	壮年期
黒胆汁	土星	カニ サソリ 魚	土	乾　冷	冬	老年期

四体液と諸性質

体液とは、人間の体を巡る四つの体液、「血液」「粘液」「黄胆汁」「黒胆汁」をいう。一人一人配合が違っているが、誰でも生まれついてある一つの体液が優勢であり、それがその人の「気質」を決めると考えられていた。液体や湿気を表すラテン語の「フーモル（humor）」を語源としており、現代英語のhumour（英）、humor（米）に該当する。現代では「ユーモア」は「思わず微笑させるような、上品で機知に富んだしゃれ」（大辞林）という意味合いで使われるが、中世ではあらゆる気質と気分を表すことができた。十六、七世紀では、とくに理由もない「気まぐれ」を指すときにも使われた。いわゆる「ユーモア」という意味で使われるようになったのも、十七世紀の後半からである。

体液と気質

個人によって四体液の混合具合は違っている。その中でもある一つが優勢であり、それによって個人の気質が決まってくる。血液が優勢の人であれば、いわゆる「多血質」となり、大柄で気前が良く、歌ったり大笑いをしたり、赤ら顔の愉快な人物である。これに対して「黄胆汁」が多い人は、細身で怒りっぽく、意地悪なところもある。火星は戦の神マルスの星であり、元素も火と結びついているので、そのようになるのである。「粘液質」の人は、水っぽく、湿っていて冷たい。鈍重でいつも眠たげだが、独創的なところもある。「黒胆汁」は「メランコリー」と呼ばれることもある。今日では「憂鬱な」という意味で用いられるが、メランコリックな気質とは、貪欲で陰口を叩き、悪意に満ちた人間を指していた。

四体液説では、それぞれの体液がバランスよく混合されている状態を「健康」とみなす。どれかひとつが過剰であったり、腐敗していると疾病の状態になるのである。そして体液が汚れている人ほど、毒気の影響を受けやすいのである。したがって、治療というのは過剰な体液を減らしたり、滞《とどこお》った体液を適切に流したり、よどんで腐敗した体液を清潔にすることであった。第五章で言及する瀉血や発汗あるいはハーブを使った治療法は、過剰な体液を減らしたり、滞った体液を適切に流すための方法なのである。

演劇作品にみる〈病〉

サイクル劇『ノアと三人の息子』

イギリス演劇といえば誰しもが思い浮かべるのはシェイクスピアであるが、シェイクスピア以前にも演劇は行なわれていた。シェイクスピアに至る道筋を拓いた初期の演劇のジャンルから、サイクル劇『ノアと三人の息子』を紹介する(6)。

サイクル劇は「天地創造」に始まり「最後の審判」に至る聖書のエピソードを世俗の一般大衆の目に見える形で舞台に乗せた、いわば「見る聖書」として十四世紀後半からイングランド各地で上演されていた。ヘブライ語やラテン語で書かれた聖書が読めるものはごく一部の聖職者に限られ、サイクル劇の上演はキリスト教の歴史――すなわち人類の歴史――と教義――すなわち人間の生きる道――を世俗のものに教え込む格好の手段だったのである。すでに触れている「十の災い」が語られる『出エジプト記』のエピソードも劇化されている。すべての作品が聖書の記述から一歩も外れないということではなかった。上演されたのがキリストの聖体を祝う祝祭日（現在の暦では六月から七月の間）ということもあって、観客を楽しませる工夫もされている。

「ノアの洪水」のエピソードについても、教訓性の高い真面目な作品もあるが、コミカルな演出を特徴とする作品もある。後者の代表が「タウンリー劇」と呼ばれる一連の作品中の『ノアと三人の息子』である。この作品では、神に忠実な「ノア」に、ガミガミ女でことごとく夫に逆らい、夫との殴り合いに応じる典型的な悪妻である「ノア夫人」が配されている。聖書には登場しないノア夫人を作者があえて登場させたのには、意図があるはずである。

旧約聖書『創世記』に記述される「ノアの洪水」の原因は、人間が神を忘れたことにある。四十日四十夜降り続いて地上を覆い、人類を滅亡させる大雨は、神の怒りの一撃、まさに「プレイグ」なのである。『ノアと三人の息子』では、この因果関係をノアとその妻というひと組の夫婦のいがみ合いと殴り合いで表している。聖書にはノアには妻がいたとは書いてあるが、彼女がどんな妻だったのかは明らかにしていない。劇の作者はこの空白を利用して、独自のノアの女房像を作り上げた(7)。夫に逆らう妻の姿は、男性優位を当然としていた当時の社会的秩序を破壊するものであり、夫婦の喧嘩は、神を敬うことを忘れた人間の堕落を卑近な姿で表象しているのである。人間界の秩序の破壊の影響が天体界にも及び、その結果、作中のノアの言葉にあるとおり、「天の星の配列が狂」って大雨が降り始める。ノア夫人は神の言いつけに従って船を造る夫を馬鹿にし、いざ雨が降り出してもなかなか船に乗り込もうとはしない。水かさが増して恐しくなり、しぶしぶ船に乗り込んでも、彼女は夫に文句を言い、殴り合いに応戦する。しかし、いよいよ地上のあらゆるものが水没し、船が荒波にもまれるようになると、ついに夫人も我を捨てて、船を無事に進ませようとする夫に協力し、指示に従うようになる。

これが物語の転回点である。これまで乱れていた夫婦関係がようやく改善に向かうのである。乱れていた地上界の秩序の回復が天体界の秩序回復のきっかけとなり、ついに「星の運行が正常化し」、雨が止むのである。人間界の乱れが異常気象をもたらし、それは神による処罰なのであるという関係性が読み取れるだろう。ノアの洪水はプレイグであり、それを治療するためには、悔い改めねばならない。妻が夫に逆らうなどという秩序破壊の行為はあってはならないことなのだ。キリスト教会は観客にこのように教訓を与えているのである。

『ジョン王』(ジョン・ベイル)

ローマ教皇こそイングランドに災厄をもたらす感染源だと主張する作品がジョン・ベイル(一四九五~一五六三)の『ジョン王』である。ベイルは十二歳頃からカトリックの修道院で教育を受け、やがて教区司祭を務めるようになるのだが、ヘンリー八世がローマと絶縁し、英国国教会を設立する宗教界の激変の中で、急進的なプロテスタントへと変貌していく。確証はないが、修道院時代に性的虐待を受けたことが、反カトリック感情を生み出す原因となったともいわれている(8)。

攻撃的な気性の持ち主であったベイルは、演劇をカトリック攻撃の手段として用いた。現存する作品は『神の約束』『洗礼者ヨハネの説教』『ジョン王』『キリストの誘惑』『三つの法』の五編であり、いずれも一五三八年頃に制作されたと考えられている。歴史上の国王を主人公とした『ジョン王』を除く四編は聖書のエピソードにもとづいて、プロテスタントの優位性を強調するものとなっている。『神の約束』と『ジョン王』では、ローマ教皇をペストになぞらえる表現が多用されているのが特徴である。

『ジョン王』は、ローマ教皇による圧制と教会の腐敗・権力乱用により疲弊した英国の改革に情熱を燃やすジョン王が、結局は力及ばず降伏し毒殺されてしまうという展開である。実在のジョン王に関わる事項で最も知られているのは、彼が「マグナカルタ」に署名(一二一五)した国王であるということだろう。マグナカルタは英国憲法の基礎ともいわれるが、実際は国王・貴族・教会・人民の四者の言い分を並べただけの文書でもあり、かつその四者の誰も満足していないというものでもあったため、その後複数回改訂されてしまうことになる。

『ジョン王』では、教皇インノケンティウスと彼に従う聖職者たちが、教皇権を振りかざしてイングランドに政治介入してくる。前述のように、登場人物はジョン王を除くと「イングランド」「反逆」「聖職者」などという名前を持つ寓意たちである。諸悪の根源として批判されるローマ教皇は「不法権力」という名前で登場する。そして教皇権と聖職者たちを批判する言葉が、「プレイグ」である。まずはジョン王自身による、教皇派の聖職者に対する批判がくり広げられる(日本語訳は筆者による)。

お前たち聖職者は、現世の欲望にとりつかれて、ペストの座に座る教皇のもとへ走る。（三五〇行）

お前たちはペストのような教義によって腐敗している。（一四五九行）

一八三七行では疲弊した「イングランド」と悪徳の一人「反逆」のやり取りがある。イエスの教えをないがしろにして、異教であるモーセの法に従う「イングランド」を、そうするように貴族や聖職者をそそのかしてきた「反逆」が面罵する場面である。

あるものは歯痛を、あるものはペストや梅毒を治してもらおうと、ロウでできた偶像を持って、金を賽銭箱に入れている。

カトリック教会が疫病を利用して、金もうけに走っている様を批判しているのである。ローマカトリックと決別し、現在の英国国教会の基礎を築いたヘンリー八世の時代を生きたベイルは、ローマ教皇を厳しく批判するためにペストと梅毒を利用した。このベイルのやり方は、カトリック批判の常とう手段となって、のちの劇作家にも受け継がれていくのである(9)。

シェイクスピア作品にみる〈病〉

エリザベス朝イングランドで多くの名作を残したウィリアム・シェイクスピア（一五六四～一六一六）は、

多くの名台詞を残しているが、彼は悪口雑言罵詈讒謗《あっこうぞうごんばりざんぼう》も大好きだったし、得意だった。そのなかには現代では他人種やマイノリティへの差別意識、社会的弱者や身体的精神的障害者への蔑視観と受け取られるものがある。現代ではとうてい許されることではないが、シェイクスピアは病者や不具者の姿を引き合いに出して悪口を並べるのが好きだったようである。

『ベニスの商人』（初演一五九七年）

現代では社会的弱者へのいわれなき差別と受け取られかねないひとつの例が、『ベニスの商人』に登場するユダヤ人の金貸しシャイロックである。シャイロックは、ヒロインのポーシャと対立する裁判の場面まで大きな存在感を示している。彼にくらべると、他のキリスト教徒の男たちなど、まったく影が薄いといっても過言ではないくらいである。しかしシャイロックはユダヤ人を差別し、見下すキリスト教徒に完膚なきまでに打ちのめされる役回りである。守銭奴ぶりをキリスト教徒から嘲《あざけ》られ罵《ののし》られ、父親に嫌気の差した娘は財産を持ち逃げしてキリスト教徒と駆け落ちし、なんとかキリスト教徒に対して腹いせをしようとの精いっぱいの抵抗も虚しく、ポーシャの機転の利いた論理に打ち負かされ、ついにはユダヤの信仰を捨てさせられてしまう。それもひとえに、彼がイエスの死に責任を負うことになっているユダヤ人であり、キリスト教社会において忌み嫌われる金貸しという職業についているからである。ベニスという商業都市には、金貸しの存在が不可欠であるにもかかわらずである。

シャイロックを打ち負かすヒロインのポーシャの言動を見ると、多分に人種差別主義者であることが見て取れる。彼女は有色人種であるモロッコ大公が、彼女を得るために必要な箱選びに失敗したときに、

「ああいう肌の男はみんないまのように選んでほしいわ」と言い放つのである（第二幕第七場）。彼女はモロッコ大公に限らず、求婚してくる気にくわない男たちの国民性をとことん笑いものにする。観客も大笑いしたことだろう。

現代においても映画版『ベニスの商人』（二〇〇四年）ではロバート・デ・ニーロの演じるシャイロックの視点が大きく取り上げられているように思える。これはシェイクスピアが持っていなかった価値観による解釈の可能性の問題であろう。現代において、マイノリティや社会的弱者をからかいの対象として笑うなどということはタブーになっている。しかし、現実に疫病がくり返し襲来した時代に生きた作家と観客は、病を嘲りと笑いの種に使っていた様子が垣間みられるのである。

『オセロー』（初演一六〇四年）

イタリア貴族の娘と結婚したムーア人将軍の悲劇を描く『オセロー』でも、主人公は、肌の色などの人種的特徴をあげつらわれる。忠義面の悪役イアーゴーは、陰ではオセローを「厚唇」「黒い悪魔」「アフリカ馬」と呼び、デズデモーナの父親のブラバンショーも娘が「きさまのような男の黒い胸に飛びこんだり」するはずがないと主張する（第一幕第一場と第二場）。シェイクスピアの登場人物にとって、人種差別は当然のことだった。

過去の映画がテレビで放映される際に、「本作品には不適切な表現が含まれておりますが、制作当時の時代背景やオリジナリティを考慮し、原作のまま放送いたします」という類いの断りが入る例が多々見られるように、時代の移り変わりによって同一の対象物への価値観は当然変化する。エリザベス朝の観客はシャイロックの惨めな敗北に快哉を叫んだだろうが、時を経てロマン主義の時代に入ると、シャイロックに同情し、その姿に涙する観客も現れたという。

『トロイラスとクレシダ』（初演一六〇一年頃）

絶世の美女トロイのヘレンをめぐって引き起こされたトロイ戦争を舞台とする本作では、不具のギリシア人サーサイティーズが悪口雑言の代表格である。トロイ戦争といえば、くり返し映画化もされている人気の題材であるが、シェイクスピアの英雄たちはそろいもそろって色狂いの俗物ばかりである。この作品には古代のロマンの香りなどまったく感じられないのである。

まずは第二幕第一場、ギリシア軍の陣営でのエイジャックスとサーサイティーズのやり取り。サーサイティーズはエイジャックスに呼ばれても返事もせずにギリシア軍の大将アガメムノンの悪口をつぶやいている。腹を立てて殴りつけたエイジャックスに向かってサーサイティーズが毒づく台詞である(10)。

畜生、ギリシア梅毒にでもとっつかれるがいいや、あいのこの間抜け大将。……（エイジャックスに向かって）豚コレラにでもとっつかれるがいいや。……どうせのことならからだじゅうむずむずしやがりゃいいのに。そうしたらおまえさんをひっかいてやって、ギリシア一きたならしいかさぶた男にしてやるんだが。

「ギリシャ梅毒」の原文は「ギリシアのプレイグ」であり、「豚コレラ」にはニュー・ケンブリッジ版では「出血性のペスト」との注釈がついている。オックスフォード英語辞典では語源の説明に家畜の伝染病とあるが、ペスティレンスと同義として用いられている用例がある。むず痒さやかさぶたなど皮膚病への言及は、エイジャックスと癩病を関連づけようとしているのであろう。

第二幕第三場でもギリシア軍の英雄たち（エイジャックスやアキリーズ）へのサーサイティーズの悪態は止まらない。

あいつらの次には軍隊全体が悪魔にとっつかれるがいいんだ。いや、梅毒にと言ったほうがいいかな、そのほうが雌犬一匹のために戦争をする連中には似合いの呪いだろう。……（パトロクラスに向かって）おまえを棺桶に入れる女が、まあきれいな死体、などとぬかすようなら、誓ってもいい、その女はライ病やみの死体しか見たことがねえんだ。アーメン。

「雌犬一匹」と名指しされているのは、トロイ戦争の発端となった、絶世の美女の誉れ高いスパルタ王妃のヘレンである。悪口屋のサーサイティーズにかかっては、すっかり売春婦扱いされてしまっている。「梅毒に」は原文では「ナポリから来た骨の痛み」である。第二章で触れた、フランスとナポリ王国の戦争がもたらした梅毒である。もちろんトロイ戦争の時代には梅毒はあっても、「ナポリ病」とは呼ばれていなかった。シェイクスピアは舞台は紀元前のトロイであっても、その作品世界には当時のイングランドの世相を反映させることにより、観客と作品世界の橋渡しをさせているのである。

パトロクラスに毒づく「ライ病やみ（lazarus）」は、現代英語でも「癩病患者」を指す言葉で、もともとは新約聖書『ルカによる福音書』第十六章二十節に描かれる「ラザロ」を語源としている。ラザロは「できものだらけの貧しい人」で、金持ちの門前に横たわり、犬にできものをなめられていた。彼は死んだあと、天使たちに連れられてアブラハムの宴席に連なることになるが、ラザロに施しをしなかった金持ちは陰府《よみ》で悶え苦しむことになるという教訓である。

サーサイティーズはトロイ戦争の発端についても、二幕三場で辛辣な皮肉をいう。

なにもかもごまかしのまやかしの悪だくみだ。ことの起こりは間男と淫売じゃねえか、いがみあい、徒党を組み、血を流して死んじまうには、ごりっぱな大義名分だ。そんな大義名分なんかかさぶたにでもとっつかれるがいいんだ、戦争とセックスでなにもかもめちゃめちゃになるがいいんだ。

「間男と淫売」はトロイのパリスとヘレンである。後世の我々にはロマンあふれるトロイ戦争も、こう身も蓋もなくいわれると台なしである。

「かさぶた（dry serpigo）」は皮膚病の一種で、オックスフォード英語辞典ではとくに「白癬」を指すとの説明がある。しかし、当時の観客の耳には「癩病」が思い浮かんだことだろう。「戦争とセックス」は原文では「レチャリー（lechery）」という言葉が使われている。これは単なる色欲、あるいは性行為ではなく、神学的な罪というニュアンスをもつ言葉である。癩病はセックスと関連づけられていたことから、ギリシャ陣営の性の乱れを酷評する台詞になっているのである。

サーサイティーズの罵詈讒謗が頂点に達するのが第五幕第一場である。両軍の激突を前に、病名を羅列する悪態のオンパレードが始まる。

ああ、南蛮渡来の梅毒よ、腸がよじれる脱腸よ、中気に疝気《せんき》に卒中よ、カタルに腎臓結石よ、膿《うみ》じくじくのただれ目よ、汚れ腐った肝臓よ、喘息病みの肺臓よ、炎症起こした膀胱よ、座骨神経の障害よ、火傷のあとの火ぶくれよ、手のほどこせぬ骨炎よ、親代々の皮膚病よ、倒錯趣味の化け物どもに何度も何度もとっついてくれ。

ここまでくると、痛快といってもいいだろう。原文では「梅毒」と明言しているのではない。「南から来た病気」といっている。二幕三場で使われている「ナポリ病」と同様に南の温かい国（イタリア）から来た病気とほのめかすことで、梅毒とわかるようになっている。「親代々の皮膚病」は、原文では「とびひ」に相当する皮膚病である。『レビ記』などにみられる皮膚疾患のすべてが癩病の症状でないことは赤阪が述べているが、『トロイラスとクレシダ』においては、むしろすべての皮膚疾患が癩病を思わせるように、シェイクスピアによって仕組まれているようにも思えるのである。

『トロイラスとクレシダ』の最後の台詞はパンダラスに与えられている。パンダラスはトロイ王プライアムの息子の一人であるトロイラスと、トロイの神官でありながらギリシア側に寝返ったカルカスの娘クレシダを結びつける役柄である。パンダラスという名前には「男女の仲を取り持つ男」「女衒《ぜげん》」という意味があるのだ。トロイラスとクレシダはパンダラスの手引きで結ばれるが、クレシダはすぐにギリシア軍に捕らえられた捕虜との交換で、ギリシア側にいる父親のもとへ行かねばならなくなる。ギリシア軍の将軍で、色好みのダイアミディーズはクレシダの美しさの虜《とりこ》になり、彼女を誘惑する。クレシダは物陰からトロイラスが見聞きしていると気づかず、ダイアミディーズに心を許してしまうのである。

戦争はトロイの敗北で終わる。トロイラスはパンダラスに「死ぬまで生き恥をさらすがいい、死んでもきさまの汚名はさらに生きつづけるがいい」（五幕十場）と罵って舞台から去る。一人残されたパンダラスは、観客の中でもとくに女衒商売の連中に向かって最後の言葉を投げつける。

客引き商売の兄弟たちよ、ふた月待ちな、
遺言状を書いてやるからな、札付きのわしが。
いまでもいいんだが、もしいま書けば、
うるさい人がいるんでね、鼻の欠けた人が。
そのときまではわしも一生懸命養生するよ、
おまえさんたちへの遺言が梅毒だけとは同情するよ。

シェイクスピア時代の劇場が当時のロンドン市外に建設され、市当局からはペストなどの疫病の感染経路であり、かつ思想的汚染の培養地として危険視されていたことは次章で述べるが、このパンダラスの台詞は観客のなかに女衒商売の者がいることのみならず、観客のなかに少なからず存在しただろう梅毒持ちをからかう言葉となっているのである。

梅毒持ちの観客はこれらの台詞をどう聞いたのだろうか。教会の説教でも社会改革者の辻説法やパンフレットなどでも性的紊乱への激しい非難が行なわれていた。それでも売春宿通いはなくならなかった。人間の性に対する欲望は、説教や性病の恐怖くらいでは抑えることのできないものなのかもしれないのだ。そのような観客が、サーサイティーズやパンダラスの台詞を社会悪の糾弾、品行方正な人生へと導く警告と受け取ったとは、どう考えても思えない。観客は骨身にしみる痛みとともに、笑いをこらえていたのではないだろうか。

『ヘンリー四世』（初演五九七年頃）

シェイクスピアの登場人物で梅毒持ちといえば、『ヘンリー四世』に登場するフォールスタッフである。騎士でありながら口先だけの臆病者、大食漢で酒飲みで助平な肥満漢、そして梅毒持ちでありながら憎めない、たいそう人気のある登場人物である。

三幕三場でのロンドン下町のイーストチープにある居酒屋ボアーズヘッドの女将クイックリーとのやり取りのなかで、仲間の一人が悪い病気を移されて髪の毛をごっそり無くしたという台詞がある。髪の毛が抜けるというのは梅毒の典型的な症状のひとつである。フォールスタッフは、この居酒屋で梅毒持ちの売女が商売をしていることをからかっているのである。ボアーズヘッドで商売をしているのはドル・ティアシート（この名前は「シーツを掻きむしる」という意味深長なものである）という売春婦である。第二部の二幕四場でも抜け毛問答が行なわれている。

ドルから「この禿豚《はげ》！」と罵られたフォルスタッフは、「おれたち紳士が禿豚になっちまうのはおまえのせいだぜ、ミス・ドル」と、彼女から移された梅毒のせいで毛が抜けたのだとやり返すのである。大食漢で酒飲みとなると、痛風も付きものである。第二部一幕二場では、痛風と梅毒に言及する。フォルスタッフの数多い名言のひとつである。

年寄りとケチってやつは、若者と助平根性同様、切っても切れない仲だ、おかげで一方は痛風、一方は梅毒にとっつかれることになる。

ええい、この痛風め、梅毒にとっつかれるがいい！　でなきゃあ、この梅毒め、痛風にとっつかれるがいい！

フォールスタッフは暴飲暴食の結果の痛風と、性的乱脈の結果である梅毒に悩んでいる。悩んでいるのではあろうが、それを金看板ででもあるかのように吹聴する。『トロイラスとクレシダ』における病名の羅列もフォールスタッフの嘆きまじりの吹聴も、観客は拍手喝采したことだろう。もはや現代ではこのような表現は不可能になっている。恐ろしいほどの疫病・感染症の蔓延を体験した人々が、それを笑い物にするというのは、もしかすると恐ろしいほどタフな人間性の表れかもしれないのである。

【四】〈病〉とメディア

感染経路としてのメディア

「媒体」――すなわち感染経路

「メディア」という言葉は、ラテン語で「中心、媒質、社会、世間、公益」などの意味をもつ「medium」の複数形である。今日の用法では、新聞・ラジオ・テレビなどの情報を大衆に伝達する機関、あるいは情報を保存するための磁気ディスクなどの媒体を示す言葉として使われている。オックスフォード英語辞典によると、情報機関の意味で「マスメディア」という言葉が使われたのは一九二三年になっている。ラテン語の「medium」が英語に取り入れられたのは十六世紀後半のようである。その当時は「質や程度、状態の中間点」という意味で用いられるとともに、「遠くにある力がそれを通して対象物に影響を与える、中間にあるもの」を指していた。たとえば音を伝える「空気」がそれに該当する。やがてそれが情報機関の発達によって、特定の情報を大勢の人に伝えるための機関である新聞、テレビ、今日ではネットなどにあてはめられていくのである。

現代的意味合いでの「メディア」は十六世紀のイングランドには求めるべくもない。赤阪は西洋中世のメディアとして「うわさ」を取りあげている。「うわさ」を伝えるのは「声」である。疫病が発生したという事実が、不特定多数の人々の声によって、事実を変形させせつつ特定の地点へと到達したのである。「声」はまさにメディアである。中世には公的機関による通達を、その役にあたる者が街中で大声を張り上げて人々に聴かせるという伝達手段があった。英語で「ban」とか「cry」とか「proclamation」と呼ぶ方法である。イギリスのウィリアム王子とキャサリン妃の長子誕生の当日、病院からいかにもそれらしい服装の人物が登場して、おもむろに巻紙を広げ、王子の誕生を告げた場面をニュースなどで見た読者もいるだろう。

印刷術が発達すると、それまで一語一語、一枚一枚を手書きしていた「写本」から、大量に同一内容の文書を作成することが可能になった。これによって、さまざまな種類の病気に対する処方を列挙する書物が盛んに出版されるようになる(1)。書物の登場は、声が届く以上の範囲の人々に同一内容の情報を伝達することが可能になったという意味で、メディアの大きな発展なのである。ただし、このメディアを有効に活用するためには「文字が読める」という条件が付いていたのであるが。

さて、うわさが不特定の人々を経由して広範囲に広がっていく、あるいは、書物が流通経路を通って多数の人々の手に渡るというプロセスは、伝染病の感染と重なるものがあるのではないだろうか。「一定の距離を置いてあるものが、中間にあるものを通して、他のものに影響を与える」というプロセスを感染に当てはめれば、病原菌から媒介物を通して患者に移行するという図式ができ上がるだろう。媒介物にはさまざまなものが当てはまる。「はじめに」で述べられているペストを媒介したネズミやノミはこの意味でメディアである。本節では「血」「乳」「息」「劇場」、そして「視線」という感染経路について考える。

ビーナスとマルス

一五九六年にロンドンで出版された『観察の書』という書物がある(2)。これはウィリアム・クロウズ(一五四三?~一六〇四)という名前の、五年間で一〇〇〇人以上の梅毒患者を治したと称する外科医が著した書物である。内容は、「銃創」の治療法と「梅毒」の治療法の二部構成になっている。

奇妙な組み合わせのように思えるかもしれない。銃創は戦場で被《こうむ》る肉体的な被害である。一方、梅毒はセックスによって感染する病である。梅毒は「lues venerea」と呼ばれたことがある。「性病」という意味であるが、「lues」はプレイグやペスティレンスという意味をもち、「venerea」は美と性愛の女神ウェヌス(ビーナス)を語源にもつ、「肉感的な、色情の」という意味の言葉である。まさに肉体的接触がもたらす「プレイグ」なのである。

梅毒がウェヌスによってもたらされるのに対して、戦傷をもたらすのは軍神マルスである。この書物はマルスがもたらす戦傷と、ウェヌスのもたらす性病の治療という組み合わせなのである。ウェヌスはウルカヌス(ヴァルカン)の妻であるが、数多くの愛人を持ち、その中でもマルスと濃密な関係を持っていた。二人の愛欲の姿は、ルネサンス期イタリアの画家ボッティチェリ(一四四五~一五一〇)を始めとする多くの画家によって描かれている。多くの場合、マルスはウェヌスによって骨抜きにされ、無力な姿をさらけ出している。

クロウズはこの書に先立つ一五七六年と一五七九年にも、梅毒に関するより専門的な書物を出版している。著者はこの病が人間の罪に対する神の怒りであると読者に告げ、ナポリ、イタリア、フランス、さら

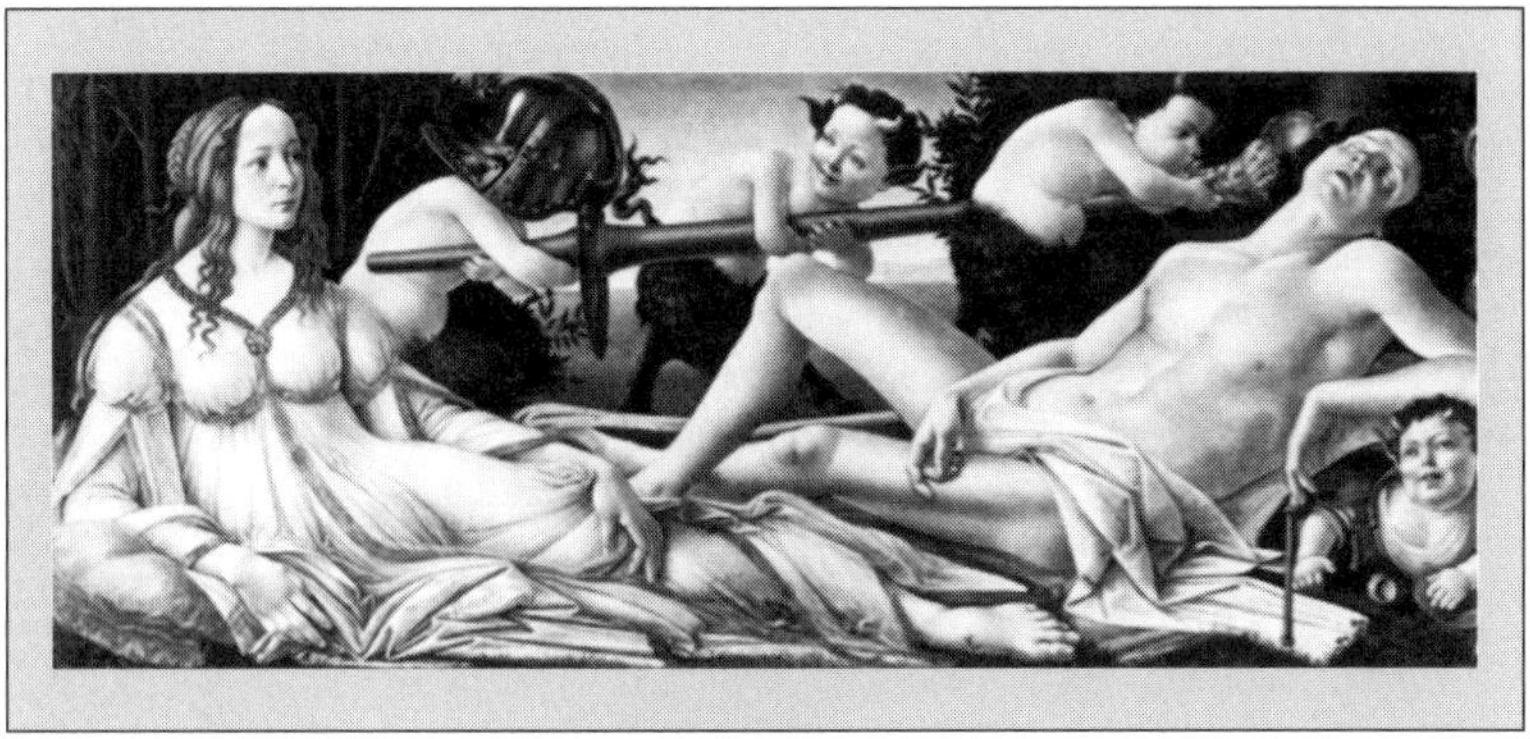

ボッティチェリ『ウェヌスとマルス』
1483年頃　ロンドン、ナショナルギャラリー所蔵（Web Gallery of Art より転載）

にはスペインよりもイングランドで猖獗《しょうけつ》を極めていると述べ、その原因を、まずは浮浪者たちの淫《みだ》らで不潔な無秩序さと、淫らで怠惰なロンドンの男女の生活に求めている。「まずは」というのは、著者の関心は性交渉以外の感染経路にも向いているからである。

売春と売春宿

梅毒の感染経路として「淫らな男女関係」があるとすれば、まず頭に浮かぶのは「売春」である。『売春の社会史』の中で、共著者のバーン・ブーローとボニー・ブーローは、「キリスト教は、ひじょうに女性嫌悪の傾向と女性のセクシュアリティへの不信感をもった、男性中心でセックス否定的な宗教である」と述べている(3)。聖アウグスティヌスを代表とする初期キリスト教の教父たちのセックスに対する恐怖心はこの書にも詳しいが、それがかえって売春という営為を「必要悪として是認」（一二四頁）せざるを得ないことになってしまったのである。中世においても神学者たちは「売春婦がいなくなれば、既成の社会的、性的関係の存続が危うくなる」（一九六頁）という理由で売春を黙認することになる。

十六世紀になって売春に関する考え方に大きな変化がもたらされる。宗教改革と梅毒の蔓延が重なったのである。プロテスタントたちは「キリスト教会の初期の教父よりも純潔を重んじなくなり、結婚を賞賛するようになったとしても、こと乱れた性関係についてははるかに頑固で厳しい態度を見せ」(同書、二二九頁)るようになるのである。プロテスタントの社会改革者たちも同様であり、その一人であるフィリップ・スタブス(一五五五?〜一六一〇?)は『悪弊の解剖』(一五八三年)の中で、売春に一項を割いている(4)。スタブスは梅毒という病名は使っていないが、売春の引き起こす症状を次のように列挙する。

「目がかすむ、耳の聞こえが悪くなる、筋力が衰える、関節が弱くなる、活力が低下する、体内の水分と栄養が消耗する、顔にしわが寄る、表情をぞっとするものにしてしまう、活力を鈍らせる、記憶力を低下させる、体全体を虚弱にし、消耗させ、潰瘍、疔、癬、ふけ、膿胞、腫れもの、あばた、胆汁が増え(怒りっぽくなる)、髪が抜け禿げになり、老けてしまい、寿命を待たずに死んでしまう」

――明らかに梅毒の症状である。そのような結果をもたらす売春婦には厳しい処罰が必要だと、スタブスは主張する。スタブスによると、「神を知らぬ異教徒たちですら悪臭芬芬《ふんぷん》たる売春という罪」を犯したものを「生きながら焼き殺し、絞首刑に処し、斬首し、腕や足を切り落とし、目玉をえぐり、顔を焼き、鼻を切り落とし、体のいずれかの個所を切断し、拷問にかけ、処罰しないということはなかった」というのである。

たしかに古代においては、売春に対する処罰には厳しいものがあった。『売春の社会史』によると、ゲルマン民族の間では売春婦に対する処罰は最高三〇〇回の鞭打ちや断髪、奴隷への身分の低下であり、時代が下って十二世紀の神聖ローマ帝国皇帝は鼻を削ぎ落とさせたという。中世のイングランドでは売春婦を癩病患者と同一視して、城門内への立ち入りを禁止している（同書では「ハンセン氏病」と表記しているが、時代性を考慮して「癩病」と表記する）。

髪の毛を剃り落して、坊主頭にして晒し台にかけるということもあった。はたしてスタブスがいうように、生きながら焼き殺すということがあったのかは不詳である。スタブスにとって不満なことに、現実の売春婦への処罰は、白い布をかぶせられて二〜三日の間、それも一日にせいぜい二時間、公衆の面前に立たされるだけだというのである。そこでスタブス自身が考える処罰は、まず毒を飲ませることである。売春婦のみならず、不貞、近親相姦、乱交を働いた者すべてに適用しろと、スタブスは主張する。それが酷過ぎるというのならば、焼けた鉄を頬か額、あるいは体の目につくところに押し当てるべきだと主張している。売春を含む性の乱れに対するこの極端な憎しみは、プロテスタント派の社会改革者のひとつの典型と見ることができるだろう。

乳と血

クロウズの書は、しかし、性的紊乱以外の感染経路への注意に向けられる。梅毒の感染は「正当ならざる性交、および不潔な女性あるいは公娼との交渉」によって起きるのが一般的であるといわれているが、著者の経験ではそれでは説明のつかない患者を診ているという。すなわち、性交が原因で感染するのならば最も症状が出やすいはずの局所に、膿胞や痛みなど何の異常もない感染者がいるというのである。

さらに、局所には症状が出ずとも、それ以外の部位に症状が出る者がいる。したがって、クロウズは、「不潔な人物」との交渉のみが梅毒の原因ではないと指摘する。ほかにも、梅毒に感染した女性の出産を助けた「善良で貞節な」助産婦や、生後数カ月の乳飲み子から十二歳の少女までもが、全身に梅毒の症状を見せた例があるという。この助産婦はおそらく梅毒を患っている妊婦に触れた手指を通して感染したのであろうと、クロウズは記述する。また十二歳の少女はクロウズの治療によって回復したそうだが、全身に痛みを伴う腫れものや膿胞があり、さらには骨にまで腐敗が浸透していたが、局所には何の異常もなかったそうである。

クロウズはこの少女が性交渉によって罹患した可能性を否定し、二つの可能性を示唆している。ひとつは梅毒に感染した親から生まれたことによる感染と、もうひとつは感染している乳母の「感染した血液から作り出された母乳」を飲んで感染した可能性である。クロウズは親からの遺伝で感染した子どもは治癒する者もいればしない者もいるとしているが、乳母の母乳によって感染した乳幼児は多くを治癒させたといっている。

読者への警告としてクロウズは、両親は貞節なのに、「邪悪で汚れた」乳母によって罹患させられた例が三件あると述べている。両親は当然のことながら、何とか子どもたちを生きながらえさせようと手を尽くし、その結果、不幸なことに五人の善良で貞節な乳母を感染させることになってしまった。子どもたちのうち、一人はその後死亡した。

さらに他の医学書からの例もあげている。乳母によって感染させられた乳幼児からその子の母親に移り、次いで父親が感染することになり、父親が慈しんでいた二人の子どもまで感染してしまったというのである。母親から相談を受けた医者が、乳母が感染源であることを突き止め、乳幼児以外は全員健康を回復したという。乳母は判事の前に引き出され、投獄され、町中を引き回されながら鞭で打たれたのであった。

ウルジーの甘くて臭い息

クロウズは他の感染経路についても述べている。感染者と飲食を共にすること、時には感染者の呼吸に触れることでも感染するという。さらには、接吻や同じベッドで寝ること（必ずしもセックスを意味しないようである）、感染者のあとに同じシーツに寝ること、同じ椅子に座ること、そしていったんは治癒しても、以前着ていた服を着ることで再発することもあると警告している。

口づけや呼吸を感染経路と捉えることは、ルネサンスを代表する人文学者であるエラスムス（一四六六？〜一五三六）も指摘している。一五八五年にイングランドを訪れたドイツの商人が、イングランド人があらゆる機会に挨拶として口づけを交わすことに驚いている手記を残しているという。それどころか、「呼吸により相手を梅毒に感染させる」という方法を用いて国王暗殺を企んだとして糾弾された人物すら存在するのである。その人物とは、ヘンリー八世の大法官であったトマス・ウルジーである。

全盛期には絶対的な権力を誇ったウルジーも、最初の王妃キャサリン・オブ・アラゴンとの離婚工作に失敗し、やがて王の信頼を失い失脚してしまうのだが、彼に対する政敵からの告発に次のような項目があるのだ。すなわち、ウルジーは自分が「汚らわしく感染性のある梅毒という病」に罹患し、身体中に腫れものがあることを知りながら、国王の下に日参し、耳元で囁き、危険な伝染性の息を吹き込んでいた。しかも、病気から回復すると梅毒ではなかったと国王に告げていた、というものである(5)。ウルジーが権力の中枢にいたときには「息がかかる」ことを望んでいた取り巻きも多かったことだろう。しかし、その末路では、感染に関する当時の考え方によって息の根を止められてしまったわけである。しかもこの話には、ヘンリー八世自身が梅毒持ちだったという落ちまで付いているのである。

実際には梅毒がこのような種類の接触によって感染することは稀である。しかし、当時の人々にとっては、いかなる種類の媒介物（メディア）を介しての間接的な接触であっても、病は感染するものだとの思考から抜け出せなかったのではないだろうか。

感染経路としての劇場

ロンドンはペストの大流行に二度おそわれている。一三四八年と一六六五年である。正確な数字を期待することはできないだろうが、一三四八年秋に始まった流行は、一八カ月でロンドンの人口の半分にあたる四万人を殺し、一六六五年の大流行は七カ月の間に人口の二〇パーセントにあたる一〇万人の死者を出したといわれている。この間に小規模な流行が四〇回ほど起きている。二〇年から三〇年の間隔で大きな被害をもたらし、そのたびごとにロンドンの人口の二〇パーセントが失われたともいわれる(6)。結局、イングランド全体では、一三四八年から一六六五年の間に、人口の四〇パーセントを失ったという数字もある(7)。

そこでロンドン市当局は、感染源を封じ込め、感染経路を断つことに力を注いだ。このとき、ロンドン市が疫病感染の中継基地としてぜひとも根絶したかったのが、演劇というメディアであり、劇場というメディアであった。

本節では「劇場」という、当時のロンドンでは最も人気があったといえるアミューズメント施設が、肉体の病のみならず魂の病、思想的感染の感染経路として機能し、規制の対象となっていた様子を紹介する。

ロンドンの劇場

イングランド演劇の絶頂期はクリストファー・マーロウ（一五六四〜九三）やウィリアム・シェイクスピアらが活躍したエリザベス朝であろう。庶民から女王その人に至るまで、演劇は非常に人気のある娯楽であった。日本ではあまり知られていないが、この時代以前にも演劇は人気のあるエンターテインメントであり、前章で紹介したサイクル劇や道徳劇、インタールードと呼ばれるジャンルの上演が、町中に仮設舞台を組み立てたり、旅館の中庭、貴族や裕福な商人の館などで上演されていた。エリザベス朝に入ってからは、一五七六年に最初の公設劇場といわれるシアター座が建設され、一五七七年にカーテン座、一五八七年にローズ座、一五九五年にはスワン座が、一五九九年にグローブ座、一六〇〇年にはフォーチュン座、さらに最初の屋根のある屋内劇場として建設されたブラックフライアーズ座と建設ラッシュが続いた。演劇はこれらの商業劇場だけでなく、弁論術を身につける最善の方法のひとつとして、法学院などでも上演されていた。

シェイクスピアの時代の劇場は、現代の一般的な劇場とは構造が違っている。多角形の建物が土間を囲むように建てられ、土間の一方に舞台が設《しつら》えられた。観客席は、舞台を三方から囲むように見る立ち見席と、建物の内側をギャラリーとする椅子席が設けられていた。立見席のほうが料金が安く、当然のように種々雑多の観客がここに押しかけた。大勢の観客がごった返す立ち見席は、掏摸《スリ》や置き引き、売春婦たちの格好の仕事場でもあった。劇場はよからぬことを企む連中にとって絶好の場所であったのだ。同時に、さまざまな地域から押し寄せた雑多な人々が押し合いへしあいする閉ざされた空間は、感染の拡大を図る病原菌にとっても、またとない中継基地となっていたのである。

ロンドンの劇場が建設された位置は重要である(8)。ロンドンの歴史は、ローマ人の支配によって始まるといっても過言ではない。歴史に名を残しているブリタニア（ブリテン島のローマ名）への最初の侵入者はユリウス・カエサル（前一〇〇頃〜前四四）である。彼は紀元前五五年に第一回の、翌五四年には二回目のブリタニア遠征を行なった。もっとも、この二回の遠征は多少の成果を収めただけで終わっているのであるが。

カエサルの次にブリテン島に遠征したのは、およそ一世紀後の紀元後四三年のクラウディウス帝である。それ以降四〇〇年にわたるローマ人の駐留が、ブリテン島に文明をもたらすことになる。一二二年にはハドリアヌス帝がケルト人の侵入を防ぐため長城の建設に着工し、三六八年には将軍テオドシウスがピクト人とケルト人制圧のために遠征を行なうなど、ローマにとってブリタニアは重要な地域だったのである。ロンディニウム（ロンドンのローマ名）は交通網として重要だったテムズ川の河畔に位置しているという立地条件を背景に、ヨーロッパ大陸とも交易を行なう商業都市として発展していった。ロンドンは経済と行政の司令基地となり、三世紀には外敵の侵入を防ぐための城壁が建設され、四世紀には人口が三万人にまで増加したようだ。テムズ川河畔におけるローマ人の支配が終わるのは、五世紀初頭である。

劇場はローマ時代の城壁の外側に

前記の劇場はいずれもローマ時代の城壁に囲まれた市内ではなく、「リバティ（Liberty）」と呼ばれる特別行政区に建設された。一五七四年に描かれたロンドンの地図には、テムズ川にかかるロンドンブリッジの東にあるロンドン塔から、西はウェストミンスター寺院まで、さらにはテムズ川南側のサザックが含まれている。ロンドン塔からウェストミンスター寺院まではテムズ川沿いに五キロしかない。ローマ時代の城壁はロンドン塔からブラックフライアーズまでなので、さらに小さい。市長や市の参事会員の行政権が及んでいたのはこの城壁内と周辺の一定地域だけであった。

シアター座とカーテン座はロンドンの北側のリバティ・オブ・ホリウェルと呼ばれる地域に、グローブ座やローズ座はテムズ川の南側にある現在のバンクサイドに建てられたが、この地域はリバティ・オブ・ザ・クリンクに属していた。リバティはロンドン市の管轄権のもとにありながら、独自の権利と特権を行使できる、複雑で奇妙な地域だった。ロンドンの町の原形となったローマ時代の外壁の外側にあることで治外法権的な立場をある程度維持し、ロンドン市民を観客とし、演劇好きだった女王の好意的な恩恵を受けられる地域であったのである。

バンクサイドには劇場のみならず、「熊いじめ」場のパリス・ガーデン、「牛いじめ」場のブル・リングもあった。どちらも競技場の中心に杭を打ち、熊や牛を鎖でつないで自由に動けなくしておいて、複数の犬をけしかけて闘わせる見せ物であり、エリザベス朝で大人気のエンターテインメントだった。女王自身も「熊いじめ」をたいそう好んでいたという（ちなみに「牛いじめ」用に特に育成された犬が「ブルドッグ」である）。劇場を始め、売春宿、処刑場、牢獄、そして癩施療院など、いずれも都市の安寧《あんねい》秩序の維持に必要不可欠でありながら、都市の内部にあることは不都合とされる施設の多くがリバティあるいは郊外に作られたわけである。

疫病と劇場閉鎖

女王の施政方針を決定するのは少数の貴族によって構成される枢密院であり、政権のイメージ向上のために芝居を利用するなど、演劇に対して好意的な姿勢が見られた。いっぽうロンドン市当局は、プロテスタント勢力が占めており、演劇に対して否定的な立場をとっていた(9)。

プロテスタントは舞台上で絵空事の恋愛や、神を冒涜するかのような卑猥な台詞や淫らな身振りをして受けをねらう演劇を嫌悪していた。彼らにすれば劇場は社会悪の培養地であり、発信地であったのである。演劇好きな観客が劇場に押しかけ、そこで悪徳に染まり、地元へ帰って悪徳を拡散する。劇場はまさに社会悪感染の「メディア」であったのだ。それだけではない。劇場は、疫病に感染した観客が訪れ、どこの誰とも知らぬ相手に感染させ、感染させられた観客が地元へ戻りさらに感染を拡大させるという、ペスト感染の中継基地としても見過ごせない場だったのである。

当然のことながら、疫病が発生すると劇場は閉鎖された。E・K・チェインバースが集めた「疫病の発生と劇場閉鎖」のリストからいくつか拾ってみるだけで、その頻度に驚かされるだろう(10)。

一五六三年、六月に疫病が発生。九月三十日から上演禁止。
一五七四年には十月二十八日に六五名の死者が出て、十一月十五日からイースターまで上演が禁止された。

一五七七年には八月、九月と十一月に疫病が発生、上演禁止は八月一日から九月十六日まで、さらに十月十五日までであった。

一五七八年、四月十七日から十二月十八日まで毎週の死者が三〇人を超え、年間で三五六八人を数えた。上演は十一月十日から十二月二十三日まで禁止された。

一五八〇年は週に八名以上の死者は出ず、年間でも一二八名にとどまったが、上演は四月十七日から九月二十六日まで禁止。

一五八一年後半に疫病発生。九八七名の死者が出た。七月十日から十一月十八日まで上演禁止。

一五八三年、一月三日から三十一日までで死者が三〇名を超えている。資料の欠落があるが、上演が再開されたのは十一月二十六日以降のこと。

一五八四年から一五八九年までは、疫病発生と上演禁止の証拠はないが、夏季にはなんらかの措置がとられた模様。

一六〇三年はエリザベスが死去した年である(三月二十四日)。四月に疫病が発生。エリザベスが病床にいる三月十九日に上演が禁止された。ペストでの死者は三万人以上。

一六〇五年、週に三〇人を超える感染により、十月五日から十二月十五日まで劇場閉鎖。

一六〇六年、感染の年。上演禁止の記録はないが、自動的に閉鎖していた模様。

一六〇七年、年間の死者二三五二名。感染の拡大に先立つ四月十二日に上演禁止の要請。

一六〇八年、三〇名以下だった死者が七月二十八日に五〇名に達し、それ以降毎週四〇名を超えた。九月二十九日には一四七名を数え、年間の死者は二二六二名に達した。この冬に「国王一座」は内輪で八週間上演した。

一六〇九年、一六〇三年以来の厳しい流行の年となった。年間の死者数は四二四〇名にのぼる。この冬に「国王一座」は内輪で六週間上演した。

一六一〇年、年間の死者数は一八〇三名。十二月以降終息に向かう傾向。

一六一一年から一六一六年の間はロンドンには疫病は発生していない。

チェインバースの記録はシェイクスピアが没した一六一六年で終わっているが、ロンドンはそれ以降も間欠的にペストに襲われ、一六六五年に再び最大級の流行が発生する。目を覆わしめる惨状といえるだろう。

思想的感染源としての劇場

社会改革者の批判

劇場はロンドン中から罹患した観客を集め、劇場内での接触により罹患者を増やし、罹患者が地元に帰ってさらに感染者を増やすという、感染の中継基地として機能した。前述のようにロンドン市は、宗教的観点からも演劇を敵視していた。一方エリザベス政権は、演劇を利用して王権の確立を図ってきたチューダー朝の方式を継承したし、エリザベス女王個人が大変な演劇愛好家だった。とはいえ、政権としても演劇を野放しにしておくことはできなかった。演劇は、上演内容によっては、政権批判の道具ともなりえたからである。

演劇は確かな収入をもたらしてくれる人気商品だったから、ロンドン市も完全には弾圧しなかった。しかし当時の役者たちは、現代のアイドルや人気スターのようにもてはやされていただけではなかった。日本でも「河原乞食」という蔑称が役者たちに投げつけられていた時代があったが、エリザベス朝でも役者は浮浪者と同等に見られており、相当の地位にある貴族の庇護を受けていなければ処罰される立場にいたのである。

プロテスタントが役者を蔑《さげす》み、演劇というジャンルを抑圧しようとしたのは、舞台上で行なわれている行為をすべて「まやかし」だとみなしていたからである。演劇はせんじ詰めれば、赤の他人が別の人物になりすまして、真実ではない台詞を言い、心にもない感情を表す虚構である。しかもそのような虚構が、観客の心を揺さぶる。観客は舞台上での、じつは嘘っぱちでしかないのに、真に迫る役者の演技に喝采し、涙を流す。ハムレットの言葉を借りれば、役者は自分とはなんの関係もない「ただヘキュバのため！」（第二幕第二場）に、大向こうをうならす演技をみせるのである。

それがプロテスタントの社会改革者にとっては気に食わなかった。一九九八年度のアカデミー賞で七部門を獲得した映画『恋におちたシェイクスピア』の後半、いよいよ『ロミオとジュリエット』の上演が始まろうというとき、劇場につめかける観客のなかで、演劇の不道徳性を叫び、観客の入場を食い止めようとするピューリタンの牧師が登場する。結局彼は群衆に押し流されて場内に入ってしまい、やがて舞台に感動し、涙を流して拍手喝采するという皮肉な結末に至るのであるが。このような観点からの演劇を批判する書物が、第一章でオックスフォード英語辞典から引用したノースブルックを嚆矢《こうし》として、続々と出版されるようになるのである。

視線という感染経路

ノースブルックの著作(11)は、老人が若者との対話の中で世間にはびこる悪徳を批判し、若者がそのような悪徳に染まらないようにと教え諭す形式で進められる。この形式は当時の出版物ではよく用いられた形式である。演劇はペスティレンスであり、劇場は「悪魔ですらこれほど人間を速やかに快楽と売春の罠に取り込む学校は作れなかった」と、老人が口をきわめて非難するほどの悪徳への入り口となっている。したがって、売春宿同様にただちに取り壊すべきものであると老人は主張する。

劇場が悪徳への入り口となるのは、演劇が「目で見る」ものだからである。目は心の窓であり、劇場ではその目から悪徳が心の中に入り込んできてしまう。老人は『エレミヤ書』九章から、「死は窓に這い上がり、城郭の中に入り込む」という一節を引き、この「窓」は人間の「目」であると解説する。さらに、『ヨブ記』や『詩篇』から、目に入ってくる乙女や虚飾という誘惑から目を背けよと告げる節を引用し、聖アンブローズや聖アウグスティヌスの「演劇やインタールードから目を背けよ」という戒めに導くのである。

眼差しの持つ強力な感染力についての警告が、もっとも極端な形で述べられているのは、女性が劇場でその姿を見られるだけでも貞操の危機に瀕するという老人の危惧であろう。老人は、演劇がビーナスとキューピッドの愛欲の道具であるという説を披露する。そうであるならば、そのような場にいて、多くの欲望の眼差しにさらされる女性が、どうして汚れないままでいられようか。まして『マタイによる福音書』は、「みだらな思いで他人の妻を見る者はだれでも、既に心の中でその女を犯しているのである」というイエスの言葉を伝えているのである（五章二八節）。老人にいわせれば、女性が劇場に入るということは、事実上、視線によって純潔を失うことを意味しているのである。

視線は、このように道徳的な汚染の経路となっているのである。他者の視線がその対象となるものを汚すのであれば、自分の目で見ることによって、自分が汚されるという発想になるのは当然であろう。視線による思想的感染への恐れは、まさに疫病の感染への恐怖と同一の思想である。疫病に感染しているものが歩き回り、その汚れが空気を通して身体に入り込み、感染を広げるという恐怖と重なるのである。

悪徳が目から心に感染すると強調するのは、前述のフィリップ・スタブスの『悪弊の解剖』でも同様である。スタブスは「目に見えるものは耳で聞いただけのものよりも深く浸透し、より深く心と脳に刻印を残す」という信念のもとに、衣類、装身具をはじめ、彼の目に映るありとあらゆるものを批判したが、そのひとつがやはり演劇だった。論旨はノースブルックと同じである。舞台上でくり広げられる卑猥で神を冒涜するやり取りと仕草、劇場で演劇を見終わったら売春宿へ直行する観客などへの非難で満載である。本来安息日として、教会で神の言葉を聞いて過ごすべき日曜日（サバト）ですら教会はガラ空きで、大衆は劇場に足を運んでいる。ノールブルックもスタブスも、他の演劇批判を行なう社会改革者も、はからずも演劇の人気ぶりを証明しているようなものであるが、劇場はこのように「疫病」と「思想的汚染」という二つの病の感染経路となっていたのである。

【五】〈病〉と国家という身体

国家と個人――対策と治療法――

エリザベス女王の布告

教会や社会改革者たちは、疫病の原因を「神の怒り」に求めた。人間と神の仲介者としての教会は、疫病の原因を個人の宗教的モラルの乱れとすることで、個人の生活の細部にまで及ぼす権威を維持し、かつ、神へのとりなしという「治療」の費用を徴収することにもつながったであろう。聖職者にも、罹患し死亡するものがいるにもかかわらずである。一方、社会改革者も自らの主張を正当化するために、疫病による被害をあげつらった。「疫病の原因は神の怒りである」という根拠は、聖書の記述であり、古くからの教父たちの教えであった。これを否定する根拠は事実上存在しなかった。彼らの議論をもとにすれば、対策はひとつしかない。すなわち、悔い改めることである。

しかし、自治体や政権としては、手をこまぬいているわけにはいかなかった。疫病発生の原因が神の怒りであるとしても、感染の拡がりを防止するための手段を講じなければならなかったのである。個人レベルでの予防と対処には限界がある。社会的インフラにかかわる予防と対処は国家あるいは自治体レベルで行なわなければならない。前章で述べた劇場の閉鎖は、感染拡大防止の一環であった。

エリザベス一世からジェームズ一世の時代に、ペストがくり返しイングランドを襲っている。多数の国民に同時に情報を提供するメディアが存在しない時代に、政権は紙の印刷物というメディアを用いて「布告」を出した。町の主要な建築物の壁などに張り出された布告を読んで、市民は情報を得ていたのである。これからエリザベス女王名で布告された一五七八年の布告をもとに、ペストに対する政権の対応を見てみよう(1)。

エリザベスが即位したのは一五五八年である。彼女の治世において最初の疫病の襲来は一五六三年になる。じつはこの年、女王は天然痘に罹患し、一時は重体に陥ったようである。大規模な疫病の襲来の第二波は、一五七八年に始まった。この年エリザベスはイングランド全土に向けて疫病に関する「布告」を行なった。

内容は十七項目からなっており、各地域の治安に責任を持つ治安判事に向けて疫病対策を命じたものである。疫病発生の原因を「汚れた空気」や「星の影響」に求める中世的な考え方を排し、隔離による接触感染を防止するように命じたり、また税収による貧困者の救済など、的確な指針となっている。まず第一項で、治安判事に対して感染に安全な場所に集まってこの布告に記載された事項を適切に実行する手だてを講じるように命じている。第二項から、実行すべき項目が述べられている。

布告の内容

【第二項　実態調査】

行政上の単位としては、カウンティ（County）、ハンドレッド（Hundred）、タウン（Town）、ヴィレッジ（Village）、パリッシュ（Parish）が言及され、各単位でのペストの実態調査を命じている。このうちハンドレッドはカウンティを分割したものであり、パリッシュは教会が監督する宗教上の区域である。それぞれの地区で感染の有無、貧困者および外出禁止となった者の救済のための財政基盤を調査することが指示されている。

【第三項　課税】

疫病対策のための課税を地域ごとに行ない、必要とあれば、行政区が異なる近接する地域にも支出するように定めている。

【第四項　死体の検分】

感染が広がっている地域も、まだ感染していない地域も、死者が出たときには埋葬前に死体を検分し、死亡原因となった病気を報告することを命じている。検分に当たる者には報酬が払われることになっており、感染地域では金額を増加するように定めている。身内が死亡した際に、その原因がペストだと報告されることを恐れて、検分役を買収する可能性があることを想定してのことであろう。情実や賄賂によって虚偽の報告をした場合には投獄されることとしている。

【第五項　封鎖】

第四項で定められた検分役によってペストが死因と認められた場合には、その家は封鎖される。封鎖期間は、その家が町中にあって近接する家屋がある場合、その家での感染が終わってから六週間である。その家が村落にあって、近所に家がなく、家畜や糞の世話をするために外出しなければならない場合でも同じ期間に他の人々に近づくことは禁止され、かつ、外出の際には一番外側の衣類に印をつけるか、手に白い杖を持たねばならない。これに違反した場合には、感染した家に近接する公道に、足枷をして晒し者にされる。そのうえで、特別の印（白い塗料で描いた十字架など）を感染者の出た家に打ち付ける。旅籠やエールハウスから感染者が出た場合には、その看板を下ろし、そこに十字架などの印を掲げねばならない。

【第六項　貧困者救済】

エリザベス政権はかなり手厚い貧困者対策を施している。疫病の流行の際にも、貧困層への心配りを忘れてはいない。感染者が出た家が封鎖され、外出が禁止されるということは、その家の住人は仕事に行けないということである。日銭稼ぎの職人が多かった時代であるから、これはまさに生き死にの問題となる。ペストで死ななくても、飢えて死んでしまうかもしれない。そんなことにならないように、「正直」な人間を選んで寄付を募り、毎週ごとに飲食物、薪炭、薬などを届けるようにしている。また、善意からトウモロコシやパン、肉を寄付する者がいる場合には、適切な人物を選んで貧者に行き渡るように手配する。キリスト教的慈悲の精神の現れであるが、個人レベルではなく、自治体レベルで行なわせているところに先進性が感じられる。

【第七項　生活必需品の配達】

感染地域において、外出が禁じられた人々への生活必需品を届ける者を指定する項目である。配達人には配達先の経済状況に合わせた料金が支払われることになる。また、配達人は公衆が集まる場所には行ってはならないこと、外出の際には上着に印を付けるか、白い杖を持って注意を喚起するように指示している。感染の拡がりを防止するための配慮である。

【第八項　備蓄】

裕福な町には食料品や薬を備蓄することを求めている。個人レベルでも裕福な者には可能であろうが、行政区単位で行なうように指示していることが注目に値する。そして、そのような蓄えを持つことができない町の場合には、薬の作り方を印刷して、市場や教会、礼拝堂に貼り出し、安価に入手できるようにすることを定めている。

【第九項　議事録の作成】

議事録作成の重要性を認識していたようである。各教区の役職者が毎週、感染後の生存者と死者の数を治安判事に毎週書面で報告し、治安判事は二十一日ごとに開催する会合で他の地域の治安判事に報告し、適切に議事録を残すことを定めている。

【第十項　埋葬】

死者を葬る場所は教区内の遠隔地で、日没後から日の出前に埋葬すること、儀式については補助司祭が行なうこと、補助司祭は遺体および遺体運搬人から感染しないように、離れて立つことが定められている。

【第十一項　治安判事の会合】

治安判事は二十一日ごとに会合を持ち、法が適切に執行されていること、感染地域、死者の数と死亡病因の確認、徴税額と寄付金の額および使途について確認することを指示している。

【第十二項　法令改正の権限】

法令改正の権限を、地域の最小単位の治安判事たちに与えている。前項の会合において、法令に不備があれば改善すべきとの指示である。この項目では、法令を改善する権限を地域の最小単位の管理者に委ねていることが注目に値する。お上が決めた方針を杓子定規に実行するのではなく、地域の事情に合わせて臨機応変に運用する自由を与えたことになる。現場優先の思想といえるだろう。

【第十三項　焼却】

感染者の衣類、寝具あるいは手に触れたものは、患者が治癒した場合でも死亡した場合でも、焼却処分するか、医者の指示に従って換気しなければならない。対象が貧困者の場合には、治安判事が寄付金の中から焼却による損失を補填することになっている。貧困者対策の手厚さを感じさせる。

【第十四項　処罰】

この法令に違反した者に対する処罰を定めている。基本は投獄であるが、違反を女王あるいは枢密院に報告したほうが良いと判断した場合には、より厳しい処罰を女王名において行なうとしている。

【第十五項　治安判事の補充】

当然のことながら、監督に当たる治安判事が罹患し死亡することもある。そのような場合には、第十一項に定めた治安判事の会合で適切な人物を指名することとしている。

【第十六項　聖職者への警告】

聖職者への警告が行なわれていたとは、不思議に思われるかもしれない。この項は、感染の拡大を阻止するために、患者の見舞いに行くことを禁じているのである。聖職者の中には、見舞いに行くのを禁ずるのは無慈悲であるといったり、感染から目をそらして、寿命で死亡したのだと主張する者もいた。彼らの考えでは、神の意志で天国に召されたのだから、天寿を全うしたということなのだろう。このような聖職者は強く非難されるだけではなく、説教の禁止が求められている。一般人の場合には、投獄する。世俗の者であっても、信仰が篤ければ疫病の原因を人間界の腐敗に対する神の怒りと受け止める傾向は強かったであろう。病床にある者のそばにいて、魂の安らぎを与え、死への旅路の準備をさせてやることは家族や友人の務めでもあったし、聖職者にとっては、またとない収入の場でもあったことはいうまでもない。しかし、見舞いに行くことは感染を拡げることにつながりかねないし、感染の防止や治療を放棄させるがごとき言動は、国家としては許しがたいものであったろう。宗教観よりも大局観に立脚した条項といえるだろう。そして最後の第十七項では、治安判事に、女王の臣民への思いを胸に職務を遂行するように命じている。

新しさと古さと

十七項目の規程に続いて、家屋の空気の清浄方法、衣服の薫蒸方法、外出時には匂い玉を使用することが記され、さらに、医者による薬の処方、感染の予防、感染後の措置についてのアドヴァイスが続く。当時の奇妙とも思える薬の製造方法については後述する。この文書は衣服についての指示で終わる。感染者が身に付けていた衣服は、ウールであれリネンであれ、火で燃やすか、水で洗って風に当てて乾かすしかない。安物であれば燃やしてしまえという言葉で締めくくられている。

腐った空気（ミアズマ）がペストの原因であるという中世以来の論は否定して、人間同士の接触が感染を拡げるという考え方を支持している点に新しさが見られる。患者が出た家屋や、感染者が着用した衣類、家具の処理について述べているのは、二次感染を防ぐための措置であろう。一方で、体質の弱い者向けの薬の処方には、体液説の影響が残っている。貧困者向けに格安の処方を解説するなど、国家がペストを社会的問題として扱っていることも読み取れるだろう。なお、この布告は一五九二年にも同一内容で再布告されている。

ジェームズ一世による布告

一六〇三年には新国王ジェームズ一世による布告がなされている(2)。エリザベスがリッチモンド宮殿で死去したのが三月二十四日、彼女のあとを継いだのがスコットランド王ジェームズ六世であり、イングランド国王に即位してジェームズ一世となった。彼の即位は七月二十五日、この布告は八月八日にハンプトンコートで行なわれたことが文書に記載されている。

この布告はまず、疫病対策に当たるものの「怠慢」への批判で始まる。国王と枢密院の指示を守り、履行していれば、これほどまでの感染が拡がることはなかったと批判している。上からの指示と現場での対応の食い違いは、時代と地域を問わず普遍的なものなのだろう。次いで、ペストの流行期間中に行なわれる「定期市」へ行くことを禁止している。ロンドン近郊のスミスフィールドで開催されるバーソロミュー・フェアと、ケンブリッジでのスターブリッジ・フェアが対象となっている。この二つの定期市は人気があったようで、大陸からも客が来ていたらしい。感染を拡げる「メディア」とみなしてこのような布告となったのだろう。

この布告には、ロンドンから五〇マイル以内で定期市を開催してはならないという文言もある。違反した者には罰則が科されることも明言している。国民を脅かす感染を防ぐことが国王の望みであるから、感染を拡大させる者は容赦しないというわけだ。最後に、「神が蔓延する感染を終わらせてくださるまで」

開催場所を問わず、定期市に足を運ぶ者はそれにふさわしい罰則を受けることを再確認して布告は終わる。

翌年、やはり国王名で定期市の開催中止命令が出される(3)。一六〇三年に「神の重々しい手がペストの感染によってロンドン市を罰せられた」ことに鑑みての措置である。今回はロンドン市民にブリストルで開催される定期市へ行かないようにとのお達しである。やはり「国民の安全を軽視」した違反者には処罰が科される。前年度にも布告を出して関係者の怠慢をとがめ、定期市の開催禁止を指示しておきながら、やはり感染の拡大を防ぐことはできなかったのである。

一六三六年の指針

一六三六年には『ペストの治療と感染の予防に信頼できかつ必要な指針』というタイトルの書物が出版された(4)。チャールズ一世の治世(在位一六二六年〜一六四九)である。チャールズ一世はピューリタン派の議会軍との抗争に敗れ、処刑台で断頭された唯一の国王として知られている。一六三六年には大規模なペストの襲来があった。執筆したのは一五一八年に時の国王ヘンリー八世の勅許をいただいて開設され、現在も王立の団体として活動を続けているイングランド最古の医者の団体(5)である。内容は個人レベルでは「ペストを治療し、感染を防ぐための、簡単で金のかからない薬の作り方」であるが、単に対症療法を記載しているだけではなく、社会として必要な取り組みも提案している。記載されている主な事項は以下の通りである。

① 感染している外国からの人間の入国および物品の輸入の禁止。人間の場合は感染していないとい

う証明書がなければ、ペストハウスに送るべし。
②娯楽施設を、健康人用と感染者用に分けるべし。
③法令を以て乞食、あらゆる種類の演劇、九柱戯場（ボウリングの先祖のような遊技）、病院に収容されている患者、酒場、ごみ溜めを規制し、腐った魚および肉の販売を禁止する。家屋と道路の清掃を行なう。
④犬、猫、馬、鳩を処分あるいは隔離する。豚の放置を禁止。
⑤屠殺場を郊外に移転する。
⑥遺体は深く埋める。

以上にあげられた項目からは、「感染源からの隔離」「汚物の処理」という方針が明らかである。隔離はさまざまなレベルで行なわれることになる。まずは、国家間の隔離である。イングランドは海峡を挟んでヨーロッパ大陸とは隔てられている。しかし、海上交易は盛んであり、戦争によっても感染者の行き来はあった。感染しても症状が出るまでの潜伏期間内であれば、渡航を認める証明書は発行されたであろう。また、感染を引き起こす媒体がノミやネズミの場合には、検査や完全な駆除は事実上不可能だったであろう。

したがって感染者と非感染者の隔離は必然であった。まずは両者の接触を防がなければならない。指定されるのは娯楽施設である。劇場や九柱戯場以外にも、イングランドで非常に人気の高かった「熊いじめ」や「牛いじめ」、ダンスのための施設、居酒屋や売春宿も対象としなければならない。これらの場所は感染者と非感染者が限られたスペースに混在し、それぞれ任意の場所に拡散していく拠点になってしまうのである。劇場が疫病が発生すると閉鎖されたのは、すでに述べた通りである。

汚物の処理——トイレの問題

『指針』には家屋と道路の清掃が必要であることが明記されている。感染源となる「汚物」の処理も重要な当局の仕事であった。ここで中世以降のロンドンの家屋と道路に関して記しておく必要がある(6)。

ペストが猛威をふるった十四世紀から十五世紀にかけての家屋は三つに分類されるという。裕福な商人の住居と店舗を兼ねた広大な家屋は、間口が三〇フィートから四〇フィートあり（一フィートはおよそ三〇・四八センチメートル、明治二十四年に制定された度量衡法では一尺はおよそ三〇・三センチメートル、六尺を一間と定めたので、間口五間から七間と考えればいいだろう）、中庭もあった。空いている部屋を間貸しすることもあった。中程度の規模の家屋は、間口は同程度で中庭もあったが、敷地面積はより狭かった。第三のカテゴリーに属する家屋は、道路に面した部分が店舗で、その背後に住居と台所があったようだ。中庭はあっても狭かった。一三八四年の土地借用権の記録には、幅一二フィート、奥行き一〇フィート、各階の高さが七フィートの三階建てで、その背後に居間、台所、食料貯蔵庫があり、商品をしまう地下室を作ることを許可している例がある(7)。十四世紀から十五世紀には主要な道路の両側の建物は多くが三階建てになっていたようである。住居の建築上の特徴は、上階が張り出す形になっていたことである。構造上のバランスをとるためだとか、下の階を悪天候から守るためという説明がなされているようだが、問題は、上階の住民がこの張り出しを利用して、汚物を街路に捨ててしまうことが多かったことである(8)。

映画『恋におちたシェイクスピア』は借金の返済のために人気作家シェイクスピアの新作を上演しようとしている劇場主のヘンズロウが、ロンドンの街をシェイクスピアのもとへ急ぐ場面で始まる。道はぬかるみ、汚物がそこかしこに捨てられている。画面の左上からなにやら〝緑色〟の液体が降り注ぎ、あやうくヘンズロウに振りかかりそうになる。これこそ、屋内の便壷にたまった排泄物である。

ロンドンの街の広い通りには、両側に側溝が設けられて排水ができるようになっていた。広い庭があれば、この側溝につながるパイプを備えたトイレを設置することができたのである。しかし庭がなければ、屋内にトイレを設けるしかないが、現在のように独立した部屋をトイレとして使う余裕はなかった。たいていの場合は、部屋の隅に置いた壺に排泄物を溜めておくのである。朝早くこの便壷を外に出しておくと、農夫が肥料として持って行ってくれる。しかし、そのためには早起きしなければならないし、便壷を下まで降ろさなければならない。室内の悪臭に堪えかねて面倒くさくなった住居者が二階の窓から、通行人の迷惑も顧みずに投げ捨てることが多かったのである。

一五七九年の報告書によれば、五七世帯八五人が住む通りには個人用トイレが三つあるだけだった。トイレを設置するのは家主の役割だったが、全くトイレを設置しない家主も相当数いたようである。その結果、店子《たなこ》は汚物を道に捨てざるを得なくなるのである。広い通りの両側や狭い道の中央に設けられていた排水溝には、雨水や家庭からの汚水などに加えて排泄物も流され、しばしば道路にあふれることになったのである。

排水溝を流れた汚水は場外の埋め立て地かテムズ河の川岸に集められた。一部は肥溜《こえだ》め船で畑の肥料とするために運ばれていた。テムズ河は中世以来、ロンドン市民の飲料水として用いられていたし、汚物の違法な廃棄についても罰金が科せられてはいたものの、右記のような状況では、とうてい健康な生活を送る水の供給はできなかったであろう。

移動の禁止

では、感染が家庭に及んだ場合はどうするのだろうか。一六三六年の指針は、感染者の「移動」に関しての注意事項をあげている。感染者は「Overseer」と呼ばれる監督者の許可なしに家から出してはいけない。たとえ死者が出ていなくても、感染した家は患者が回復するまで閉鎖される。その期間は最低でも四〇日間である。

金持ちが感染を避けるために、空気のきれいな(と考えられていた)田舎に逃げ出すこともよくあった。しかし、この文書では、田舎に逃げ込むことが感染を持ち込むこととして注意を喚起している。移動させるなら、途中で宿泊などしないで済む近距離の無住の家であること、子どもや召使いは移動させないこと、移動は監督者の采配のもとで行なうことを指定している。感染する前に移動する場合には、感染していないという証明書が必要であった。違反者には厳しい処罰が科せられた。

家族が感染しても専門医を呼ばない傾向があることが指摘されている。医者にかかれるのは裕福なものだけだった。感染を知られたくないという意識もあっただろう。裕福なものであれば医者に賄賂を渡して感染の事実を隠ぺいすることもあったに違いない。主治医は速やかに感染の事実を届け出なければならないとの規程はそのためであろう。

死者の埋葬と家の処分

死者が出た場合にも監督者に知らせねばならない。埋葬は夜中に、牧師や警官などの立ち会いのもとで、関係者のみで行なわねばならない。家に入れるのは許可を得たものだけで、彼らもいったん中へ入ったら外へ出てはいけない、というのであるが、実際はどうだったのであろうか。人目につく「印」を家の戸に付けて四〇日間閉鎖することが求められているし、埋葬の際に、鐘を鳴らしてはいけないことになっている。感染者の出た家の衣類および家具類は、感染が収まって六カ月間は、移動したり売却が禁止された。

奇妙な治療薬

一五七八年のエリザベスの布告には、さまざまなペストの治療薬の製造法が記載されている。家庭で作れるようにとの配慮である。今日では奇妙に思える材料と方法を紹介する。

〈妊娠中の女性、体質が弱く薬を飲めない人向け〉

朝食の焼いたトーストにバラの葉を使った良質のワインビネガーを塗り(なければ普通のビネガーでも良い)、バター少々とシナモンパウダーをのせて食べる。ビネガーやシナモンを買えない貧困者は、パンとバターだけでもよい。バターはペストの予防になるだけでなく、あらゆる毒を防いでくれる。感染者がいるところに行くときには、アンゼリカ、竜胆《りんどう》(根はゲンチアナという強壮剤の材料となる)あるいは鹿の子草の根の匂いを嗅ぎ、口の中で噛んでいるとよい。

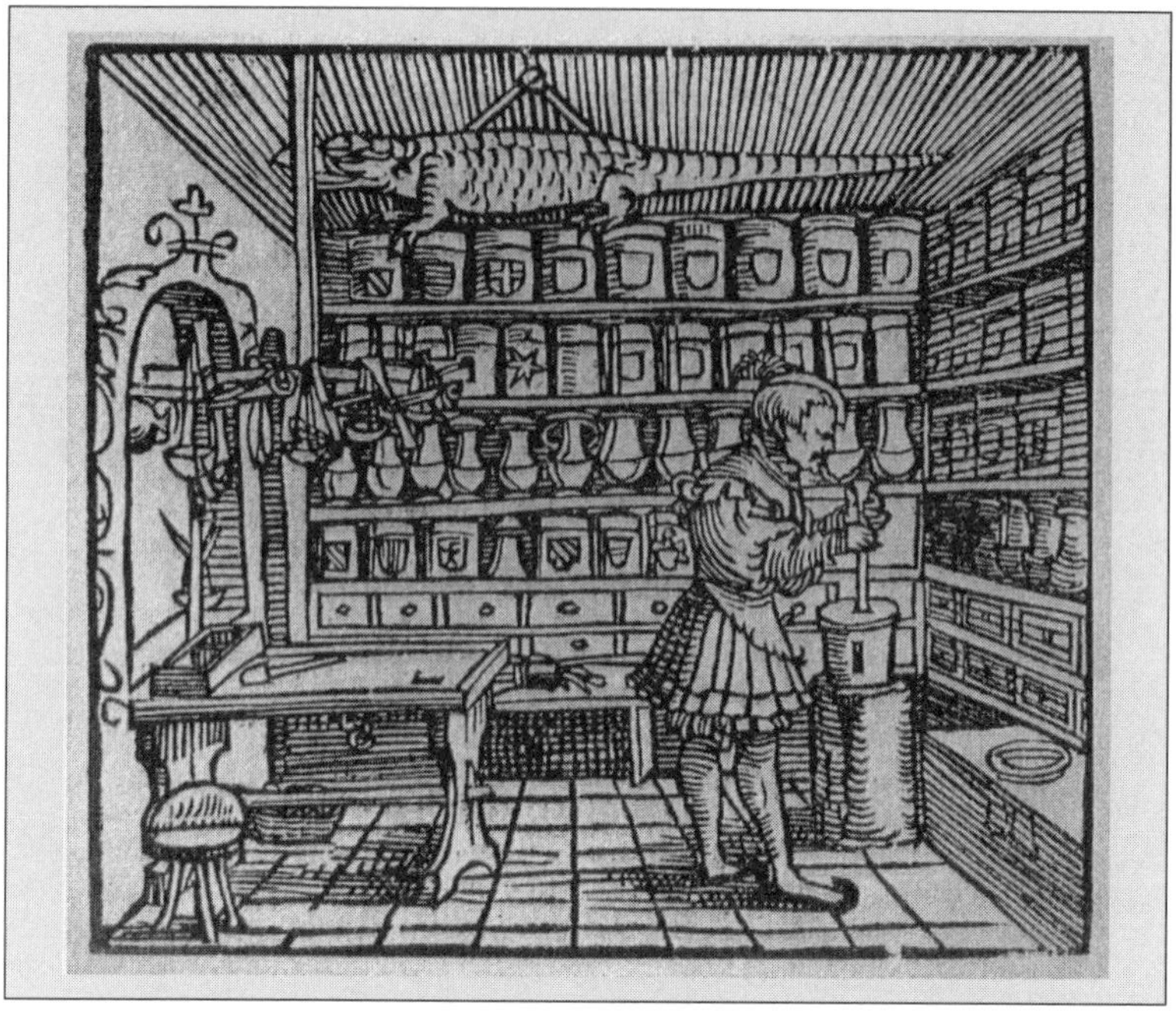

16世紀オランダの薬屋の店内
出典は J.P.Byrne, *Daily Life during the Black Death*, p.39.

〈貧困者向け〉

治療用のハーブ類は総じて高価だった。そこで貧乏人用の安価な薬の作り方も記載している。

手のひら一杯のヘンルーダと同量のニガヨモギを煎じて、素焼きまたは錫《すず》製のポットに入れ、ひたひたになるまでビネガーを入れて、蓋をしておく。感染の危険があると感じたときには、このビネガーをスポンジに含ませて、嗅ぎ薬として使う。これを象牙か杜松《としょう》（ネズの木。実は漢方薬やジンの香りづけにも使われる）で作った、一方に穴がたくさん空いているボールに入れて持ち歩いてもよい。日に一度は中身を取り換えること。

とはいえ、貧しい人に象牙の細工物が入手できるのだろうか。ビネガーすら買えない貧乏人に言及しているのに。

〈無料でできる薬の紹介〉

ヤマモモの皮をむき、乾燥させて粉末にする。この粉末小さじ一杯を、古いけれども酸っぱくはなっていないエールかビールとともに飲ませる。ワインも飲ませる。そのままベッドに寝かせて汗をかかせる。ただし、眠らせてはいけない。

毒素を排出させる方法

身体の穴から「毒素」が入り込んで疫病にかかるという考え方があった。毒素を排出するには、やはり身体の穴を利用しなければならない。そこで、排便、瀉血《しゃけつ》、発汗などの治療法が考え出された。

〈座薬の作り方〉

患者が便秘症の場合には、少し煮立てた蜂蜜と砕いた塩で座薬を作り、肛門に入れ、排便させよ。

〈瀉血の部位〉

「多血質」の患者の場合には、感染した初日に右腕の尺側正中皮静脈もしくは正中静脈から瀉血するのがよい。

〈発汗剤の製法〉

温めた牛乳にエールを混ぜて凝固させたポセット・エールに、冬ならばフェンネルとマリゴールド、夏ならばギシギシ、ビューグロス（小さな青い花をつけるムラサキ科の植物）とルリヂシャをそれぞれディアテッサロン（竜胆とアリストロキア・ロトゥンダ、月桂樹の葉、没薬《もつやく》を混ぜ、蜂蜜と杜松の抽出液と混ぜたもの）九ドラム（一ドラムは三・八八七九グラム）と混ぜたものを飲ませる。安静にして三〇分から一時間発汗させる。体液過剰でなければ発汗も瀉血も必要ない。

発汗させる処方としては次のようなものも紹介されている。

卵の上に穴を開けて、白身と黄身を出す。二クラウン金貨と同じ重さのサフランを殻の中に詰める。これを殻が黄色くなるまで熾火《おきび》の中に入れる。火から取り出し、これに小さじ一杯のマスタードシードを加えて、すり鉢でする。感染したと感じたらすぐに一クラウン金貨分を取り出し、ポセット・エール一〇さじ分に加えて温めて飲み、ベッドに入って汗を出す（クラウン金貨は、エリザベス朝では最も小さい金貨で、金の含有量はおよそ二・八五グラムであった）。

塗り薬の製法

ペストの症状には潰瘍や腫れ物が顕著に見られる。そのような外的な症状を改善するための処方が四種類紹介されている。その中の二つを紹介する。

マツムシソウを手のひら二杯分とる。これを石のすりこぎを使って、石の乳鉢でする。塩をした古い豚の脂を二オンスと卵の黄身を加える。それらをよくすりつぶし、温めて炎症を起こしているところに塗る。

刻んだ白玉ネギ一個、新鮮なバター三オンス、パン種を一二ペンスの重量分、ゼニアオイを手のひら一杯分、手に入ればマツムシソウ手のひら一杯分、二〇ドラムのクローブをたっぷりの水で煮ると湿布薬ができるので、温めて患部に塗る。

以上の処方は、薬屋でハーブを購入しなければならない。「入手できれば」という但し書きがあるということは、手に入りにくいものだったことを思わせる。金銭的余裕のない人々にはこのような塗り薬を家庭で作成することは困難だっただろう。そこで、もっと手軽な処方が紹介されている。

竈《かまど》から取り出したばかりの熱いパンを患部に当てる。

――これだけである。これで本当によかったのだろうか。この処方には続けて「このパンは焼却するか土に埋めること」とカッコ書きがしてある。まさか潰瘍に当てたパンを食べる人はいないだろう、と思うのは豊かな現代人の感覚だろう。貧しい人にとっては、焼きたてのパンですら貴重品だった。膿を吸い取らせたパンを、もったいないといって食べてしまうことは十分に考えられたのだろう。

マツムシソウかギシギシの葉を焼いたもの、あるいは百合の根を二、三個熾火《おきび》で炙《あぶ》ったものを叩いて患部に当てる。

こんな方法も紹介されている。ギシギシなどは、そのへんに生えている草であるから、金がかからずに使用できたのである。

以上で「処方」は終わる。感染したものは家を出て他人と交わってはならない、という警告が付け加えられている。回復の度合いが「体質」によって違うことに言及しているのがおもしろい。この項目の記述によると、多血質と胆汁質の人のほうが、メランコリーと粘液質の人よりも回復が早いとされている。

当時はこのような薫蒸法や薬の作り方を解説した書物が盛んに出版されていた。今日でいう民間療法に該当するようなものが多い。医者にかかるというのは金持ちにしか許されないぜいたくであったため、需要はあったのだろう。この布告に記載された処方も女王名で布告されたものであるからには、それなりの根拠があったのだろう。それにしても、ほかで紹介している出版物における処方と同様に、はたしてこのような薬で回復することがあったのだろうかと、不安にもなるのである。この医者によるアドヴァイスは、人目につくところに貼り出すことになっているが、一般の人々は記載された多種多様なハーブを書き写して、薬屋に買いに走ったのであろうか。

癲病と梅毒の治療法

一五五八年にイングランドで『ピエモントのアレクシス尊師による秘法』というタイトルの書物が出版された。これはフランス語からの翻訳である。ピエモントのアレクシスは十六世紀のイタリア人医師・錬金術師である。彼の著作は相当な人気があったようで、イングランドでは一五六三年に第二部、一五六六年に第三部、そして一五六九年に第四部が出版された。第一部は一五五九年から一六一五年の間に十一版を重ねている。四部作はいずれも内容が多岐にわたり、ハーブを用いたあらゆる病気や症状の治療と予防から、女性の化粧法、育毛法、はては印刷術や錬金術にまで及んでいる。
これらから、癩病と梅毒の治療と予防に関わる部分を紹介する(9)。まずは、ハーブを用いた癩病と梅毒の治療法。

〈患部の洗浄〉

ドクニンジン、クリスマスローズ、マスタードシード、フェンネルシード、除虫菊を一ドラムずつ。トウダイグサ、スカモニア、サンダラックの木をそれぞれ一四グレイン（一グレインは〇・〇六四八グラムであるから、およそ〇・九グラムになる）、モッコウ、コロシント、ヘンルーダ、マンダラゲ、ヨウシュチドリソウ、チリ硝石をそれぞれ半スクループル（一スクループルは二〇グレインで、約一・二九六グラムに相当する）これらをよく混ぜて、すりつぶして粉末にし、ビネガーに溶かし、感染した箇所を洗うと良く効く。

〈吐瀉剤〉

二オンスのクルミ油にキンポウゲの汁を小さじ一杯、ラディッシュの汁小さじ半分、あるいは海葱《かいそう》（ユリ科の多年草）の球根から取ったビネガーと蜂蜜を混ぜたものをポセットとオイルとともに飲ませると効果がある。

〈発汗〉

冬季にはフェンネルとマリゴールドのポセット・エール、夏にはアンクーサ・アルウェンシスとルリヂサ（どちらもムラサキ科の植物）を用いるが、どちらの季節にも糖蜜と混ぜること。服用後、三〇分から一時間安静にさせて発汗させることが肝要である。

〈梅毒の治療薬〉

リグナムバイタ（アイアンウッドとも呼ばれる硬い木）の木質部を四オンス、樹皮を九オンス、ルバーブ（食用でジャムにする）二ドラム、ベネディクトソウを二オンス、アレキサンドリアの脂を四オンス、以上を煎じる。それをカッコウチョロギの抽出液、Lupils（不祥）の抽出液、バーリー水（バーリー麦から抽出した液体）、古いマームジーワインをそれぞれ四ポンドに浸して一晩置く。それを三分の一になるまで煮詰め、火から下ろして濾《こ》す。煮詰めた液体を朝晩四オンス食事の四時間前に飲む。食事の前にこの病にかかっている患者に下剤をかけること。

〈鶏のくちばし〉

腫瘍や疔、膿疱などは、優秀な外科医の指示に従ってつぶすことが大事であるが、貧乏人向けには次のような驚くべき方法が紹介されている。

「生きた鶏（雄でも雌でもよい）か鳩、ヒヨコの尾羽根を抜き、くちばしをしっかり持って腫れ物に突き刺し、そのまま鳥が死ぬまで押さえておく」

この方法で毒素を抜くことができるというのであるが、試した者はいるのだろうか。

〈二つに裂いた蛙〉

前述のケテルの著作にも梅毒の予防法、治療法が紹介されている（四〇頁）。治療の対象は男性である。予防法としては、性行為後に生殖器官を湯や白ワインで洗うことが勧められており、もしも生殖器官に潰瘍ができたら、ワインに薬草を煮込んだ煎じ薬で洗浄し、一酸化鉛、金、鉛白を調合した粉末を患部に塗布するというのであるが、あまりありがたくない姿である。生きた雄鶏や鳩の毛をむしり生皮を剥いだもの、あるいは生きたままの蛙を二つに裂いたものを患部に当てるという治療法もあったそうだ。

一五七八年の布告は国家としての対処として、進歩的な様相を見せている。一方で、個人レベルでの対処法は、いわゆる民間療法の域を超えないようにも思われる。だが、そのような書物の出版が増大していたことは、ワラにもすがる人々の思いを反映していたのであろうことも、容易に察しがつくのである。

＊註

【一 〈病〉の文化的、歴史的意味】

〔1〕聖書からの引用はすべて日本聖書協会の新共同訳による。これはプロテスタントとカトリックが同じ聖書を用いるために翻訳され、一九八七年に完成したものである。使用されている用語を比較するために他の日本語訳聖書を用いる場合にはそのつど明記する。

〔2〕たとえばアウグスティヌス『神の国』二十二巻二十四章。「この世の生は罰のもとに服しているけれども、創造者によって多くの善に満たされていることについて」という副題が付いている。岩波文庫版（服部・藤本訳）では第五巻に収録されている。

〔3〕Sarah Foot, "Plenty, Portnets and Plague: Ecclesiastical Readings of the Natural World in Early Medieval Europe", in *God's Bounty?: The Churches and the Natural World*, ed. by P. Clarke and T. Claydon, The Boydel Press, 2010, pp.15-41.

〔4〕十四世紀の神学者。カトリックの教義が聖書からほど遠いものになっていることを批判し、ウルガータ聖書（ラテン語の聖書）の英語訳を他の神学者と共に行なった。ウィクリフ訳の聖書はカトリック教会からは排斥されたが、のちの宗教改革につながるものと評価されている。

〔5〕日本聖書協会のホームページを参照。

〔6〕聖書を初めてギリシア語、ラテン語から英語に翻訳した神学者。

〔7〕ジャン・クロード・シュミット『中世の身ぶり』（松村剛訳、みすず書房、一九九六年）六四頁。

〔8〕クエーカーは十七世紀の宗教家ジョージ・フォックスによって設立されたイギリス国教会の教義から離反したセクトである。現在では会員自身も「クエーカー」という名称を受け入れているが、正式にはReligious Society of Friends（日本では「キリスト友会」）という。中心的な教義は、キリストからの「内なる光」である。この光の中を歩き、キリストが魂の中から語りかける言葉に従うことが唯一最高の義務であるとする。教会も典例も秘跡も「外的」なものとして退けられた。聖書の言葉もこの「内なる光」によって解釈されるべきとした。ここであげる文書にもあるように、水による洗礼を否定している。十七世紀のイングランドでは迫害された。日本人では新渡戸稲造が信者となっており、普連土学園はこの会派を基盤としている。

〔9〕マイクロフィルム資料。Early English Books, 1641-1700;1076:7.

〔10〕マイクロフィルム資料。Early English Books, 1641-1700;1245;50.

〔11〕マイクロフィルム資料。Early English books, 1465-1640; 1850:22. STC (2nd ed.) 7616.5)

〔12〕Johannes Fabricius, *Syphilis in Shakespeare's England*, Jessica Kingsley Publishers, 1994, pp.1-3. および B.L.Grigsby, *Pestilence in Medieval and Early Modern English Literature*, Routledge, 2004, pp.158-161.

〔13〕クロード・ケテル『梅毒の歴史』（寺田光徳訳、藤原書店、一九九六年）六〇～六二頁

【二　恐怖とパニック】

〔1〕『リヴァイアサン』第二部「コモンウェルスについて」第十七章。岩波文庫（水田訳）。

〔2〕この項は速水融『日本を襲ったスペイン・インフルエンザ』（藤原書店、二〇〇六年）、およびA・W・クロスビー『史上最悪のインフルエンザ』（西村秀一訳、みすず書房、二〇〇九年新装版）を参考にしている。

〔3〕『デカメロン』（上）（柏熊達生訳、ちくま文庫、一九八七年）二四～二五頁。

〔4〕この項は、J.P. Byrne, *Daily Life during the Black Death*, Greenwood Press, 2006. p.131 以降を参考にしている。

〔5〕Byrne の同書、一三二～一三三頁。

〔6〕K.B. Wolf, *The Poverty of Riches*, Oxford University Press, 2003, pp.9-15.
〔7〕鈴木則子「創造される病〈癩と性〉」、酒井シヅ編『疫病の時代』（大修館、一九九九年）所収。一二四頁。
〔8〕Carole Rawcliffe, *Leprosy in Medieval England*, p.6, pp.128-133. も同様の主旨の、聖人と癩者の関係についての皮肉な見方を紹介している。
〔9〕使用したのは John Stow, *A Survey of London*, ed. by C.L.Kingsford, Oxford University Press, 1971.
〔10〕Rawcliffe, p.7, pp.252-257. および R.I.Moore, *The Formation of a Persecuting Society*, Blackwell Publishing, 2nd ed. 2007.

【三　表象としての〈病〉】

〔1〕チョーサーの生涯、作品についての記述、および作品からの引用は『カンタベリー物語』（全三巻）（桝井迪夫訳、岩波文庫、一九九五年）による。
〔2〕桝井訳と対照させるための原典は、*The Riverside Chaucer*, ed. L.D.Benson,1987 を用いた。
〔3〕桝井訳の注四八～四九頁。中世以降の多くの医学関係出版物が同様の見解を表明している。Rawcliffe, p.225.
〔4〕桝井訳の注二七〇頁以降。*The Riverside Chaucer*, pp.815-17 でもこの医者に関する注記がある。「医学博士」の称号は一五年以上大学で研究する必要があること、「医学と外科」は二つの別個の職業であり、それを兼ね備えられるものは稀だったこと、医学者には天文学の知識が必要とされていたことなどが解説されている。
〔5〕Thomas Moulton, *Plague Remedy* (1531), in *The Plague in Print*, ed. by Rebecca Totaro, Duquesne U.P., 2010. モールトンのこの書は、ペスト治療の権威と考えられていた十四世紀のリエージュ（現在のベルギー）のジョン・オブ・バーガンディの著作の英訳である。
〔6〕サイクル劇や道徳劇、インタールードに関しては松田隆美編、『イギリス中世・チューダー朝演劇事典』（慶應義塾大学出版会、一九九八年）を参照。
〔7〕V.A.Kolve, *The Play Called Corpus Christi*, Stanford U.P., 1966(1980), pp.145-51.
〔8〕ベイルの生涯と作品についての解説および原文の引用は、*The Complete Plays of John Bale*, volume 1, ed. by

Peter Happe, D.S.Brewer,1985 による。

〔9〕一五五〇年の『浮気女』（作者はおそらくトマス・インゲレンド）と一五五八年の『マグダラのマリアの生涯と悔い改め』（ルイス・ウェイジャー）では、梅毒感染の温床と考えられていた売春などの性的放埒がローマ・カトリックの宗教的放埒に重ね合わされて描写されている。Margaret Healy, *Fictions of Disease in Early Modern England* , Palgrave, 2001, pp.145-151.

〔10〕シェイクスピアの作品からの引用は原則として小田島雄志訳（白水社）を用いる。また、原文はニュー・ケンブリッジ版を用いた。

【四 〈病〉とメディア】

〔1〕バーンは前掲書で、一三五〇年から一五〇〇年の間にヨーロッパで少なくとも二〇〇冊、おそらくは九〇〇冊以上の健康に関する書物が印刷され、チューダー朝イングランドではペストについてのみ書かれた著作が二三冊出版されたといっている（二一〇～二一二頁）。

〔2〕*The English Experience*, No.366. Theatrvm Orbis Terravm Ltd., Amsterdam,1971. S.T.C. No.5442.

〔3〕『売春の社会史』（バーン&ボニー・ブーロー著、香川檀ほか訳、筑摩書房、一九九一年）一一五頁。

〔4〕一五八三年出版。この著書については服藤早苗・赤阪俊一編『罪と罰の文化誌』（森話社、二〇〇九年）に小論を掲載した。第五章「目に見える罪と罰」を参照。

〔5〕Johannes Fabricius, *Syphylis in Shakespeare's England*, London, 1994, p.12-14.

〔6〕ロンドン博物館のWebサイトより。

〔7〕ジャン・ドリュモー『恐怖心の歴史』（永見文雄ほか訳、新評論、一九九七年）一九一頁。

〔8〕この項での劇場の立地やリバティに関する記述はSteven Mulloney, *The Place of the Stage*, University of Chicago Press,1988. を参考にしている。

〔9〕チューダー朝の歴代政権が演劇をどのように利用したかについては、有路雍子・成沢和子『宮廷祝宴局』（松柏社、二〇〇五年）が興味深い。

〔10〕E.K.Chambers, *The Elizabetthan Stage*, Oxford University Press, 1961(1923), vol.4, pp.345-351.

〔11〕タイトルは *A Treatise wherein Dicing, Dauncing, Vaine playes or Enterluds with other idle pastimes And commonly used on the Sabbath day, are reproued by the Authoritie of the word of God and auntient writers* というものである。『サイコロ博打やダンスや虚栄に満ちた演劇別名インタールード、およびその他の怠惰な暇つぶしが安息日に行なわれていることを、神の言葉の権威によって批判する書』とでもいえよう。

【五 〈病〉と国家という身体】

〔1〕Rpberta Totaro, *The Plague in Print*, Duquesne University Press, 2010, 179-196.

〔2〕マイクロフィルム資料。Early English Books, 1475-1640;1875:7. Ann Arbor, Mich-igan,:UMI,1985.

〔3〕マイクロフィルム資料。 Early English Books,1475-1640;1875:19.

〔4〕*The English Experience*, No.939. Theatrum Orbis Terrarum. Ltd. Amsterdam, 1979.

〔5〕団体名は Royal College of Physicians という。この団体が開設しているインターネットのサイト（http://www.rcplondon.ac.uk/）を参照した。

〔6〕この項は以下を参考にした。中世ロンドンでの子どもの成長を考察した B.A.Hanawalt, *Growing up in Medieval London*, Oxford UP., 1993. 古代ローマと中世ロンドンの汚物処理を比較した Craig Taylor, *The Disposition of Human Waste: A Comparison Between Ancient Rome and Medieval London.*, Unast Imperfect, vol.11,2005. および *Water-related Infrastructure in Medieval Lonodn*, (www.waterhistory.org/histories/London/)

〔7〕Schofield, *Building of London*, Sutton Publishing, 3rd edition, 1999, pp.86-88.

〔8〕インターネットのサイト（http://www.waterhistory.org/histories/london/）を参照した。

〔9〕*The Fourth and Finall Booke of Secretes, Translated out of Italian into Englishe by Richard Androse*, Imprinted at London by Henry Denham. 1569. Theatrum Orbis Terrarum,1977.

近代日本のハンセン病対策

——体面・戦力・専門バカと人権

尾﨑恭一

尾﨑恭一　*Ozaki Kyoichi*

東北大学文学部卒業、早稲田大学大学院文学研究科博士前期課程修了、東洋大学大学院文学研究科博士後期課程単位取得満期退学。現在、埼玉学園大学教授、東京薬科大学客員教授。専門は医療倫理学・ドイツ哲学。
主要著書　『新版　医療倫理Q&A』（太陽出版、2013年）、Ethik in der medizinischen Forschung, Schattauer, 2000、「緊急避難の免罪不処罰について――二重結果論からの考察」『罪と罰の文化誌』（森話社、2009年）など

【二】〈病〉の文化的、歴史的意味

日本におけるハンセン病の意味

〈病〉とその意味

〈病〉とは、たんなる自然現象としての病気、純粋に医学的な疾病につきるものだろうか。そうであれば、医師は患者を、獣医が動物をとり扱うように扱い、科学的に証明された治療を施すだけで済むだろう。しかし、社会的に忌避される病名を告知されただけで異常に恐れ、病状も悪化したりする。また逆に、これは試練だということで、家族関係を密にして病を克服するばかりか、人生を切り開く契機になったりもする。また、社会が病に与える意味によっては、その患者を尊敬したり、差別したりすることさえ起きている。たとえば、肥満症は、時代や国によっては、特権身分の富や威厳を象徴するものとされたり、意志の弱さや自己管理能力の欠如を表すものとされたりしてきた。こうしたことは動物ではありえない。我々人間にとって、病は自然現象であるにとどまらず、文化現象としての一面をそなえ、病やその患者は病の個人的な、あるいは社会的な意味によって左右されるものと考えざるをえないのである。

近代日本のハンセン病差別

日本近現代のハンセン病の場合、こうした文化的影響はどうなのだろう。近年広く明らかになったように、患者や回復者は、ハンセン病に対する多重にわたる差別文化によって、病気による以上の苦しみを味あわざるをえなかった。患者や回復者は、わが国の古い封建的な遺伝病観、国策遂行上の都合によって歪められた近代医学の感染症観、そしてそれらが産んだ多重にわたる差別によって長くさいなまれてきたのである。とくに、一九三一年に始まる長期のアジア太平洋戦争のもとでは、同年制定の癩予防法などによって強制隔離が本格化し、その療養所では病人にもかかわらず、重労働まで強いられて病状を悪化させられ、他の傷病にも苦しまざるをえなかった。さらに終戦後も、日本国家・社会の制度として完成されたこの差別は、完治効果のある治療薬の出現後も、人権を定めた新憲法制定後も、人間回復を求める患者・回復者たちの魂の底からの運動によっても、近年にいたるまで根本的に変わることなく、患者や元患者を苦しめてきたのだった。

しかし、進歩的であるはずの明治以降の近代化が、なぜハンセン病差別をかえって過酷なものにしたのだろうか。ハンセン病対策に進んで携わりながら、患者を社会から強制隔離して自由を奪い、異常に制約された療養所生活を強い、それに抗《あらが》う患者に厳しい懲戒権を行使し、患者の人生を大きく犠牲にすることになった人々は、どこでボタンを掛け違えたのだろうか。逆に、その誤りを指摘できた人々は、なぜ主導権を取れなかったのだろうか。本章では、これらのことを考えていきたい。

あらかじめ、ハンセン病国家賠償裁判で明らかになったことなどから、これらの問題について思想面から見通しを述べれば、戦前の場合、問題は人権視点のない国家主義的な社会防衛思想にあり、戦後の場合には情報を独占し、公開しない専門家主義にあったのではないだろうか。そして私たち国民の問題として、国家や療養所などの統治者に対して、私たちの代理人として説明責任を課しコントロールする、という主権者としての権利意識や責任意識が未成熟なのではないか、という大きな問題があるように思われる。

ハンセン病とは

ハンセン病は、一八七三年に「らい菌」が発見され、感染症であることが明らかになった。らい菌は、体温より低い温度の皮膚や末梢神経などに寄生し、増殖する。発症は、感染後数年目から一〇年目で、病状は徐々に進行する慢性の感染症である。症状については、皮膚障害としては、腕や足に結節などが生じたり、神経障害としては、神経痛が起きたり、失明したり、ケガなどに気づかず悪化し、指や手足を失ったり、また顔かたちが変形したりする。

しかし、ハンセン病はそもそも死にいたる病ではない。感染症ではあるが、その感染力は非常に弱く、接触が密な家族内でも伝染することは少なく、近代になるまで長く「遺伝病」と思われてきたほどである。さらに、その発病は免疫力の弱い年少者や老人、過労や栄養不足などの場合であり、現在の発病率は感染者の一パーセント程度でしかない、という。これは、致死性で感染力が強く発病率が一〇パーセントの「結核」と比べ、ハンセン病が問題になるような感染症でないことを示すものだ、というのである(1)。事実、感染症法(2)でも、ハンセン病は届け出を要する疾患として指定されていないのである(3)。

それにもかかわらず、なぜこの病の患者は差別され、とくに近代日本では過酷な抑圧と忌避に苦しむことなったのだろうか。古来、ハンセン病観に変遷はあっても、また差別の強弱の違いはあっても、患者は差別的な扱いを受けてきた。それはなぜなのか。その差別のきっかけは、患者の病状であり、顔などの変形を伴うこと、肉体労働でケガに気づかず、悪化しやすいことなどであろう。

しかし、こうした症状は差別理由というものではなく、他の病気と区別されるという点で、差別のきっかけであるにすぎない。このきっかけは、社会から隔離し、排除する差別を正当化することはできない。というのも、こうした症状は患者本人にとってはたんなる身体障害の漸次的進行にすぎず、伝染や発症は通常の免疫力を保持すれば防止できるからである。すなわち、差別には正当な理由などありえないが、さらに非感染者にはハンセン病患者を差別し、遠ざける医学的必要性自体、存在しないのである。

そして、近現代における差別の深刻さゆえ、旧来の「癩（らい）」という病名も差別対象だったことから、らい予防法が一九九六年に廃止されるとともに、「ハンセン病」と改められることになったのだった(4)。

古代為政者の宗教的「癩」観

では、ハンセン病差別は、なぜ起きたのだろうか。すでに奈良時代の『日本書紀』（七二〇年）推古天皇二〇年の条に、百済から「白癩」の者来たるとある(5)。この「白癩」が、ハンセン病のみを指すものかは必ずしも明確ではないようである。ただ、「癩」が近年までハンセン病を意味してきた以上、古くから「癩」にハンセン病を含むことは間違いないとされる(6)。そして、鈴木則子（奈良女子大学教授）によると、この時代、「白癩」は伝染病とされるが、患者は障害ゆえに諸役を免除され、世話は家族に課された、という。すなわち、養老令（七一八年）が「兵役・課役の免除、女子の棄妻、官人の出仕停止・解官」の対象とする「悪疾」について、その官撰注釈書『令義解』（八三三年）は「白癩」だとして、ハンセン病に一致する症状を描写し、その「病因を『虫』が五臓を食べることに」(7)求めているという。しかし、「非常に伝染しやすい」としつつも、「当時『癩者』を隔離・排除しようという積極的な政策をとった形跡」はない。つまり、養老令の規定は「『癩』に対する排除というよりも、限定能力観に立った規定であった」と考えられるというわけである。ただし、養老令の私撰注釈書『令集解』（八六〇年代頃）では、「『癩者』の身のまわりの世話をする侍丁を給する規定に、侍丁には近親者をあてるよう注記」しているのは、「『癩』に対する社会的な忌避感覚を反映するもの」ではないかという。

こうした法令の温情ある側面について、新村拓（北里大学教授）も「障害者を社会的に排除しようとする姿勢はなく、逆に『侍』と呼ばれた看護人の篤疾者への給付規定（『戸令』『賦役令』）などにうかがわれるように、障害者を共同体が抱え込もうとしている」とみている(8)。さらに進んで、これは律令制の立法精神である儒教倫理にもとづくものだという。ただし、「この儒教倫理がどの程度まで障害児・者の境遇を改善する生命倫理として機能したものか明らかにしえないが、法として成文化されたことによる歯止め効果を幾分か期待できるに止まったものと思われる」ともいう。それは、儒教には仏教の「説教僧」のような民間布教師がなく、浸透しなかったことによる。同時に、「『義倉帳』によれば、戸の大部分は下下戸以下の貧戸」という経済的貧困と、それを加速する現代の九倍近い障害者比率ゆえに、「世間の習いとしては、障害児は嫌われ棄てられていた」と推察される。このような中での、特権的な為政者の儒教倫理による弱者保護命令であったという。

結局、奈良時代の為政者のハンセン病観は、病原「虫」の伝染による自然な病だとする認識にもとづき、伝染を警戒しつつ穏やかに忌避はするが排除まではせず、むしろ障害をもつ者として諸役を免じ、家族に世話も求めるものであった、ということになろう。

神道および仏教とハンセン病の意味

❶仏敵への懲罰

ところが、平安中期の国風文化時代になると、『延喜式』（九二七年）のような法令が、逆に「癩」などの病を咎め、差別するようになる。たとえば、その祝詞は、「『天津罪』『国津罪』として、皮膚病の一種である『白人』『胡久美』（瘤《こぶ》や疣《いぼ》）をあげて」いる(9)。つまり、「都の王朝貴族を中心に『穢れ』の観念が肥大化し、特に病者をも含む『死穢』を激しく忌避するようになった」という。「天津罪」「国津罪」というのは、仏教用語ではなく『古事記』など神道で用いられる概念であり、死者の世界に穢れを見るのも同様である。ここで、病は障害として同情対象であるよりも、むしろ伝染する汚染源として社会的に忌避するべきものと捉えられるようになったわけである。

この背景には、公地公民を基礎とする律令制度が崩れ、貴族が、国家的見地に立つ為政者としてよりも私的な荘園領主として収入増を優先し、その役に立たない病人や障害者を邪魔者扱いすることになったことがあろう。同様に、仏教も鎮護国家という為政者の政治倫理から貴族の極楽往生の私的な手段へと変化し、差別もためらわなくなる。この差別を正当化したのは、国風文化を背景に、病や死を穢れとして捉える神道の論理であり、同時に「癩」は仏教に敵対した罰なのだという、外来仏教の論理による「穢れ」と「罰」という二重の理由づけである。その罪悪視の根拠となったのは、法華経の「普賢菩薩勧発品」の次の文であった。すなわち、「この経を受持する者を見て、その過悪を出さば（中略）この人は現世にて白癩の病を得ん」とされ、「癩」の病状が列挙されている。つまり、「癩者」は仏敵の態度振る舞いゆえに罰を受ける自業自得の身だというのである。

こうした「癩」に対する仏罰観は、平安末期頃の『今昔物語集』の次のような説話にも表れている。すなわち、「比叡山の僧侶が、法会を妨げ、尊い僧を嫉妬した報いとして『白癩』にかかり、周囲から穢れた者として排斥され、京都の清水坂の庵に入り、まもなく死んだ」という話である(10)。ここには、前記の平安中期の法令『延喜式』にみられた穢れ罪悪観と法華経の仏敵仏罰観がひとつになって継承されている。ただし、「癩」が前世の罪深い「業」に対する罰であるという業病観はまだみられない。

2 光明皇后の慈悲

他方、「癩」を含む病人救済は尊い行為であり、仏に通じるものだという、逆の評価もしだいに形成されていく。そのひとつが、奈良時代に病人のために「施薬院」を設けた光明皇后（七〇一〜七六〇）をめぐる伝承の変化である(11)。まず、平安末期の「珍慶温室田施入状」（『平安遺文』、一一六五年）では、「光明皇后が一〇〇〇人の『道俗』に施湯をして、阿閦如来があらわれた」という。次に、鎌倉初期の『建久御巡礼記』では、「皇后が障害者と思われる人物の垢を摺ると、阿閦如来に化身した」という。最後に、鎌倉末期の仏教史書『元亨釈書』（虎関師錬著、一三二二年）には、おおよそ次のように書かれているという。

――光明皇后は、湯をたて、民一〇〇〇人の垢を摺ることを仏に誓願しますが、満願の一〇〇〇人目に訪れたのは、「癩者」でした。その「癩者」は垢摺りだけではなく、全身の傷口の膿を吸ってくれと皇后に求めましたので、皇后が膿を吸い尽くしますと、その「癩者」の姿は阿閦如来に化したといいます。

このように、高貴な人物が仏に誓う善行の意義は、その対象の社会的地位が仏道の僧だけでなく俗人も、そして障害者へ、さらに「癩者」へと下がるほど、逆に高まる、と考えられていったということになろう。これは、「癩者」を仏敵ゆえの仏罰を受けている者として非難する前記の認識とは逆に、仏道に適う慈悲の最も重要な対象だとする見方である。「癩者」や「癩」に対するほぼ同時代のこれらの矛盾した志向は、奈良時代の為政者の政策にみられた、穏やかに忌避しつつ家族に世話を命ずる、というアンビヴァレント(両面価値的)な意味づけが先鋭化したものだといえよう。

❸ 念仏往生に差別なし

歴史的事実としても、鎌倉中期には、僧侶が「癩者」の救済に努めている。新たに興った鎌倉仏教は、奈良・平安時代の南都六宗(三論・法相・華厳・律・成実・倶舎)や天台宗、真言宗とは異なり、直接民衆の救済をめざした。奈良平安時代の僧侶は、東大寺などの朝廷の認めた三戒壇や延暦寺の戒壇で受戒し、朝廷に仕える官僧であった。そのため、税・兵役の免除や衣食住保障などさまざまな特権を持ち、穢れているとされる下層民にかかわろうとしなかった。しかし、鎌倉仏教では、武士以下の民の救済に直接向かったのである。

精神的な救済という点では、一遍（一二三九～一二八九）が一所不住の諸国遊行の際に「癩者」集団を排除するどころか公然と同伴させていたことは、一遍死後一〇年で描かれた一遍聖絵からもうかがえる。ただ、その巻第三の絵では「癩者」などのグループと貧者グループは別々の輪をつくって座り、僧たちから食事の施しを受け、その両グループの中央に白頭巾の三人が長槍のようなものを構えて立ち、両者を隔てているとみられる。ここには、念仏往生自体には差別なしという仏教革新運動をしながらも、現世では完全に克服することが難しかったということであろうか(12)。

❹ 非人は文殊の化身

また、真言律宗の叡尊（一二〇一～一二九〇）は朝廷から独立に戒壇を設けて出家の授戒などを行ない、民衆への布教をこころざす改革運動をはじめた(13)。同時に、非人の救済を行なったという。この救済活動は、弟子の忍性（一二一七～一三〇三）らとともに本格的に展開されていった。とくに、奈良の般若寺近辺に北山十八間戸を創設するなど、囚人や障がい者、「癩者」などに衣食住を提供しはじめた(14)。忍性自身、奈良で一二四三年頃、歩行困難な「癩者」を朝夕乞食をする場所に背負って送り迎えしたという(15)。

そして、とくに忍性は鎌倉に移った一二六四年から一三〇三年に八十七歳で入滅するまで、北条時頼や時宗ら執権一族の支援を得て、文殊供養などとして、非人や病人、災害被害者の救済事業を休むことなく続けたのである(16)。そのさい、財政的には、武士など多数の「寄進のみならず、幕府の徴税請負の形まで取っ」て確保し、「癩宿」をはじめ、施薬院・療病院・悲田院・敬田院などを設置運営し、桑谷療病所だけでも二〇年間に治癒した者が四万六八〇〇人、死者が一万四五〇〇人だったという(17)。また、労働能力のない「癩者」など非人には、食料や居住施設だけでなく、乞食暮らしに必要な道具類まで与える活動を続けたのである。

その思想として、叡尊は「一切衆生ハ、皆同一仏性也、何ノ差別カアラン」と述べている(18)。ただし、叡尊は「前世で大乗仏教を誹謗したために」(謂彼前業、即誹謗大乗之罪)「癩病」などになったとも述べている(19)。一見矛盾する両見解は、どう理解すればよいのだろうか。両見解が同じレベルでの認識なら、「叡尊の非人観は多分にアンビバレントなものであった」ともいえよう(20)。しかし、そうではなく、「らい病=業病(仏罰)観」という「そうした考えに立ちつつも、仏性のレベルでは、悉有仏性・同一仏性説に立っていた」というべきであろう(21)。というのは、叡尊は「五性各別説」のように「悟りに関して(中略)五種類の能力の違いがある」などと考えていないからである。つまり、叡尊の考えでは、非人は現象レベルで罪を犯しはしたが、本性的な能力レベルでは悟って仏になる能力を依然として失っていない、人間は現実態と可能態に分けて捉えるべきだ、ということなのである。忍性も、『文殊師利涅槃経』にもとづいて、文殊菩薩は貧窮苦悩の衆生として現れ、慈悲心を行なう修行者を救う、慈悲と文殊は一つだとする文殊信仰を抱き、むしろこの点では師の叡尊に影響を与えたという(22)。

ここには、官僧のような「癩者」の穢れへの恐れもなく、万人に等しく仏性を認め、さらに光明皇后説話にみられた思想、困窮者こそ仏教者を救済する存在であるという思想が生きた現実となっている。これらは、史実と伝承を織り成すものではあっても、政情不安と天変地異の状況下で大勢の困窮者を前にしていたからこそ、当時の人々にとってリアリティのある宗教的主張であったといえよう。

近世の「癩」減少

その後、中世後半の「室町時代になると『癩者』に関する事実を示す史料は少なく、その詳細は不明」だという(23)。また、十六世紀後半に来日したカトリックの宣教師は西日本の各地で修道院のほとんどに「癩」病院を敷設して救済にあたったが、江戸幕府のキリスト教弾圧とともに、短期間の活動の後に解体させられてしまった。

一方、江戸時代には安定した社会の中で、大きな変化が見られるという(24)。この点について、ハンセン病問題検証会議の最終報告書を参考に考察していきたい。まず、その変化の第一は、社会の安定と経済の発展に伴うハンセン病患者の明らかな減少である。第二に、医学においても、発病が大幅に減少し、家族性発病が目立つようになったことから、病因や伝染を特殊な血脈に求めるようになったことである。第三に、これらを背景に、ハンセン病患者に対する例外視が安定し持続する家系と檀家制度のもとで仏教倫理に結びついて、患者や家族への差別を強化することになったことである。

まず、ハンセン病患者の減少は、起請文の変化や医学書の指摘などから明らかである。この患者減少は、十七世紀以降、誓約文書である「起請文の罰文から『癩』が消え、奉公人契約書にも『癩』に関する返金規定が書かれなくなった」ことから明らかであるという(25)。たとえば、須木城代であった米良重直（肥後国の豪族）が、薩摩の島津義弘（一五三五～一六一九）に忠誠を誓って提出した誓約書（一五七三年）は、破った場合「現世では白癩黒癩になり、来世では阿鼻无間大地獄に堕ちてもよい」と結んでいる(26)。つまり、この病は起請文を受け渡す誰でもがリアルに知っている、現世で最も恐ろしく辛いことの典型とみなされていたわけである。そこで、この病に言及されなくなったのは、患者が誰でも直接見聞することができなくなったと推察されるわけである。実際、最も多くの患者に接する職業である医師の橘南谿《たちばななんけい》（一七五三～一八〇五。南谿は探検ぐせがあり、あまねく全国を周遊した）が『雑病記聞』（一七八～一八九頁）で、「癩」患者が少数であることを指摘しているという(27)。そして、こうした患者減少は、戦国時代から一転してなった「政治的安定のもとに生活水準が向上し、人々のらい菌に対する抵抗力が強まった結果」として十分考えられることである(28)。

漢方医の「癩」血脈伝染説

第二に、それを治療する医師は、その偏在する少ない例と医学の先達の書から「癩」の病因を探ることになる。江戸時代の漢方医は、中国の医学書を手がかりに病因を探求するのであるが、「古代から中国医学では、『癩』は悪風や虫によって体が侵されて発病すると考えた」が、「十六世紀以降、『癩』は性感染症とみなされるようになり、誰でも簡単に『伝染』するとして、激しく社会や家庭から排斥された」という(29)。ところが、「日本医学が『癩』の『伝染』説に注目し始めるのは十七世紀後半のことで、しかも『伝染』範囲は血縁者間に限定された」というのである。

まず、岡本一抱（一六五五頃～一七一六年頃）は、中国の『万病回春』（龔延賢、一五八七年）の注釈書として『万病回春病因指南』（一六八八年）を著すが、原典にない「多ハ子孫ニ伝ル」という説明を加えているという。同時に彼は、中国医書『医学正伝』（虞摶、一五一五年）の注釈書『医学正伝或問諺解』（一七二八年）でも原典と異なり「癩病ニ悪虫アリテ子孫ニ伝」と述べているという。次に、後藤艮山（一六五九～一七三三年）も、『校正病因考』（一七五七年）の中で「父子兄弟伝染スルトコロ亦格別」と父系の親子兄弟間の伝染を唱えている。第三に、香月牛山（一六五六〜一七四〇）にいたっては、『国字医叢』（一七三七年）の中で、「『伝染』には①誰にでもうつる、②血縁者と周囲の「気虚弱」な者にのみうつる、③血縁者のみにうつる、という三段階がある」としつつ、「『癩』は③の限定的に血縁者のみに『気』を媒介として」伝染する、とまで言い切っているという(30)。第四に、南園惟親（生没年不詳）は『南山老人一家言』（一七八七年）で、「癩」を受け継いでいる血を「遺毒」と呼んで、「父母遺毒伝染」を主張したという。そして、血縁者間伝染という「この考え方が十七世紀後半から十八世紀にかけて、医者の間で支配的になりつつあった」のである(31)。

結局、これらはみな、「伝染」といいながら、俗世間の「『家筋』差別を医学的に補強する」ことになったわけである(32)。もちろん、こうした病因論は、当時の客観的事実から引き出されたものではある。しかし、その客観的事実は歴史的社会的に限定された特殊な「事実」であり、それを一般化することはできない。また、そうした当時の日本の「事実」から合理的に推定された病因論であっても、それが当該社会の中で患者や家族などにどのような影響を及ぼすかということも、やはり見落とすことのできない重要な問題である。

大衆舞台芸術にみる差別的「癩」観の形成

第三に、近世に特徴的なのは、以上の患者減少と「癩」血脈伝染説、さらに家系の安定した社会のあり方に影響されて、ハンセン病を「家筋」の業病、天刑病とみなす偏見が形成されたことである。この点について、前記のハンセン病問題検証会議最終報告書は興味ぶかい分析を行なっている。それは、十五世紀から十八世紀にかけて上演された、内容的に互いに類似した一連の大衆舞台芸術（謡曲、二つの説経節、三つの浄瑠璃）の分析である(33)。

まず、原型となったのは観世元雅（一四〇〇頃～一四三二）・世阿弥（一三六三?～一四四三?）作の謡曲『弱法師《よろぼし》』であり、その粗筋は次のようなものである。

——主人公は、讒言により父から追放され、盲目になり乞食になって、その不幸を前世の行ないの報いだと考える。讒言が嘘だと知った父は、息子を見つけたが、人前で親だと名乗るのを恥じ、夜、連れ帰る。

まだここでは、主人公は、「癩」ではなく、盲目になる。そして、親の名乗りを恥じるのは「癩」ゆえでなく、盲目の乞食だからにすぎない。

次に、説経節『しんとく丸』の正保五（一六四八）年版では、主人公の病が「癩」であることは「人のきらひし違例」「人のきらひし三病者」という言葉で「『癩』であることを限定して示す」という。讒言をするのは京の貴族出身の継母で、病人が武士の家にいると、「穢れ」ゆえに武運が七代にわたって尽きると言い張る。家の観念での「穢れ」の主張である。これに、地方武士の父親は病人を家計負担問題としてのみ捉えて追い出すのを拒むが、継母が離婚を盾にしたため、主人公を捨てさせる。ここから、京の貴族の平安期以来の穢れ意識がまだ地方武士に及んでいないことがうかがえるという。また、主人公の病は

「癩」であるが、継母が問題にするのは病一般である。また、「人のきらひし」と忌避される理由も、父親が「見目よき稚児と沙汰なしたるに、違例を受けたは、馬乗り姿も見ぐるしや」と泣くように、外見の変貌のみであった。「癩」の意味が、京の貴族と地方武士とではまったく異なるのである。

ところが第三に、同じ説経節『しんとく丸』でも天和・貞享期版になると、父親は「かやうのいれい（違例）じや、三千人に見すれば一たんへいゆ（平癒）すと聞からに、すてばや」という。つまり、「癩」は業病で、多くの人々に「業をさらすことによって贖罪するという考え方」が出現するのである。十七世紀後半からは、身体障害者も同様で、「障害のある体を見世物として人目にさらすことが、業をさらすという贖罪行為となり、これを見物することは障害者の贖罪に協力する意味で功徳となると言われるようになる」のだという。その効果は、難病の「平癒」であり、障害の改善である。しかし、「仏教の本来の考え方に基づけば、乞食をするのは自分にとっては、解脱への修行行為であり、施与する人のためには、『福田』となる」。「解脱」は来世で六道輪廻を免れ極楽往生する根本的全体的な革命であるが、ここで「功徳」とされる治癒は六道輪廻中の人間（界）の現世での肉体的改善にすぎない。

第四番目の、近松門左衛門（一六五三〜一七二四）作の浄瑠璃『弱法師』（一六九四年）でも、「あしきらいさう」「人のきたなむゐれい」（「癩」）の主人公自身が「かやうのゐれいしや（「癩」病人）の、諸人におもてをさらしぬれば、必ほんぷくするときく」と、病の姿を多数の人々に「さらし」さえすれば贖罪行為となり「ほんぷくする」、治癒すると述べている。

第五に、並木宗輔（一六九五〜一七五一）・並木丈輔作の浄瑠璃『莠伶人吾妻雛形』（一七三三年初演）では、「異病」とともに「癩病」という明確な言葉が使われ、「天刑の病」とともに「業病」という言葉が初めて登場するという。

最後に、菅専助（生没年未詳）・若竹笛躬《ふえみ》作の浄瑠璃『摂州合邦辻』（一七七三年初演）でも、「三病」「悪病」とともに、はっきり「癩病」「癩疾」「癩（かったい）病人」そして「業病」という言葉が使われる。

このように、近世において、古代以来、貴族などが抱いていたハンセン病観である「穢れ」と「仏罰」という非医学的な差別観念が、外見の変貌への忌避感情しかなかった庶民のなかに浸透していったとみることができる。そのさい、近世医学の主流がハンセン病の血脈伝染をとったことは、平和な時代ゆえの家系存続を前提した家意識の形成と相まって、「家筋」差別をもたらすことになったのだといえよう。

明治の新たな伝染病観

明治時代に、ハンセン病患者の救済は、渡来した欧米のキリスト教聖職者が、浮浪していた患者の悲惨な状況に驚き、改善しようとして始まった。輪廻思想にもとづく「業病」というハンセン病観のないキリスト教には、病者はキリスト者自身が救済されるために求められた隣人愛の対象として、みなされたのである。これは、光明皇后説話や文殊信仰で、慈悲と救済の関係として示された考え方である。具体的には、フランス人神父テストウィードによる神山復生病院（静岡県、一八九〇年開設）、アメリカの長老派宣教師ケート・ヤングマンによる慰廃園（東京府、一八九四年開設）、イギリスの聖公会宣教師ハンナ・リデルによる回春病院（熊本県、一八九五年開設）、フランス人神父ジャン・マリー・コールによる琵琶湖崎徒労病院（熊本県、一八九八年開設）などでの献身的な活動である(34)。もちろん、当時の医学知識の限界により、男女間隔離によってハンセン病を根絶しようとする者もいたが、患者を罪人としてでなく「罪なき病者」として処遇したことが重要である。

これに対して、仏教では、日蓮宗僧侶の綱脇龍妙《つなわきりゅうみょう》（一八七六～一九七〇）ただ一人が「ハンセン病を前世の罪業による因果応報とはみなしていない」独自の見解によって、身延深敬園（山梨県、一九〇六年開設）を開設している。彼もまた患者を深く敬愛し、罪人とはみていない(35)。しかし、仏教者などによる療養所の開設は広がらなかった(36)。むしろ、日本のハンセン病政策に影響を及ぼしたのは、後述するように社会防衛意識などの過剰な医師による病院や病室の開設であった(37)。

他方、近世以来「家筋」の病、一種の遺伝病と信じられてきたハンセン病は、すでに一八七三年、ノルウェーのアルマウェル・ハンセン（一八四一～一九一二）によってその病原体の「らい菌」が発見され、一八九七年、第一回国際らい会議（ベルリン）で、ハンセン病はその感染症であることが確認された。しかし、この会議ではハンセン病が流行している地方での強制隔離の立法化や、被服・布類の強制消毒が勧告されている(38)。つまり、ハンセン病の伝染性は強力なものと誤認されていたのである。まさにこの隔離と消毒が、一〇年後に、日本で初めて制定されたハンセン病予防法である「癩予防ニ関スル件」（法律第一一号、一九〇七年）の基本となったのであった(39)。

「一等国」の体面を傷つける病

当時、藩閥政治から明治憲法下の帝政へと変貌を遂げた明治政府は、幕府の締結した欧米に対する不平等条約の改正という大きな課題について、一八九四年に治外法権を撤廃し、一九一一年に関税自主権の撤廃に成功したところだった。さらに、日清戦争に勝利しても仏独露の三国干渉に屈せざるを得ず、その後も莫大な軍事的・財政的損失を出しつつ、かろうじて日露戦争に勝利しても国民が納得する賠償が得られず、なんとしても欧米列強に伍した大国にのし上がろうとしていた時期であった。そうした政府にとって、すでに欧米ではほぼ終息したといわれたハンセン病患者が、国内に多数存在し、神社仏閣を放浪したり物乞いをしたりする実態は、欧米先進国の蔑視を招くことであり、「国辱」であった[40]。欧米風の近代化を急ぐ明治政府にとっては、国家の体面に関わることだったのである。そして、ハンセン病医療を主導した西洋医学の医師・光田健輔《みつだけんすけ》（一八七六〜一九六四）もまた、ハンセン病者の多さは「文明国の恥」であったと述べている[41]。ここにおいてハンセン病は恥とされ、患者は第一義的にはたんなる忌避や救済の対象ではなく、内外からの蔑視を恐れ、排除するべき対象となったのである。

そこで、外国人の目から日本の恥を隠すという発想の隠蔽政策として、患者の終生隔離政策が、まず浮遊患者の収容を警察が担当する最初のハンセン病関連法、「癩予防ニ関スル件」が一九〇七年に公布され、その後、改正や新法制定を重ねて強化されていくことになった。すでに、宗教的隣人愛を動機とする外国人宣教師たちは、東京や熊本などの、市街地に近い所に病院を建てていたが、隠蔽政策の明治政府のほうは、人里離れた山間僻地や離れ小島に施設をつくって、患者を社会から完全に隔離した。この隔離政策は、列強に伍すという国家的な戦略にもとづくものであっただけに、急速に強力に推進され、患者や家族にとっては近世までにない激しい差別と人権侵害の歴史が始まることとなった。

強兵を損なう危険な病

第一次世界大戦後、国際連盟の常任理事国として「五大国」入りした日本は、世界中に植民地を持ち、日の沈むことのない国、イギリス等々に伍して世界に進出しようとし、また貧富の格差が大きく、国内市場の小さいにもかかわらず、「富国」を実現しようとするために植民地を拡大しようとした。それは、第二次世界大戦で敗戦を迎えるまで続いた。その結果、ポツダム宣言（一九四五年）(42)を受諾し、その第八項で履行さるべきものと記された「カイロ宣言」（一九四三年）(43)にあるように、全植民地を失うこととなった。それらは、台湾、澎湖島、朝鮮、満州、南洋諸島であり、さらに第二次大戦中に一時的に支配した東南アジア全体である。逆にいえば、当時の日本はそれだけ多数の国々や地域の人々を軍事的に抑え込んでいくために、国民男子の中から大規模な「徴兵」をしなければならなかったということである。そして、一九三八年には、まさに強兵確保のためにも、感染症罹患防止などを目的として、厚生省が内務省から独立した。

この強兵政策から、感染症はすべて危険視されることになった。コレラや結核のような致死性でなくとも、神経を麻痺させ、かつ患者の外見上で戦意を委縮させるがゆえに、ハンセン病も危険な感染症とされ、隔離が強化されたのである。それが、「癩予防法」（一九三一年）であり、「根絶計画」という視点から全員隔離をめざし、国立療養所を次々に開設することになったのである。というのも、「癩予防ニ関スル件」（一九〇七年）により浮浪「癩」患者収容のために開設された五つの連合・都道府県立「癩」療養所だけでは一二〇〇人の収容で、推定患者数三万人の三・七パーセントでしかなかったからである(44)。これを「全員隔離収容」にもっていこうというのだから破天荒な計画であった。ところが、光田健輔医師はハンセン病を根絶するために「最後の一人まで」(45)隔離し、収容しなければならないと主張しただけでなく、隔離計画の実行を先導し、前年の一九三〇年、国立療養所第一号の「長島愛生園」の初代所長に就任したのであった。軍国主義国家が全員の終生絶対隔離によるハンセン病根絶をめざしたというだけでなく、医師がそれを主導したという点は、公衆衛生を考えるうえで検討を要する重大問題であろう。

隔離政策廃止後のハンセン病元患者観

二〇〇一年、ハンセン病違憲国賠訴訟の熊本地裁での判決で原告側が勝訴したにもかかわらず、その二年後の二〇〇三年十一月に、ハンセン病元患者のホテル宿泊を拒否する事件が起きた(46)。すなわち、熊本県のアイレディース宮殿黒川温泉ホテルが、ハンセン病療養所「菊池恵楓園」の元患者たちの一泊を拒否したのである。当該ホテルは二カ月前に県からの予約を受け付けておきながら、あとで送られた宿泊者名簿の住所がこの療養所だったことを理由に、拒否通告をしてきた。これは、県が入所者の「ふるさと訪問事業」の一環として予約したものであり、県は本社「アイスター」に感染の恐れのないことなどを説明し「宿泊受け入れ」を求めたが、会社側はかたくなに拒否した。そこで、県は調査を行ない、翌年二月、旅館業法第五条の宿泊拒否理由違反で三日間の営業停止処分を決定した。その方針が報道された四日後の二月十六日、本社社長が当該ホテル従業員に謝罪としての廃業の方針を伝えた。

しかし、さらに重大な差別的患者観としてここで取り上げたいのは、同時期に、ハンセン病関連の諸団体に非難の電話・手紙が殺到したことである。これについて、元患者の一人は次のように証言し、苦渋の分析をしている。

「回復者の人たちが宿泊拒否より衝撃を受けたのは事件発覚後のことであった。入所者自治会がホテル側の謝罪文の受け取りを拒否したことが大きく報道された途端、ハンセン病回復者を誹謗中傷するはがきや電話が殺到したことであったと述べている。私たちがひどい状況で苦しんでいるときは、社会は我々に対して同情し、手を差し伸べてくれる。しかし、一人の人間として同じ社会の中で対等の権利、処遇を主張し始めると、必ずしもまだ我々のことを受け入れてもらえている訳ではない」(47)。

つまり、元患者への「社会」の目は、屈折した差別意識からのものであるということである。我々の「社会」は、元患者がホテル宿泊拒否の「被害者」という弱者なら静かに同情するが、対等の「人権主張」をしたとたんにパニックに陥り、激しい差別攻撃を始めた、ということである。この事件において、「社会」が人権尊重という点での「万人の平等」という自覚に到達しておらず、判官贔屓《はんがんびいき》と差別感情にとどまっていることが露呈した。これは、裁判の勝訴では解決できない問題である。

とはいえ、元患者が「社会」の中に戻ってきたこと、この意義は大きい。隔離政策によって、「社会」は接触を避けようという雰囲気を強め、偏見を拡大してきた。しかし、これからは、同じ「社会」の中で元患者の実像に触れ、通常の障がい者、通常の老人等々であることを具体的に認識していくことになる。そのなかで、通常の人間としての相互の人権尊重が実現していくであろう。とはいえ、もちろんハンセン病とは別に、宗教・人種・貧富・学歴・感染（病原菌・放射能）等々に関わる差別の克服は容易ではない。その克服のためにも、国家的、計画的、大々的、長期的に行なわれてきたハンセン病患者の全員終生絶対隔離政策について、くり返し、さまざまな視点から検討し続けるべきであろう。

【二】 恐怖とパニック

ハンセン病に対する誤解と恐怖

異常な恐怖がパニックを引き起こす

異常な恐怖は、異常な混乱した行動、「パニック」を引き起こす。パニックは、原因となった恐怖を適切に克服することにはならず、事態をいっそう悪化させることが少なくない。それが、日本史上の「ハンセン病」をめぐる実態であった。

ハンセン病に関わる「恐怖」はどのようにして解決できるのか。そのための第一歩として、ハンセン病に関わる恐怖やパニックはどのようなものであったのか、それを明確に認識しておきたい。

異形への恐怖（体験）

まず、ハンセン病患者の顔や手足の変貌に対する偏見は、昔からある。ハンセン病はこの特異な症状から自らが罹患した場合のことを恐れ、洋の東西を問わず、人類の歴史上もっとも忌避された病の一つだった。普通は衣服で隠されない部分の変形が多いため、多くの人々の目に長く触れてきた。この変形の原因への理解不足から、生死にかかわる病であるとか、神仏による天刑病であるとか、恐怖のうちにさまざまな憶測と偏見を生んできたのである。

では、顔や手足の変貌は何が原因なのか(1)。第一に、それは「らい菌」は分裂するときの温度が摂氏三一度であり、他の病原性細菌より低いという特徴にある(2)。このため、らい菌(Mycobacterium leprae)はヒトの体の中で比較的温度の低い所を好み、手足の先や頭、顔、鼻、目、耳たぶなど、目に触れやすい部分に結節(しこり)や神経麻痺によるさまざまな変形症状が現れる。第二に、ほぼ同時に感覚障害も起こり、痛みや熱さを感じることができなくなり、とくに戦前の療養所で強いられたような過酷な患者作業の場合、本人の気づかないうちに重い外傷や火傷をしてしまう。それによって、さらに外見を悪化させることになる。

そして、この「異形」そのものへの恐れが、直接生死にかかわるわけではないにもかかわらず、ハンセン病患者とその異形の伝染に恐怖と忌避を倍加させることにもなったのであった。そして、手足の変形や容貌の悪化はたんに生活機能を悪化させるだけでなく、本人のプライドを傷つけるため外出を控えることなどを招き、行動の自由を奪うことになる。しかし、顔や手など目に触れやすい箇所の変形、異形への異和感や恐れは多分になじみのなさという体感による。現在、療養所と地域との交流が保育所設置などとして行なわれつつあり、これも克服されていくであろう。

不治という誤解による恐怖(誤解)

さらに、こうした容貌の悪化は、ハンセン病を「不治の病」とする誤解を招き、それがいっそうの「恐れ」を生むことになった。つまり、ハンセン病は、実際には病気が治っても、後遺症として顔や手足の変形が残るため、「不治」と誤解されてきたのである。とくに、この病に有効な薬「プロミン」（一九四一年、アメリカで開発）が登場し、早期に治癒できるようになるまでは、病の進行とともに容貌の変形が進行し、治癒したとしても、重傷だと誤解され、怖れられたのであった。

しかも末梢神経が侵されてしまうと、その再生はほとんど不可能であり、依然として外傷を知覚できずに悪化させ、傷口の悪化と変形をますます進行させることになってしまう（3）。それが「まだ治癒していない」という誤解を招き、ハンセン病を不治とし、実態以上に深刻な病だとして怖れさせ、忌避させ、差別させるきっかけになったわけである。

業病・天刑病への恐怖（迷信）

以上の誤解は、ハンセン病の病苦を単純に誇大評価するものであるが、それにとどまらず、宗教的な「病因観」による差別まで続いてきた。こうしたことは他の病ではほとんど起きにくい。というのは、病原菌によるにせよ毒物によるにせよ、病原体に接触してから発症するまでの期間が短い場合、神仏の介入を疑う余地がないので、病因や病因につながる事物を特定しやすいからである。これに対して、ハンセン病の病因は「らい菌」の飛沫感染が主であるが、その特定には幾重もの困難がある。

第一に、感染から発症までの期間が異常に長く、何が原因か確認しにくいことである。感染症情報センターによれば、潜伏期間は「数年～十数年～数十年」（4）に及ぶというのであるから、よほど容貌に特徴のある患者が飛沫感染源でなければ思い出しようがないだろう。しかも、第二に、「感染時期は免疫系が十分に機能していない乳幼児期で、その期間の濃厚で頻回の感染以外ほとんど発病につながりません」ということである。しかし、幼児期の接触記憶などほとんど当てにならない。そのうえ、第三に、感染源の飛沫に「濃厚」に接触しても発症する確率がわずか一パーセントと低すぎるため、接触と発症との因果関係を認識することはきわめて困難である(5)。第四に、「感染から発病までには生体の免疫能、菌量、環境要因など種々の要因が関与する」結果、外見的に同じような年齢で同じように接触しても「発病」するとは限らないのである(6)。

こうした事情から、発症の原因を神仏など未知の世界に求め、それは平安貴族のように患者本人には責任のない宗教的な「穢れ」だとしたり、本人の責任がある悪行に対する「仏罰」だとしたりすることになった。

一方で、神道的な「穢れ」だという場合、近づけば自分も穢れるという単純な恐れから、患者を忌避し、患者を社会から排除し、孤立させることになる。ただし、逆に、自己中心性や利己性を克服することを求める宗教であれば、穢れた同胞に同情し、自ら穢れることも恐れないほど献身的だということを高く評価することになるだろう。これが、先に見た光明皇后伝説であり、文殊菩薩信仰ということになる。

他方、「仏罰」や「天刑病」という場合、二つの偏見を招くことになるだろう。一つには、患者は神仏が罰するほど異常に悪いことをしたに違いない、だから当然その罰に服するべきだ、という患者蔑視と非難である。これは、江戸時代の浄瑠璃などに見られたように、患者は自分の罰を受けた惨めな姿を乞食などをして広く世間にさらすことによってこそ救われる、という考え方につながるであろう。二つには、神仏の罰である以上、容易に許される罰ではなく、また患者に同情し味方するようなことをすれば神仏の怒りを買う、という恐れである。そこで家族は患者を家から追い出さなければならなくなる(7)。そして、患者は家族を失い、放浪せざるを得なくなるわけである。

強力な伝染病という誤解と恐怖（専門家の社会防衛意識）

これら三つの恐怖は、ハンセン病の病原体が発見される以前の、誤解や先入観による恐怖であった。ところが、ハンセン病は「感染症」だとの確認後、近代日本では強力な伝染病だとの新たな誤解が広められた。すなわち、ハンセン病政策を主導したハンセン病専門医たちは、患者からの伝染力が強力で発症率も高い恐ろしい感染症だと主張し、九〇年もの間、社会防衛意識上の恐怖に駆り立てられ、強制隔離や断種を強力に遂行し続けたのである。

一八七三（明治六）年、ノルウェーの医師アルマウェル・ハンセンが、病原体の「らい菌」を発見し、慢性細菌感染症であるという認識が広がっていった。一八九七（明治三十）年には、第一回「国際ライ会議」（ベルリン）で、「ハンセン病が感染症であり、その予防策として隔離がよいと確認され」、その参加者によって日本にも伝えられた(8)。ただし、その患者隔離は「貧民で自宅隔離が不完全なときは国立病院に救護隔離する必要がある」、「浮浪患者の強制隔離と、他の者に対する任意隔離の二本立てが必要である」というのであり、いわゆるノルウェー法式の「相対隔離」だった(9)。これは、らい菌が結核菌などに比べて発症力が格段に弱いという認識に基づくものである。

この方式は、日本では一九〇七年の法律「癩予防ニ関スル件」（二年後施行）で採用された相対隔離であり、対象は家族が貧しく扶養できず、「浮遊」し乞食などをしている患者である。それは、ハンセン病専門医師・光田健輔の主張が当時勤務していた養育院の院長で「財界の大番頭」の渋沢栄一を通すなどして国策に反映されたものだった(10)。この光田健輔こそ、「わが国癩治療界の大御所」と呼ばれ、戦後、ハンセン病対策への半世紀近い貢献により、関係者としてただ一人「文化勲章」を受賞することになった人物である(11)。

しかし、当時の光田の本心は、ハンセン病が強力な伝染性を持つとみなし、「年と共に人民に癩病の伝染病なることを教え、自ら完全なる絶対隔離法に到達すること」をめざすべきだというものであった。「絶対隔離」とは、患者の病状その他にかかわらず全員を隔離するということである。これが、さらに「一九二六年頃には『絶対隔離に近づけば近付く丈、速やかに予防の目的を達する』」という性急な主張にまでにエスカレートする(12)。そして光田の考え通り、ついに一九三一年には、全患者の強制隔離をめざす「癩予防法」が成立したのである。

これによって、日本のハンセン病政策は、患者への新たな激しい偏見と差別を引き起こすことになった。国策として差別的な法律を次々に制定し、強化し、人権を無視した「終生隔離」政策を強引に推し進めてしまった。これは、治療不可能で危険な伝染病として、患者をすべて人里離れた療養所に閉じ込め、子どもをつくらせず、「根絶」するという政策である。こうした政策は、第二次大戦後も改正された「らい予防法」(一九五三年)によって事実上存続し、一九九六年の廃止に至る九〇年間という信じがたいほど長いあいだ継続したのである。これは世界においても日本だけのことである。

この終生絶対隔離の強制政策によって、警察が患者を捕らえて施設に護送し、家中を消毒剤散布する。それを直接見たり報道に接したりした人々には、患者が社会防衛の「敵」であり「犯罪者」であるという、誤解と偏見が生じた。すなわち、患者は病毒をまき散らす危険人物であるから近づいて看護するなど考えられず、隔離しなければならない、という偏見と差別を招いたのである。こうした不必要で過度の社会防衛意識が、患者を家族から引き離し、家族の結婚や就職を妨げ、社会的に孤立させるという、大変な悲劇を生み続けた。この偏見の最大の原因はこれらの法律であったといえるであろう(13)。

国家の体面と恥(ナショナリズムと優生思想)

しかし、専門家が、なぜこのような学者としての慎重さを欠いた「伝染性」判断から「絶対隔離」主張へと駆り立てられることになったのだろうか。それには、それなりのイデオロギー的な動機があった。光田健輔は、一八九八年に東京市養育院でハンセン病の治療を始めて間もなく、「この恥ずべき病者を多く持っていることは文明国の恥である」という民族主義(対外的ナショナリズム)からの判断を示し、「この病気から国民を守るためには政治の力によらなければならない」と思ったという(14)。さらに一九四一年には、彼は「罹病したものは国家のためにその犠牲的精神で療養所に入所」するべきだとする国家主義(対内的ナショナリズム)まで露わにしている。つまり、日本を早く欧米並みの一等国にしなればならないという焦りがハンセン病の広がりを過度に恐れさせ、強制隔離政策を推進させたのである。そして、絶対隔離を推進させせたハンセン病への恐れは、その伝染性を過度に恐れる早まった判断自体ではなく、むしろそうした判断を後押ししたナショナリズムや優生思想ゆえのハンセン病恐怖にあったのである。

また「断種」の正当化についても、彼の回想では、断種が母親の病状悪化と子どもの感染や被差別を事前に回避するためであったかのように述べている(15)。しかし、後者の理由は裏を返せば、やはり望ましくない子どもは出生させないということであり、消極的優生思想につながる。実際、彼が所長を務めた長島愛生園の医官・早田皓は、「断種法を実行することは……病弱な子供を必要としない、大和民族の大英断でもある」と民族優生上の理由であることを明言している(16)。このように、医学者をも蝕んだ上昇志向のナショナリズムと優生思想は、患者たちを差別し、排除し、苦しめることになったのである。

第一次無癩県運動とハンセン病パニック(積極的社会防衛)

この過度の社会防衛意識が高揚したのは、「十五年戦争」とも呼ばれるアジア・太平洋戦争が開始する直前の時期である。国家にとっては、壮健な兵士の必要な時であった。一九三〇年ころ、第一次「無癩県運動」は愛知県から始まった(17)。愛知県の方面委員(民生委員)が岡山県の「長島愛生園」(光田健輔所長)を訪問し、その絶対隔離政策の影響を受け、また愛生園の医師の講演協力を得て始まった。光田は、次のように「無癩県運動」の開始について書き記している(18)。

「愛知県の方面委員数十名が大挙愛生園を観察して患者の姿を正しく見た。……愛生園から林文雄博士が遊説に行って昼間の街上を林君が太鼓を叩いて歩く、そのあとから宮川君が立看板をかついでいく。熱烈な講演会の宣伝は愛知県下の各都市で行われた」

そして、この運動の全国的な展開の開始は、一九三一年の癩予防法公布により絶対隔離政策が実施されたときである。一九三一年、財界人渋沢栄一会長の「癩予防協会」が、さまざまなハンセン病団体に資金援助をしていた貞明皇后の誕生日、六月二十五日を「癩」予防デーとし、ハンセン病を根絶しようという呼びかけを行なった。渋沢は、光田健輔がハンセン病患者の治療を始めた病院、養育院の院長であり、両者の協力のもとでの呼びかけであった。

さらに、この運動の激化はハンセン病の「二十年根絶計画」が開始された一九三六年以降である[19]。市民の「密告」や強制検診などで患者をあぶり出し、警官と保健所職員が駆けつけて「法定伝染病」なみに消毒し、患者を療養所へ送り込む「官民一体」の運動となっていった[20]。致死性でもなく伝染力も弱いのに、これほど徹底した消毒と患者捕獲の運動はすでに「パニック」といっても過言ではない。そして、それを目撃した周辺住民にハンセン病に対する恐怖とパニックを引き起こし、増強していった。

この運動を推進した民間組織は、「癩予防協会」だけではない。キリスト教者を中心とした日本ＭＴＬ（mission to lepers）や大谷派光明会などの宗教組織もそうであった。その背景にはハンセン病を民族の穢れや恥とみなす「民族浄化」思想があり、日本民族を浄化し、優秀な民族にするため、ハンセン病患者のいない県、国家にしようという掛け声で行なわれた[21]。これがどれほど肥大化したハンセン病恐怖に憑りつかれ、徹底的に行なわれたか。一九〇七年の隔離開始から一九三〇年までかかって、入所患者はやっと三〇〇〇人台になったのに、その半分以下の期間後の一九四〇年には一万人を突破したのである[22]。そして、光田の以下の証言によっても隔離の徹底は明らかである。

この運動によって、一九四一年には岡山縣が六名を残して最少、山口縣が七名を残して二位、そのいずれもが一八九七年（明治三十年）には六百二十六名と、七百四十八名のライが住んでいた縣である[23]。

敗戦混乱期のパニックと第二次無癩県運動（消極的社会防衛）

さらに敗戦後にも、この運動は官民を挙げて行なわれ、第二次「無癩県運動」と呼ばれる。厚生省は、一九四七年、各都道府県知事宛て通牒「無癩方策実施に関する件」で、「癩の予防撲滅は文化国家建設途上の基本となる重要事項にして今一段の努力に依って無癩国建設の成果を挙げ得る段階に在る」と述べ、「癩病」撲滅を戦後の文化国家建設の基本として位置づけたのである。

実際、一九五〇年五月から五カ月間、ハンセン病患者の全国一斉検診が実施され、患者摘発が行なわれた。これが戦後の「無癩県運動」の始まりであった(24)。厚生省は、全国の国立療養所の定員を一九五〇年度の通牒では二〇〇〇人増を、五一年度は一〇〇〇人増を、五二年度は一五〇〇人増を、というように収容規模を拡大し続け、この運動によって患者を見つけ出し、患者全員収容の計画を達成しようとしたのである(25)。この計画では、各市町村の衛生行政担当者と警察官の協力でハンセン病の疑いのある者の名簿をつくり、医師に届け出義務を課し、保健所がハンセン病の疑いのある者を摘発する、という段取りであった。つまり、かつて癩予防法を制定しハンセン病患者全員を終生隔離することによって、ハンセン病を根絶する計画を、平時に急ぎ実現しようとしたのである。

しかし、「十五年戦争」開始の年に癩予防法を制定し、全患者を終生隔離しようとしたのは、壮健な兵士を確保するという目的が明確であった。なぜ、平時に、しかも敗戦直後の物資不足で多忙な時期に、そこまで徹底しなければならなかったのか。その背景には、敗戦の混乱で未収容患者が増加することへの恐れと、戦地からの膨大な数の引揚げ者や、朝鮮戦争などの混乱で多数密入国する恐れのある朝鮮の患者たちへの不安が当局、とくに現場の療養所長などにあった。たとえば、大阪市が一九四八（昭和二十三）年に作成した『癩予防の栞』に「序言」を寄せた長島愛生園長・光田健輔は、「全国から寄せ来る癩潜伏者、南鮮、沖縄から寄せ来るであろう癩波」を恐れ、大阪府が「防波堤」となることを求めていた(26)。その後も、彼は国会証言で次のように述べてさえいる。

「近来療養所の八千三百人の日本人は、おかげさまでおちついてはおりまするが、人を殺すことを何とも考えないような朝鮮の癩患者を引受けなければならぬという危険千万な状態にありまして、患者の安寧秩序が乱され、また職員も毎日戦々兢々としてこれらの対策に悩んでおるような状態でございます」（『第七回国会衆議院厚生委員会議録』五号、一九五〇年二月十五日）(27)。

戦後の混乱期にあって感染が広がることを恐れたとはいえ、ここには、ハンセン病の発症力の過大視と朝鮮の人々への偏見の虜となって倍加された不安がある。いわば自縄自縛状況下のパニックともいうべき心理があった。

療養所長の要望「強制のもう少し強い法律に」

一九四七年から、特効薬「プロミン」の効果で軽快者が次々と現れるようになり、厚生省医務局長・東龍太郎は、衆議院厚生委員会（一九四八年十一月二十七日）で、軽快者については退所を認める「癩予防法」改正をするべきだと、絶対隔離（患者全員隔離）方針を転換する発言をした(28)。これは「全部死に絶えるのを待つ五十年対策」から「治癒するということを目標としておる癩対策」への大転換であった。
ところが、三年後、一九五一年の参議院厚生委員会（秘密会）でも依然として、国立療養所長三人はいずれもそれを否定する発言をしている。これはいわゆる三園長証言だが、次のように一人がその継続を、二人はさらに法改正による絶対隔離の強制強化まで主張した。しかも、光田は断種の徹底や「逃走罪」の創設まで主張したのであった（カッコ内は筆者挿入。発言者、順不同）(29)。

林芳信（当時・多摩全生園園長）——まだ六千名の患者が療養所以外に未収容のまま散在しておるように思われます。速やかにこういう未収用の患者を療養所に収容するように療養施設を拡張していかねばなりません……。

宮崎松記（当時・恵楓園園長）——患者の数と申しますのは、衛生当局が努力すればするだけ出て参るのであります。……十人に一人、二十人に一人脱走してしまう。……患者のいわゆる自由主義のはき違いで、らい患者といえども拘束を受けるいわれはない。自由に出歩いても何ら咎めるべきではない……というようなことを申す状態であります。……現行の法律では、私どもは徹底した収容はできないと思っております。今の法によりますともちろん罰則はついておりませんし、いわゆる物理的な力を加えてこれを無理に引っ張ってくるということは許されませんし、結局本人が頑強に入所を拒否した場合にはできない。……この際本人の意志に反して収容できるような法の改正ですか、そういうことをして頂きたいと思います。……

光田健輔（当時・愛生園園長）——未収容患者が二千人残っている（と）厚生省の統計はいっておられま

す……。その残っている患者を早く収容しなければなりませんけれども、これに応じない者がたくさんあります。……強権を発動させるということでなければ何年経っても、同じことを繰り返すようなことになって、家庭内伝染は決してやまない。手錠でもはめてから捕らまえて強制的に入れればいいのですけれども、……なんとかかんとか逃げるのです。……強制のもう少し強い法律にして頂かんと駄目だと思います。

——幼児の感染を防ぐためらい家族のステルザチョン（Sterilisation：断種）ということも勧めてやらす方がよろしいと思います。らい予防のため優生手術ということは、保健所あたりにもう少し、しっかりやってもらいたいと考えております。

——今度は（ハンセン病専門）刑務所もできたのでありますから、逃走罪というような罰則が一つほしいのであります。……

このように、光田や松崎ら療養所長は、患者たちが入所に抵抗したり脱走したりするのに手を焼き、強権的に入所させる権限や、脅しになる逃亡罪を立法化するよう求めていた。

療養所長の二つの恐れ（管理主義者の危機意識）

では、なぜ、入所強制のためなら手錠まで使え、脱走できないよう逃亡罪まで設けるという、人権無視の法改正まで国会に求めるほど、彼らは追い詰められていたのだろうか。

その理由は二つあるように思われる。一つは「朝鮮戦争」（一九五〇年六月〜五三年七月）の勃発であり、もう一つは全国の療養所での宮崎のいう「患者のいわゆる自由主義のはき違い」である。

第一に、光田はすでに前記一九五〇年二月の国会発言で、敗戦後の混乱下での「全国から寄せ来る癩潜伏者、南鮮、沖縄から寄せ来るであろう癩波」を、そしてとくに朝鮮から来る患者を異常な偏見のもとに恐れていた。今度は、朝鮮戦争が勃発しており、またもや朝鮮「から寄せ来るであろう癩波」を恐れなければならなかっただろう。そもそも、この数年前の「一九四三年五月四日、光田も参加して長島愛生園で開催された同園と邑久光明園・大島青松園の三園による第一回三療養所癒集談会の場では、『南方癩』について討議し、中国・ビルマ・インドなどに一万人を収容できるハンセン病隔離施設を建設すること」などで合意していた(30)。そして実際に、彼は「汪兆銘《おうちょうめい》氏を動かして癩予防法を敷かせん為」、「日本の傀儡《かいらい》政権である中華民国政府(汪兆銘政権)」のあった南京を一九四四年二月二十四日に訪問した。その二日後、彼は衛生署長官・陸潤之に面会し「最近朝鮮、満州、台湾、南洋委任統治領の浄化を完了し」たと豪語するなど、「大東亜共栄圏」各国で絶対隔離政策を進めようと奔走していたという(31)。こうした彼の視野から、「南鮮……から寄せ来るであろう癩波」をリアリティをもってひどく恐れたのだと考えられよう。

第二は、療養所内では人権だけでなく「参政権」もやっと新憲法によって保障され、全国的に療養所の処遇に対して権利主張の闘いが巻き起こった。それが、宮崎のいう「患者のいわゆる自由主義のはき違い」、「拘束を受けるいわれはない。自由に出歩いても何ら咎めるべきではない」という隔離否定の主張であり、療養所長たちが対処しきれない事態になっていた。すなわち、全国の療養所では、患者作業慰労金の増額要求、食糧配給不正反対、課長退陣要求、親睦会役員や室長の選挙による選定要求、プロミン獲得要求、そしてらい予防法改正要求などの運動のなかで「自治会」が結成されていった(32)。そして、三園長証言のあった一九五一年には三園長の療養所自治会も参加する「全国国立らい療養所患者協議会」(全癩患協)が発足している。しかも、それは「らい予防法及び懲戒検束規定は人権無視の憲法違反であり、治る時代にもあてはめる予防法に改正させよう、という主張が急速に高まるなかで」のことだった(33)。こうした主張は、三園長をはじめ全国の療養所長にとっては、自らのよって立つ「癩予防法」とその絶対隔離方針を全面否定する恐ろしい要求だった。まさにその恐れから、全国ライ療養所所長会議は、一九四九年六月すでに、軽快者の退所にも懲戒検束の撤廃にも「反対」を決議していた。その後、むしろこれらを強化する法改正の働きかけを必死になってしていたのであった。そのため、一九五三年に成立した「らい予防法」では、全癩患協が、その法案作成者の厚生省に対して、強制収容反対や懲戒検束規程廃止を要望したにもかかわらず、知事の入所命令権や所長の謹慎処分権などと形を変えて残る結果になってしまった(34)。この要望が実現するのは、さらに四〇年近くも後の一九九六年の「らい予防法」廃止まで待たなければならなかった。この法律のもとで、生涯を終える患者もいれば、四〇年近く幸福を追求しつつも人権侵害に苦しまなければならなかった患者もいたのである。

【三】 表象としての〈病〉

近代におけるハンセン病観の転換

人権侵害とイメージの問題

一九九六年の「らい予防法」廃止以来、ハンセン病（旧称「らい」「癩」）の患者や元患者は、法的には「人権」を完全に回復したということである。ハンセン病は、治癒が容易で伝染性も弱いとされている。にもかかわらず、それまで患者は知事の判断によって、人家から離れた国立療養所に強制的に隔離され、回復しても出所を認める規定がなかったのである(1)。もちろん実態は徐々に改善されていった。しかし、日本国憲法施行後、約半世紀もの間、この差別的な法律が違憲判決も受けず、有効な法律として維持されてきたのであった。

なぜ、日本の国家や都道府県のみならず我々国民は、こうした人権差別を長期にわたって制度的に行ない、またそれを容認し、あるいは放置してきたのだろうか。この問題は、制度問題としても一人ひとりの内面の問題としても解明しなければならないし、同様の事態を防ぐ手がかりを得なければならない。そしてそれは、らい予防法廃止前後から今日にいたる研究によって、かなり成し遂げられてきたようだ。ここでは、それをもとにして、我々の意識の深層にあると思われるハンセン病のイメージを、国家の政策も絡むその歴史的形成過程から反省的に捉え直したい。

病気のイメージと障害・後遺症

ハンセン病患者の一般的なイメージといえば、変形した顔かたちをしていることが少なくないことであろう。そして、その容貌に驚き、重大な病気と考えがちである。しかし、死亡率や死亡原因は一般の健常者とそれほど変わりないという。また、すでに見てきたように、発症は免疫によって阻まれ、現在では結核の十分の一程度といわれている。

元来、ハンセン病では末梢神経がおかされて麻痺するため、身体を危害から守る感覚を徐々に失い、患者も元患者もケガや火傷に気づかなくなっていき、さらにその傷痕を悪化させて指などを失いがちになる。また病気の進行とともに、皮膚に目立つ発疹や結節（しこり）を生じたり、一部の患者には顔の軟骨が侵されて耳や鼻が変形したりする。これらの身体的特徴から、患者や元患者であることが分かりやすい場合が少なくない。そのため、こうした変形障害は、本人にとって生活上不便であるにとどまらず、戦争や経済不況など、困難な社会状況下でスケープゴートを求める歪んだ風潮が出てきた場合、排除のための「標識」とされることが少なくなかった。

深刻な不治の病イメージ

治療として、古くから温泉療法が行なわれ、草津温泉などの湯治場に患者が集まった。湯治は、らい菌が低温増殖であることから有効性がまったくないわけではないが、殺菌して根絶することができるわけではない。また、ハンセン病の治療薬として、「プロミン」の登場までは「大風子《だいふうし》」という樹木の種子からとった「大風子油」（主成分はチョールムグラ酸とヒドノカルプス酸のグリセリンエステル）が使われていたが、病状進行を止めるには至らなかった。こうした不十分な治療法は、ハンセン病がもたらす身体の変形の進行から、皮膚表面に結節が出現する患者だけでなく、神経麻痺でケガに気づかず悪化させていく多くの患者を守れなかった。これらによる容姿の変貌が、そのままこの病気のイメージとなり、不治の深刻な病気だと誤解させることになったのであった。

近代以前の両価的イメージ

古来、ハンセン病患者は、一方では手足の障害等ゆえに「同情」を受けるとともに、他方では顔の変形などの理由から「差別」されることもあった。前者ゆえに、患者救済が厚い同情心からくる道徳的な行ないとして、政治的に奨励されてきた。さらには、奈良時代の光明皇后の「垢すり説話」の場合のように、仏教徒に試練を与える如来や菩薩の化身であるとされ、尊重されることもあった。他方、容貌の変形を本人の前世の悪行などに帰して本人に責めを負わせ、「非人」などという身分を割り当てて差別もしてきたのである。とはいえ、伝染性が弱いことから天刑や遺伝によるものとみなされ、感染回避の必要性は考えられないため、忌避は明治時代より弱かったのである。

宗教的忌避イメージ克服の未達成

近代において、キリスト教の聖職者たちによって新たなハンセン病観がもたらされた。もちろん、戦国時代にも同様の動きはあったが、「禁教」によって断絶させられたのであった。それは、ハンセン病患者を責めることをしない患者観である。それは、患者を「隣人愛」の対象として捉える患者観である。したがって彼らには、病院や療養所を人里離れた土地につくろう、という発想そのものがなかった。

他方、旧来の日本思想では、神道では〈病〉そのものを宗教的な「罪穢れ」として忌避し、仏教では輪廻思想による前世の悪行の必然的帰結としていた。つまり、直接の印象からの偏見に加えて、宗教的解釈による偏見が重なっていたということである。

では、この旧来の仏教的解釈、すなわち仏罰、業病、天刑病という解釈の前提となっていた「輪廻思想」について解釈変更ができたのであろうか。日蓮宗の僧侶として、仏教の立場から病院付療養所を開設した綱脇龍妙は、たしかに「ハンセン病を前世の罪業による因果応報とはみなしていない」(2)。そして彼は、「何の罪もない」「何の罪を犯した覚えのない」人たちであるという講話をしたという。その意味では、輪廻思想を無視していたとも取れる。しかし、自らの療養所を「深敬園」と命名したのは、法華経常不軽菩薩品の「我深敬汝等火不敢軽慢。所以者何。汝等皆行菩薩道當得作佛」によるという。すなわち、「私は深く貴方々を敬って敢えて侮り軽んじません。それは何ゆえかと言いますと、貴方々は皆菩薩道を修行することによって仏になる事が出来るからです」(3)ということである。すなわち、彼は患者を輪廻解脱の道を歩む菩薩とみなした。それは、ハンセン病について、過去の行為が現在を支配する業病であろうがなかろうが、解脱への修行をさせずにはおかない機縁なのだと、未来志向で捉えたということである。つまり、輪廻思想を否定せず、仏教の枠内で、ハンセン病を肯定的に捉え返したということである。そこから、患者を深く敬するという発想が出てきたのである。

しかし、問題なのは、患者に菩薩道の修行者となる資質を認めるがゆえに「私は深く貴方々を敬って」いると述べながら、患者をそうした主体として遇していないことである。たとえば『深敬』第一号の中で、「暖い信仰の慰安と丁寧な治療の救済とを与へて、患者をして歓喜と光明との充満しておる間に安心に余命を終わらせようとする」と述べる(4)。ところが同時に、「隔離消毒の方法を厳重にして日本の国の体面を流してをる処の此の恐ろしき病を撲滅する」というのである(5)。この高みから見下ろすような前者の言葉使いは、「皆菩薩道を修行することによって仏になる事が出来る」者に対してふさわしい言葉であろうか。後者のもの言いからすれば、「日本の国の体面を流してをる処の此の恐ろしき病」の患者の「余命を終わらせ」ること自体が目的となる。事実、彼は一九三八年五月、関西経済倶楽部における講演で、次のように述べている。

ヨーロッパに於ては大体絶滅しております。併るに日本では、二万、三万も、朝鮮、台湾を入れれば四、五万にもなるでありましょうが、国家の体面にも拘わり国防力の上から見ても影響する所が多大と思います。

綱脇は、私費を投じて仏教界で唯一の療養所をつくり、自らの半生まで捧げた。しかし、その思想は首尾一貫せず、患者に菩薩道の修行者の資格を認めながら、慰安と救済のたんに受動的な客体とし、「国家の体面」や「国防力」を守るために隔離収容しつつ穏やかに死なそうとした、といっては酷であろうか。彼は、菩薩道の修行者となる資質をもつ新しい患者イメージを打ち出したかに見えた。しかし、自らの療養所の財政支援を得るために、関西経済倶楽部の聴衆のもつ「国家の体面」や「国防力」の観念に訴えなければならなかった、ということであろうか(6)。いずれにせよ、彼のなかには両者があったことは、この講演前の『深敬』第一号の文章から明らかである。

リスク放出者イメージの追加

他方、ハンセン病の同情的な扱いは、近代日本では「恐怖」の対象へと転換し、徹底的に「忌避」し、早急に「根絶」するべきものへと大きく変わってしまった。

それはなぜだったか。かつては、身分制の制約下であったが、自由に公道を歩くことができた患者が、なぜ人里離れた療養所に生涯にわたって閉じ込められることになったのか――。それはすでに見たように、血筋・家筋の病という封建的な「家制度」の投影ともいうべきイメージから、誰でも発症しうる細菌感染の病という無差別の普遍的なイメージへの、医学的認識の深まりが一因であった。それは、患者の家系以外には無縁な遺伝的イメージからリスク放出者イメージへの転換である。

ただし、医学的認識の深まりとはいっても、感染や発症について過大視する点で大きな問題があった。しかも、この認識の変化は家筋イメージを払拭しないまま行なわれたため、そして感染といっても母子感染や家庭内感染を過大視したため、かえって患者の家族に対する差別を強化することにもなった。患者を出した家族は、結婚のみならず、一般的な交際も忌避されるようになった。患者はそのことを恐れ、療養所に入所するときに別の氏名である「園名」を名乗らざるを得なくなっていった。そしてまた、家族も患者が死亡したときにおいても家族の墓に埋葬する社会状況ではなくなっていったのである。

【四】 病とメディア

メディア操作と「にわか論評」

メディアの落とし穴

個人の声は、メディアの仲介によって拡大して社会に届けられる。しかも、対人的な関係が報道によってさまざまな社会関係の中に移し替えられる。そこに、個人の思いや主張と異なる効果をもたらすという落とし穴がある。それが『小島の春』現象であり、学者間論争の教団問題化であり、事件報道の政治化であった。

手記『小島の春』と無癩県運動

ニュース性のある情報は、それがもたらすハンセン病患者への影響を深く考えることなく報道された。その典型が、小川正子（一九〇二～一九四三）の手記『小島の春』（長崎出版、一九三八年）であった。光田健輔が療養所長を務める「長島愛生園」に勤務した彼女が、ハンセン病患者探しの地域訪問を含む、実体験の「無癩県運動」を綴った手記である。

これは患者の悲惨さに対する、思いやりのある女医の手記としてベストセラーとなり、映画化され、

『小島の春』現象と呼ばれた。出版からわずか二年後の上映であった。映画『小島の春』（東宝）は、豊田四郎監督のもと、杉村春子主演で大当たりであった。問題は、隔離収容を推進する内容が、若い女医の感傷的な文章や和歌で表現されたため、無批判的な共感を呼んだということである。

そもそもこの手記は、結核発病で中断されるわずか五年弱（一九三三〜三七年）の体験を一般化したものであり、患者たちの人生を見通したものではなかった。また、退所の夢と希望を捨てきれなかった患者の入所直後の数年だけでなく、退所が絶望的であることを思い知らされて後の人生、すなわち療養所に閉じ込められ、さまざまな束縛と強制作業のもとで送らされる、長い人生を見すえたものではなかった。その点、感傷的な「にわか論評」といわざるをえない。実際、「隔離を美化、正当化し、『無癩県運動』を促進させる役割を果たし」(1)たというのが、今日の時点での評価である。しかも、これは光田健輔がかなりの程度計画したものであり、隔離政策推進のための「対外文化工作」であったという点で、巧妙なメディア操作といわなければならない。

この小川の著作は、次のように彼に献げられていた。

四十年の間癩者の慈父として
その尊き生涯を献げつくさせ給える
わが師光田先生にこの手記を献ぐ

そして彼の写真が、写真ページの最初の一面を飾り、題字は光田のものであり、光田は「序文」まで書いている。そもそもこの本の出版は光田が「しきりに奨め」たためであった(2)。そして小川の本文も、光田の患者収容旅行命令と「是非映画を持っていき癩の伝染と予防思想を山の中に吹き込んで来るように」という指示で始まる。実際に、小川は「山の中」ならぬ高知県庁で講演と上映を交渉し、市内の女学校を含め、あちこちで「癩宣伝、長島愛生園の宣伝」を重ねたと記している(3)。

このように、小川の紀行文も宣伝映画も、インパクトのあるメディアをフルに利用した宣伝活動であった。さらに、映画会社はこの著書に記録された「患者収容」の旅の意味を批判的に検討せず、若い女医の牧歌的あるいは感傷的な映画に仕上げ、ヒットさせたのである。これがもたらすものは、外部社会に隔離政策を承認させるという精神的効果だけではない。物質的にも、国の財政支援が不十分で収容人員を増やせない状況を打開するため、一〇坪住宅増設などへの義捐金を集める効果もあった(4)。

小川は、「祖国浄化の完成する日への憧れ」を書き綴りつつ、患者収容の旅を重ねた(5)。それは、主観的には善意であることに違いはないが、他面では患者家族を分断し、家計を傾けさせ、差別させ、患者を生涯にわたって社会から排除することになった。その著書や映画はこれを美化し、絶対隔離政策を社会に受け入れやすくさせ、支援させるようにしていった。専門家として、自らの活動の意味を社会全体において検討せず、与えられた「祖国浄化」をひたすら追求したわけである。今日、彼女の善意からの努力は患者から「小川正子の『小島の春』がこの(強制診察、強制入所という)不法を正当化し」たと法廷で厳しく批判されたことを忘れてはならない(6)。

なお、療養所内での「文芸」活動の公表も、やはり両義的であろう。

光田のいうように、「隔離せられた患者にとって、社会と通じるただ一つの道は文学である」し、「すぐれたものであれば、社会の雑誌にも出る、多くの人と文通もできる……高額の収入をさえ期待できる。実に大きな希望である」(7)。それだけでなく、これによって隔離を受け入れ、療養所を出て家に帰る希望を断念させることができるのである。

教団の宗教メディア操作

文芸メディアに対して、宗教メディアは一般的には発行組織の規制、メディア操作を受ける。その機関紙誌は母体の布教手段であり、教団の主張の宣伝手段という位置づけのもとにある。ところが、『中外日報』紙は一宗一派に偏らない宗教専門の報道機関として、ハンセン病の感染や隔離政策について興味深い報道姿勢をとった。まず、浄土真宗大谷派僧侶でもある小笠原登(一八八八〜一九七〇)京大助教授は、政府の絶対隔離政策とはまったく相容れない論文「癩に関する三つの迷信」を発表した(8)。これを受けて『中外日報』は、彼の見解を本人の「談話」として紹介したというのである(9)。それは「癩は不治ではない」「伝染説は全信できぬ」と題した談話であるという(10)。つまり、治癒すれば出所させるべきであり、らい菌は弱い病原菌で、伝染は体質によるので隔離は不要というのである。これに対して、絶対隔離政策を弁護する光田健輔の「癩伝染の実話二つ」と題する談話などが掲載され、光田が所長の長島愛生園の医師・早田皓と小笠原の論争が次々に掲載されたという(11)。

ここで問題は、小笠原の所属する教派は、この仏教新聞紙上の「論争にもかかわらず、大谷派光明会を結成して救癩事業を続けていた大谷派教団がその論争に意見を表明することはなかった」ということである。その一方、浄土真宗大谷派は自らの雑誌『真宗』(一九四一年七月)に、教団外の愛生園医師・内田守人の文章を掲載する。それは、小笠原学説に反対し、「同時に国策としての隔離政策の強調を示しているもの」だという。こうした大谷派の対応は、教派外の『中外日報』読者層は視野の外で教派の読者をその方針に従わせればそれでよい、という姿勢を意味している。教派の僧侶でもある小笠原には、僧職で生計を立てていないにしても、無言の圧力であろう。ここでは『中外日報』というより、広いメディアを介した言論の公共性の場が無視され、機能していない。

もちろん、すでに真宗大谷派は絶対隔離政策に加担したことを謝罪する声明「ハンセン病に関わる真宗大谷派の謝罪声明」を公表し、患者の立場を支援した活動を熱心に行なっている。しかし、こうしたメディア対応は、大谷派だけの問題でも過去の問題でもなく、今日、企業を始めさまざまな団体にもみられることである。日本相撲協会の二〇一〇年の野球賭博問題でも、日本柔道協会の二〇一二年の暴力告発問題でも、公共的ジャーナリズムの報道を無視した内部引き締めに走ったことは記憶に新しい。ただし、今日ではそうした公共性を無視した組織行動を許さない世論があり、それを無視できない管轄官庁、相撲協会や柔道連盟の場合は最終的に文科省が行政指導をして、それなりの解決をみたということである。とはいえ、本来あるべき姿としては、国家権力以前の「公共性」が力を持たなければならないし、それを受け止める団体組織でなければならないであろう。

一般新聞の隔離政策同調

これとは逆に、戦後でさえこの絶対隔離政策に関して、公共的ジャーナリズムが真の公共性を見失い、国家の伝声管に成り下がっていたほうが多い。敗戦前はとくにそうであるが、戦後も「らい予防法」の廃止まで、そうした論調に変わりはない。

一九六〇年一月、「野放しのライ患者」と題する新聞記事が掲載された(12)。発端は、「多磨全生園」に入所していた女性の死体が見つかった事件であったが、「同園の収容患者たちは、周囲の生垣にいくつも穴をあけて、無断外出通用門をつくり、買い物から、飲酒、競輪通いまでしており、地元民の心配をよそに野放し状態である」としている。「らい予防法」国家賠償請求事件で、熊本地裁はこの記事が出た根本原因として厳しい外出制限規定をもつ「らい予防法」を断罪しているが、この記事そのものが恐怖をあおる表現になっている(13)。同様の新聞報道で、多磨全生園から静岡の駿河療養所へ列車で移動中、鉄道公安員に下車させられ、それが「らい病患者、列車内にて捕まる」という記事になり、当然本人も家族も深く傷つけられたという(14)。偏見を煽る記事が新憲法下でも長く続いているのである。

逆に、敗戦から「らい予防法」成立の一九五三年までの朝日新聞（ハンセン病関連記事が最も多い）では、最も多いのが「救ライ」記事であり、とくに数の多い光田健輔の記事でも「『救ライの父』という面が一方的に強調され、強制隔離政策の推進者という面はまったく省みられていない」という(15)。二番目に多い医学的知見の記事でも、プロミンの効果などに終始し、「偏見・差別を洗浄して行こうというような姿勢はみられない」というのである。

しかし、それ以上に問題なのは、「癩予防法」改正の患者運動が激しく行なわれている時期なのに、この運動の記事の数量が第三位で、しかも「『トラブル』扱いは一貫しており、『人権闘争』、『人間回復闘争』といった視点はまったくうかがえない」ことであろう(16)。結局、この闘争はもとの法律の絶対隔離方針を変更させることができず、強権的強制的な「終生隔離」を前提としたうえで療養所生活の改善を可能にしたにとどまった。それは、患者の置かれた人権侵害状況の情報を療養所内にとどめず、国民に知らせるという報道機関の存在意義を損なっているものといわざるをえない。

その後、一九六〇年までは、「黒髪校事件」（黒髪小学校の親たちがハンセン病患者の未罹患の子どもたちの通学に対して反対運動をした事件。「龍田寮事件」ともいう。）に関する記事が最多になったが、それでも「中立な立場」からの報道で、人権視点は弱いという(16)。一九六一年以降、一九九〇年末まででは、対外的な「救済ライ」活動や患者文芸の紹介など、当たり障りのない記事が多くなったほかは、政府の絶対隔離政策に同調する記事がほとんどであり、一九七六年以降は四番目に多い「理解」を求める記事の〈理解〉の意味が、「国・社会の側からの『救ライ』から患者らの側の『差別・偏見解消』などへと、質的に進化している」という。本来はこれと矛盾することだが、「『救ライ』に尽くした人等に関する記事も依然として多い」という(18)。「救ライ」に尽くした人とは、人権侵害の「癩予防ニ関スル件」「癩予防法」「らい予防法」を推進した人物が主流であり、その評価が逆転するのは一九九六年の「らい予防法」廃止や二〇〇一年の熊本地裁判決後のことである。

ハンセン病問題に最も関心を寄せた戦後の朝日新聞でさえも、「人権」という視点から絶対隔離政策と療養所生活について、国民に情報提供をすることは皆無に近かった。それはなぜなのか。そのことを、すべての報道機関は自己吟味することが必要ではないだろうか。

【五】 国家という身体

全員終生絶対隔離政策の妄想と挫折

継続された人権侵害

明治以降の近代化の過程で、日本国家は他国に例を見ない患者の絶対隔離、すなわち強制的な「全員隔離政策」を長期にわたって推進することになった。いわゆるハンセン病国家賠償訴訟事件の熊本地裁確定判決（二〇〇一年）によれば、遅くとも一九六〇年以降は厚生大臣の患者隔離政策が、また一九六五年以降は国会議員の立法不作為が、いずれも違法かつ有責であるという(1)。

しかし、それは日本国憲法の施行を前提した法律判断でしかない。倫理判断なら、人権の普遍性を前提とするべきであり、あるいは一歩譲っても「人権宣言」の世界史的事実を前提にするべきである。その場合、一九〇七年の「癩予防ニ関スル件」自体が、浮遊患者に対する警察による強制収容である以上、自由権の根本的な侵害であろう。だが、明治憲法は人権を認めず、臣民の権利を法律の枠内で認めているので、違法にならないだけのことである。

では、日本国家は患者・元患者たちの抵抗にあいながら、なぜ九〇年間も長く多数の人員と国家財政を投じ、彼らの人権侵害を維持し続けてきたのか。

国家の歪んだ羞恥心

それはなぜなのか。その特異な政策の背景を確認しておきたい。まずは、浮浪患者の隔離収容政策の本格的導入である「癩予防ニ関スル件」（一九〇七年）の制定にいたる前史をみておかなければならない。

一九〇七年の時点では、すでに自由民権運動が後退し、国権主義がはびこっていた。そして、この二年前（明治三十八年）に「日露戦争」にかろうじて勝利はしたが、幕末に欧米と結んだ不平等条約改正の課題として、まだ関税自主権の回復が残っていたのである。こうした欧米との不平等な関係の克服では、やっと一八九四年に欧米人に対する「領事裁判権」（治外法権）を撤廃したばかりであった。この撤廃のため、明治政府は日本が法制度の水準だけでなく文化一般の水準で欧米と同等なことを示そうと、あらゆる方策をもちい、今から見れば実に滑稽なことまでしたのであった。その一例は、政府高官夫婦が欧米風に着飾って参加した鹿鳴館の舞踏会であろう。

そうした風潮のなかで、欧米では流行が収束したハンセン病の患者たちが、欧米人の観光訪問地である神社仏閣に集まり「物乞い」をしているという事態は、国政の指導者にはもちろん、少しでも欧米文化に触れた者にとっても「この恥ずべき病者を多くもっていることは文明国の恥である」（光田健輔）と痛切に感じられた(2)。あるいは、公の講演で「癩が日本の国家の体面を穢しておりヨーロッパ各国殊に英国、独逸、オランダ、ベルジューム、スイス、オーストリヤ、デンマーク等には全然ないのであります」（綱脇龍妙）ということまで言及したという(3)。そして、患者数がインドに次いで多いというのは「国家の恥辱」であると、新聞にまで書かれたのである(4)。

彼らにとって、ハンセン病問題は、まず国家の恥や体面の問題であった。そのとき、参考にされたのが、すでに存在していた欧米人中心のキリスト教関係者たちによるハンセン病施設での貧民救済的および伝道的な隔離と、第一回国際らい会議（一八九七年、ベルリン）決議から誤って伝えられた全員の絶対的隔離であった(5)。それらをもとに、彼らは政府に働きかけた。まずは、光田は自らの勤務する東京市立養育園の長である渋沢栄一が開催した会合で衆議院議員や内務省衛生局長などに講演し、綱脇は内務省衛生局長と面会している(6)。一九〇九年の法律施行と同時に全国五つの公立療養所が「浮浪ライ」患者を対象に設置されたとき、光田はその医長として仕事を始め、その後、国のハンセン病対策を主導していくことになった。そのとき綱脇は、一九〇六年すでに創立していた私立療養所をやめようとしたが、内務省衛生局長に勧められて公立療養所が対象としない家庭内患者を自発的に入所させる「補完」施設として発展させることになったのであった(7)。当然、キリスト教関係療養所も綱脇の施設と同じ位置づけとなる。こうして、公立私立の療養所は、国家の絶対隔離政策の両輪となったのである。

こうして、まずは文明国の〝恥〟を隠すために「絶対隔離」を目指した公私立療養所体制がとられた。しかし、これは国際会議の成果を誤解した対策であった。さらに、国家の歪んだ羞恥心からの対策だといわざるをえない。その羞恥心は、患者を見捨てていることに対してではなく、患者数の多さや、物乞いで国家の体面を穢していることに対してだからである。

刑務所以下の懲戒制度

以上のハンセン病患者施策には、二つの問題があった。一つは、公立療養所の強制収容の結果として所内で起きる患者の抵抗や脱走である。そもそも保健は内務省管轄事項であり、放浪患者の収容であったため、当初の所長以下の職員が警官出身で強権的になりがちなのは異例ではなかった(8)。また、医師が療養所長になってからも、療養所内の強制的な体制に変更はなかった。そこで、療養所に出世していた光田健輔医師などが、強制的に隔離された患者の不満を抑え込むためには、所長に入所者への懲戒権を与える必要があると強く主張したのである(9)。

そこで一九一六年、警察に認められていた「懲戒検束権」を所長に与える法律改正がなされた。それに伴い、療養所内に刑務所代わりの監房が設けられた。懲罰は、謹慎、減食、監禁などであり、最も重い監禁は、逃走やその援助、職員への暴行や脅迫などに対して課された。これらの懲罰は、所長が、そして実際には職員も恣意的に行なうことが可能だったのである。そして、この懲戒施設は「特別病室」という名の、いわゆる重監房を全国に一つ、群馬県の「栗生楽泉園」に設けるに至る。その懲戒の過酷さは、収監者総数九三名中、二二名が事実上の「獄死」(凍死・衰弱死・自死)したという数字に示されている(10)。

こうした事態は、療養所当局に従わない患者にとっては、療養所が留置所や刑務所と変わらないことを意味するものである。しかも、「刑務所」での刑罰であれば、被疑者は裁判でその罪も罰も事実か適正かを審議されるが、重監房であれば各療養所長の判断で懲戒可能なのである(11)。もちろん、明治憲法が保障する権利はあくまで臣民の権利として法律の枠内の権利であり、療養所長の懲戒検束権は違憲ではない。しかし、近代的な人権概念からすれば、強制入所だけでも人身の自由を侵すことであり、さらに療養所長の懲戒検束権に至ってはさらに言論の自由を含めた自由権全般を侵害しうる重大な権限である。一歩譲ってみても、この場合、国家は患者を自らの有為の構成員として認めているとはいえないであろう。

絶対隔離の軍事的必要性

もう一つの問題は、暗黙裏の目標であった絶対隔離、すなわち患者全員の終生隔離が人数的に未達成なことであった。そこで一九三一年、「癩予防法」への改正を行ない、推定患者一万五〇〇〇人の全員隔離を「二〇年計画」で実施しようと、すでに始まっていた無癩県運動によって多数の国民を巻き込んで推進することになった。

しかし、この政策を採用するに至った理由は、たんに当初の目標を実現するためというにはとどまらない。また、全員を終生隔離し死滅を待つということは、たんに一つの伝染病を克服するというには止まらない意味がある。この点を見ていくことにしよう。

まず、絶対隔離を本当に実現する政策を採用するに至った理由についてみていきたい。当初は、絶対隔離が未達成でも、とりあえず欧米人の目から浮浪患者を隠すことができればよかった。しかし、第一次大戦後、日本がシベリア出兵を始め、外地に多数の兵士を派遣する必要が出てくると、伝染病は強兵政策の障害とみなされるようになった(12)。とくに、ハンセン病について隔離強化を進めるのは、結核にくらべて患者や家族の精神的打撃が強く、人数が少なく管理しやすいから、という説明が法案審議の衆議院で行なわれた(13)。これは、ハンセン病の絶対隔離がたんに患者数が少なく実行可能だというだけでなく、軍隊内に異質なメンバーを抱え、強固な団結を乱すことを恐れたということであろう。そうでなければ、伝染力が弱いうえ、徴兵検査で発見される患者数が一〇〇人程度では問題にする必要はないはずである(14)。

優生劣死の政策

次に、さらに重要な問題であるが、ハンセン病撲滅のために行なう絶対隔離の実現とは何を意味するか、ということである。伝染病の撲滅といえば、世界的に達成された例として「天然痘」のケースがある。しかし、それは患者に接触した周囲の人々への「種痘」によってであって、強制なしに行なわれた。あえて、患者全員に対して「死に絶える」まで一般社会からの隔離を強いるということは、患者を社会的に殺すということを意味する。それは、患者の自由を奪う、自由権全般への侵害だというには止まらない。患者の社会的な存在意義を抹殺するということである。

そして、絶対隔離政策は、伝染病の撲滅の前提として患者の死滅を待つ政策である。そのため、患者が患者を殖やすことになる生殖行為も、管理されることにならざるを得ない。つまり、「生まれた子どもにハンセン病が感染する可能性もある」ということである(15)。その極致が、光田健輔によって始められた「断種手術」である(16)。また、妊娠した場合には「中絶」が強要されることになる。これは、結婚の許可条件とされたというが、正規の結婚が問題とされるのでない以上、療養所に若い男女がいればすべて対象とされるであろうし、実際、結婚しない場合でも勧められ実施されている。これを法制化しようとして、国民優生法に取り込もうと帝国議会で審議されたが、遺伝病を対象としたため、明文化はできなかった。それでも、「故ナク生殖ヲ不能ナラシムル手術又ハ放射線照射ハ之ヲ行フコト得ズ」の禁止条項には該当しない「故ある」事例として、断種や中絶が継続された(17)。さらには、「嬰児殺」の場合もあったというが、患者撲滅の論理からすれば十分考えられる(18)。

以上のように、絶対隔離政策は、強兵政策の必要から推進され、患者を社会から排除して本人も子孫も「根絶やし」にする政策であった。これは、自由権の全般的侵害であるにとどまらず、患者を社会的に抹殺するものであり、人間に道具としての優秀さを求める優生劣死にゆきつく政策であった。

患者の人権覚醒と法改正要求

新憲法では、療養所入所者にも「選挙権」が認められた。そこで、一九四七年八月、群馬県の参議院議員補欠選挙の際に、政党の遊説隊が初めて栗生楽泉園を訪れた(19)。遊説隊は病人が作業をさせられている姿を見て驚き、患者はさまざまな不合理を訴えたのであった。そうしたなかで、患者たちは「人権主体」としての自覚を深め、生活擁護の委員会を立ち上げて患者大会を開き、厚生大臣と園長に宛てた要求書を決議した。そこには、半強制労働の廃止や生活保護法の適用、非民主的な職員の追放、重監房の実態告発などがあった。同様に、他の療養所でも自治会がつくられ、一九五一年に「全国国立療養所患者協議会」(全患協)が結成された。そして、強制収容や懲戒検束規定を廃止するなど「人権」に基づく五項目の「癩予防法」改正を政府に求めた(20)。国会議事堂前で入所者同士が集まり、ハンガーストライキなどをもってして、正当性への確信と切迫感をもって迫ったのであった(21)。

療養所長主張による絶対隔離継続

他方、戦争中の一九四三年、アメリカでハンセン病の特効薬「プロミン」の有効性が確認され、一九四七年に日本でもプロミン治療が始まり、翌年にはその国内生産が開始されたのである。そこで、一九四八年十一月の衆議院厚生委員会で、厚生省医務局長・東勇太郎は軽快者の退所を認め、絶対隔離政策を改める発言をしたのであった(22)。

ところが、一九五一年の参議院厚生委員会で、国立療養所長三人はいずれも絶対隔離政策の継続を主張した。一人はその継続を、二人はさらに法改正による絶対隔離の強制強化まで主張し、光田健輔は断種の徹底や逃走罪の創設まで主張したのであった(23)。その後、光田園長は他の二療養所の園長とともに国会で隔離強化の発言をくり返していく。この三園長証言を重視した厚生省は、その主張に沿って「癩予防法」の改定を準備し、一九五三年八月の国会で「らい予防法」に改定された(24)。それは、特効薬プロミンによる軽快退所者が出てきたにもかかわらず、また基本的人権尊重の新憲法下にもかかわらず、絶対隔離政策が多少形を変えても固定することを意味するものであった。しかも、一九四八年成立の優生保護法で患者の断種・妊娠中絶を合法化しており、少なくとも法的には戦前以上に過酷な制度になったのである。

療養所生活改善と絶対隔離固持

「らい予防法」公布直後、患者団体「全患協」は、支部長会議を開き、「らい」呼称改変、外出制限緩和、懲戒規定削除など、法改正を求める運動の開始を決定する。その後、患者労働による看護の職員への切り替えを求める闘いや生活費確保の闘いに対しては、厚労省も譲歩し徐々に応じていくことになる。

しかし、一九五八年の第七回国際らい会議（於東京）で、厚生省医務局長・小沢竜は未収容患者を感染源として隔離すると固執した報告をしている(25)。同時に、軽快退所基準を発表したが、それは軽快退所者を認めることで収容定員に余裕をつくり、他方で患者の強制隔離を進めるということなのであった(26)。

しかも、特効薬プロミンは療養所内でしか使用できないのであったから、たとえ軽度の患者であっても、治療のためには療養所から出ることができないという、まさに絶対隔離の巧妙な仕組みなのである。

絶対隔離政策の断念と入所者への補償

一九九四年、ハンセン病患者支援の藤楓協会理事長・大谷藤郎（一九七二年に国立療養所課長、医務局長を歴任し、一九八三年退官。一九二四年〜二〇一〇年）が「らい予防法」廃止と生活保障の新法制定を求める見解を発表すると、雪崩を打ったように患者自治会、国立ハンセン病所長連盟、日本らい学会など関連団体が賛同し、一九九六年に実現することになった(27)。それは、患者の高齢化など社会復帰困難な状況と人権侵害の「らい予防法」廃止の両立に悩む患者自治会に解決策を提示したからであった。

しかし、国の絶対隔離政策による、深刻で長期の人権侵害について、政府は実質的に責任を取らないものであった。そこで療養所入所者十三人が、ハンセン病対策は憲法違反の人権侵害であるとして、国の責任を問う国家賠償請求の裁判を一九九八年熊本地方裁判所に起こしたのである(28)。そして、全面勝訴の熊本地裁判決に対して、政府の政策が「多くの患者の人権に対する大きな制限、制約となったこと」を深刻に受け止め、控訴を断念せざるをえなかったのであった(29)。ただし、政府の職員削減などにより療養所生活が危機に陥っており、全国ハンセン病療養所入所者協議会（全療協）がハンガーストライキと座り込みまでして、職員増員を迫らざるを得ない状況にある(30)。

パニックと専門家支配

なぜ、ハンセン病は、急速な伝染性もなく致死性もないにもかかわらず、大勢の人々に恐怖を与え、「パニック」ともいうべき大運動まで引き起こしたのだろうか。もちろん、直接的には病の原因や後遺症について誤解し、無知であったことによる。しかし、それだけなら、患者を孤島に終生隔離し、根絶やしにしようと「無癩県運動」まで起こすようなことにはならない。そのことは、近代以前の時代の人々のハンセン病対応から明らかであろう。

では、近代には何が加わって、こうした狂信的な患者迫害が積極的に行なわれ、継続することになったのだろうか。近代以前に存在しなかった要素の第一は、専門家の強力な社会的影響力であろう。ハンセン病は、怖れられるにもかかわらず、その病原体は毒キノコや蜂のように素人の経験から明確に判断できるものではない。多数を占める素人は、恐怖の対象について無知であればあるほど専門家の提供情報に頼らざるを得なくなる。そして実際、戦後、ハンセン病患者の強制隔離政策の見直しが患者側から求められたとき、国会は、その専門家としての貢献ゆえに文化勲章を授賞された光田健輔をはじめ、三名の国立療養所長に証言を求めた。その際、彼らは患者側の要望を全面否定し、強制隔離の続行に有利な情報を提供した。その結果、国会は患者の基本的な要望を認めない新立法を行なったのである。

このように、国のハンセン病対策は、民間の医師団体でも大学の医学部関連講座でもなく、まして患者団体でもなく、療養所長会議によって牛耳られていたのである。そして、一般市民やその代表に対する専門家によるこうしたミスリーディングが何をもたらすかは、二〇一一年に露呈した「原発安全神話」の崩壊によっても明らかであろう。

第二に、国家権力の私生活への介入支配と情報操作の問題がある。現代国家は、行政国家と呼ばれ、国民の代表であるべき議会が憲法に規定する「国権の最高機関」としての役割を十分発揮できなくなっている。それは、経済政策と社会保障政策を国家が担うことによって財政と情報を手中に収めることからくる必然的な現象である。この危険性は、やはり一昨年の原発事故時の「放射能汚染情報」について思い起こせば自明であろう。それゆえ、リスク情報を行政府に独占させず、主権者である国民に正確に届くようにするシステムを考案し、確立しなければならない。

第三に、国家が大衆動員を可能にするメディアや社会組織の存在の問題である。ハンセン病患者の絶対隔離政策について、内務省や厚生省などは単独で自己完結的に遂行したのではなかった。メディアを利用したり、有力な宗教団体に協力を求めたりしたのであった。ここから、政府の方針に無批判的に追随したり無用のパニックに陥ったりすることを防ぐために必要な注意点を引き出すべきであろう。

以上の三点のなかで、特に第一点の問題は大きい。専門家は、責任ある自分の行為がどんな社会的帰結をもたらすか、それを考え抜くことをしないのが、「専門バカ」(Fachideot) である。そうした専門家が権力と結びついたときの恐ろしさ、それを再確認しておきたい。

＊註

【一　〈病〉の文化的、歴史的意味】

〔1〕青木美憲（国立ハンセン病療養所邑久光明園医師）「医療者として向き合うハンセン病問題」財団法人大阪府人権協会　http://www.jinken-osaka.jp/essay/vol28.html

（2）感染症の予防及び感染症の患者に対する医療に関する法律（一九九八年年制定、一九九九年四月一日施行。二〇〇七年四月一日「結核予防法」を統合）。
（3）日本ハンセン病学会「医療従事者向け手引き」 http://www.hansen-gakkai.jp/doc/iryo.pdf
（4）癩という語については、歴史的文脈で使用されている場合、本稿で説明する文中で使用する。
（5）「自百濟國有化來者 其面身皆斑白 若有白癩者乎」（百済国より化来る者有り。其の面身、皆斑白なり。若しくは白癩有る者か。）
（6）神美知宏、藤野豊、牧野正直『ハンセン病と人権・一問一答』（解放出版社、二〇〇五年）六八頁。
（7）内田博文、神美知宏、鈴木則子、延和聰、藤井謙二、藤野豊、八尋光秀編著『ハンセン病をどう教えるか』（解放出版社、二〇〇三年）二頁。「悪疾、謂白癩也、此病、有虫食人五藏、或眉睫墮落、或鼻柱崩壊」。
（8）新村拓『死と病と看護の社会史』（法政大学出版局、一九八九年）七七―八一頁。
（9）内田他、三頁。
（10）神他、六八頁。
（11）神他、七三頁―七四頁。
（12）東京国立博物館HP 画像検索「一遍上人絵伝 巻第3」、画像番号「C0081693」
http://webarchives.tnm.jp/imgsearch/show/C0081693
（13）「最近では、叡尊らの諸活動についての研究が進み、旧仏教の改革者というより、鎌倉新仏教のもう一つの典型と捉え直されつつある。」（松尾剛次「二 栄尊の生涯」、松尾剛次編『持戒の聖者 叡尊・忍性』（吉川弘文館、二〇〇四年）一三頁。
（14）神他、六八頁。
（15）和島芳男『叡尊・忍性』（吉川弘文館、二〇〇七年〔初版、一九五九年〕）一〇七頁。細川涼一「五 忍性の生涯」、松尾編、一一七頁。
（16）和島、一一四頁、一二九頁。
（17）和島、一二九頁。細川、一三三頁。日高洋子「忍性と福祉の領域に関する一考察」『埼玉学園大学紀要 第九号

人間学部篇』(二〇〇九年)一五一頁。黒板勝美編『新訂増補　国史大系　第31巻　元亨釈書』(吉川弘文館、一九六五年)二〇三頁。
(18)松尾、三六頁。『鎌倉旧仏教』日本思想体系一五(岩波書店、一九七一年)二一二頁。
(19)叡尊(細川涼一訳注)『感身学正記　1』東洋文庫(平凡社、一九九九年)三〇七頁―三〇八頁。
(20)同書、同頁。
(21)松尾、三六頁―三七頁。
(22)叡尊、二八九頁及び二九二頁。和島、一七六頁―一七七頁。
(23)神他、七〇頁。
(24)「第二　一九〇七年の『癩予防ニ関スル件』」の「第1　近世の癩病観とその形成過程」、『ハンセン病問題に関する検証会議　最終報告書』(日弁連法務研究財団、二〇〇五年)九頁―四三頁。以下、『最終報告書』と略記。
http:jlf.or.jp/work/pdf/houkoku/saisyu/1.pdf
(25)『最終報告書』一一頁。
(26)米良重直起請文「今生者成白癩黒癩、来世者阿鼻无間大地獄可堕者也」
http://www.geocities.jp/libell8/8byakurai.html
(27)『最終報告書』一一頁。
(28)同書、同頁。
(29)『最終報告書』九頁、一〇頁。
(30)『最終報告書』一一頁。
(31)『最終報告書』一〇頁。
(32)同書、同頁。
(33)『最終報告書』二八頁―三七頁。
(34)藤野豊『ハンセン病と戦後民主主義』(岩波書店、二〇〇六年)二頁―三頁。
(35)山本須美子、加藤尚子『ハンセン病療養所のエスノグラフィ』(医療文化社、二〇〇八年)三六九頁。

（36）光田健輔『回春病室』（朝日新聞社、一九五〇年）二五頁。
（37）漢方医後藤昌文による起廃病院（東京、一八七五年〔鳥取県立公文書県史編さん室『鳥取県の無らい県運動』鳥取県、二〇〇八年、九頁〕）や、西洋医光田健輔による回春病室（東京、一八九九年〔光田、前掲書、一一頁〕）などがある。
（38）光田、前掲書、一〇頁。
（39）藤野、前掲書、一二頁。
（40）藤野、前掲書、二頁。
（41）光田、前掲書、二二頁。
（42）http://www.ndl.go.jp/constitution/etc/j06.html
（43）http://www.ndl.go.jp/constitution/shiryo/01/002_46/002_46tx.html
（44）川崎正明（好善社）「『らい予防法』廃止と今後の課題」http://www.kt.rim.or.jp/~kozensha/CONTENTS/hansen-rekishi.htm
（45）光田、前掲書、一六九頁。
（46）「第十八　アイスターホテル宿泊拒否事件」『最終報告書』七三五頁以下。http://www.jlf.or.jp/work/pdf/houkoku/saisyu/18.pdf
（47）平沢保治『世界ハンセン病紀行』（かもがわ出版、二〇〇五年）一九頁。

【二　恐怖とパニック】
（1）感染症情報センター「ハンセン病」http://idsc.nih.go.jp/disease/leprosy/page01.html
（2）感染症情報センター「ハンセン病医療関係者向け２）」http://idsc.nih.go.jp/disease/leprosy/page03.html
（3）神、藤野、牧野、前掲書、一一頁。
（4）感染症情報センター「ハンセン病（医療関係者向け１）」http://idsc.nih.go.jp/disease/leprosy/page02.html
（5）青木美憲（国立ハンセン病療養所邑久光明園医師）「医療者として向き合うハンセン病問題」財団法人大阪府人権

協会　http://www.jinken-osaka.jp/essay/vol28.html

（6）感染症情報センター「ハンセン病医療関係者向け2）」。青木美憲（国立ハンセン病療養所邑久光明園医師）「医療者として向き合うハンセン病問題」財団法人大阪府人権協会　http://www.jinken-osaka.jp/essay/vol28.html

（7）『最終報告書』九頁以下。http://www.mhlw.go.jp/topics/bukyoku/kenkou/hansen/kanren/4a.html

（8）『最終報告書』五二頁。

（9）「証人和泉眞藏　意見書」『ハンセン病違憲国賠裁判全史』第二巻（神美知宏、谺雄二、国本衛他七名編、二〇〇六年）六〇頁。和泉は、国立療養所大島青松園外科医長等を務め、三十年間以上、ハンセン病医療に尽力してきた。以下、『裁判全史』と略記。

（10）光田、前掲書、自序（頁なし）、一一頁、三〇頁及び三二頁。『最終報告書』五六頁―五七頁。

（11）藤野豊「第一五回日本癩学会総会における小笠原登―圓周寺所蔵『小笠原登関係文書』の分析（1）」『研究紀要』第二一号（敬和学園大学、二〇一二年）五一頁。すでに一九四一年当時、『大阪毎日新聞』（一〇月三一日付夕刊）に「わが国癩治療界の大御所国立長島愛生園長光田健輔博士」と記載されていたという。

（12）同書、六一頁。

（13）神、藤野、牧野、前掲書、一四頁。

（14）光田、前掲書、二三頁。

（15）光田、前掲書、五〇頁及び五三頁。

（16）『中外日報』一九四一年五月二一日～二四日（藤野、前掲書、四六頁）。

（17）光田、前掲書、一五五頁以下。

（18）光田、前掲書、一五五頁。

（19）『最終報告書』七三頁。

（20）原告　荒田重夫「意見陳述書」『裁判全史』第二巻、八頁―一〇頁。

（21）神、藤野、牧野、前掲書、四六頁。

（22）犀川一夫「二〇世紀日本におけるハンセン病患者数と入所患者数の相関」『裁判全史』第二巻、七六頁。『最終報告書』七五頁。

〔23〕光田、前掲書、一五六頁。

〔24〕藤野、前掲書、一〇二頁。

〔25〕光田は、国会で「今年は二千人ほどどうしても拡張していただきたい。」などの要請をしている（『第七回国会衆議院厚生委員会議録』五号、一九五〇年二月一五日）。 http://kokkai.ndl.go.jp/SENTAKU/syugiin/007/0790/00702150790005c.html

〔26〕『最終報告書』一七八頁。

〔27〕『第七回国会衆議院厚生委員会議録』五号（一九五〇年二月一五日）『最終報告書』一二二頁。国会 HP http://kokkai.ndl.go.jp/SENTAKU/syugiin/007/0790/00702150790005c.html

〔28〕『最終報告書』一七八頁。

〔29〕第一二回国会　参議院厚生委員会会議録より（昭和二六年一一月）。愛媛県庁 HP http://www.pref.ehime.jp/h25500/4404/sanentyousyougen.html
全文 http://www.max.hi-ho.ne.jp/nvcc/MO5.HTM

〔30〕藤野豊『戦争とハンセン病』（吉川弘文館、二〇一〇年）一四八頁。

〔31〕藤野、一五〇頁。

〔32〕『最終報告書』四五九頁－四六一頁。

〔33〕『最終報告書』四六〇頁－四六一頁。翌年の一九五二年に、全癩患協は「らい予防法改正促進委員会」発足させている（同書、九七頁及び一〇二頁）。

〔34〕『最終報告書』一二七頁。一九五二年一〇月二三日、全癩患協は厚生省との懇談会で、「人権の尊重」として(1)「秘密保持―検査並びに消毒方法の改善」、(2)「強制収容反対」、(3)「癩家族の優生手術反対」、(4)「懲戒検束規程の廃止―園長の警察権保持反対」、それに(5)「家族の生活保障」の五項目を要望した。「らい予防法」参照。http://www.mognet.org/hansen/law/law_showa.

【三　表象としての〈病〉】

〔1〕らい予防法（一九五三年施行）第六条。http://www.mognet.org/hansen/law/law_showa.html

〔2〕山本、加藤、前掲書、三六九頁。

〔3〕同書、三六八頁－三六九頁。

〔4〕明治三九年十一月八日発行、『最終報告書』四三五頁。

〔5〕『最終報告書』四三五頁。

〔6〕参考、「身延深敬病院の運営方法――募金活動に関して――」『山梨医大紀要』第十七巻（二〇〇〇年）六頁－九頁

【四　病とメディア】

〔1〕藤野豊「文学と映画に描かれたハンセン病」『ハンセン病をどう教えるか』（解放出版社、二〇〇三年）一一二頁。

〔2〕小川正子『〔復刻版〕小島の春』（長崎出版、二〇〇九年）二八二頁。

〔3〕小川、一九頁。

〔4〕光田、一五四頁。

〔5〕小川、二八二頁。

〔6〕「原告　荒田重夫　意見陳述書」『裁判全史』第二巻、九頁。荒田は、山本俊一著『日本らい史』（東京大学出版会、一九九七年）の記述を引用し、断罪している。

〔7〕光田、前掲書、八〇頁。

〔8〕藤野豊「第一五回日本癩学会総会における小笠原登―圓周寺所蔵『小笠原登関係文書』の分析（一）」『研究紀要』第二一号（敬和学園大学、二〇一二年）四四頁－四五頁。『最終報告書』四四二頁。

〔9〕藤野、四五頁。『最終報告書』四四二頁。

〔10〕『中外日報』一九四一年五月二十一日～二十四日（藤野、四五頁）。

〔11〕藤野、四六頁－四七頁。

〔12〕読売新聞、一九六八年一月十一日付。

(13)「らい予防法」違憲国家賠償請求事件熊本地裁判決(平成十三年五月十一日)。
(14)沖浦和光・徳永進編『ハンセン病排除・差別・隔離』(岩波書店、二〇〇一年)一九三頁。
(15)『最終報告書』五八〇頁。
(16)同書、五八一頁。
(17)同書、五八三頁。
(18)同書、五九二頁。

【五 国家という身体】

(1)事件の正式名称は正式事件名は「らい予防法」違憲国家賠償請求事件である。判決文全文は以下の弁護士のHPにある。http://www.lawyer-koga.jp/hansen10-zenbun3.htm
(2)光田、二二頁。『最終報告書』五六頁。
(3)綱脇龍妙「関西経済倶楽部における講演」(一九三八年五月)、『最終報告書』四三五頁。
(4)『最終報告書』五六頁。
(5)『最終報告書』六一一頁。
(6)光田、三二頁。『最終報告書』四一七頁。
(7)『最終報告書』四一七頁―四一八頁。
(8)『最終報告書』五九頁。
(9)多磨全生園患者自治会編『倶会一処―患者が綴る全生園の七十年―』(一光社、一九七九年)。『最終報告書』六〇頁。
(10)宮坂道夫『ハンセン病重監房の記録』(集英社新書、二〇〇六年)。『最終報告書』一一四頁。
(11)ハンセン病国賠訴訟を支援する会・熊本、武村淳編『楽々理解ハンセン病』(二〇〇五年、花伝社)三〇頁。
(12)『最終報告書』七四頁。
(13)『最終報告書』七三頁―七四頁。
(14)『裁判全史』第二巻、六八頁。

〔15〕「らい予防法」違憲国家賠償請求西日本弁護団編『九〇年目の真実——ハンセン病隔離政策の責任』（かもがわ出版、一九九九年）一一八頁。

〔16〕光田、一九四頁以下。

〔17〕『最終報告書』七七頁。

〔18〕宮坂、前掲書、一一五頁。原典は、中国新聞の二〇〇一年五月一二日の記事である。

〔19〕『最終報告書』一一三頁―一一四頁。

〔20〕『最終報告書』一二五頁―一二六頁。ハンセン病国賠訴訟を支援する会・熊本、武村淳編、前掲書、三五頁。

〔21〕神、藤野、牧野、前掲書、三八頁。

〔22〕『最終報告書』一七八頁。

〔23〕第一二回国会　参議院厚生委員会会議録より（昭和二十六年一一月）。
愛媛県庁 HP http://www.pref.ehime.jp/h25500/4404/sanentyousyougen.html
全文 http://www.max.hi-ho.ne.jp/nvcc/MO5.HTM

〔24〕神、藤野、牧野、前掲書、三七頁。

〔25〕『最終報告書』八六〇頁。

〔26〕神、藤野、牧野、前掲書、八三頁～八四頁。

〔27〕神、藤野、牧野、前掲書、八四～八五頁。

〔28〕熊本日日新聞社編『検証・ハンセン病史』（河出書房新社、二〇〇四年）巻末年表。菊池恵楓園と鹿児島県の星塚敬愛園の入所者十三人が熊本地裁に国家賠償請求訴訟提訴を行なった。

〔29〕ハンセン病問題の早期かつ全面的解決に向けての内閣総理大臣談話 http://www.mhlw.go.jp/topics/bukyoku/kenkou/hansen/hourei/4.html

〔30〕全国ハンセン病療養所入所者協議会「実力行使決議」（二〇一二年七月十八日）
http://www.hansenkokubai.gr.jp/topics/20120718.html

映画における放射能汚染の表象
――見えない恐怖を見せる

西山智則

西山智則　*Nishiyama Tomonori*

関西学院大学文学部卒業、関西学院大学大学院文学研究科博士課程単位取得満期退学。現在、埼玉学園大学人間学部准教授。専門は19世紀アメリカ小説、アメリカ映画論。
主要著書　「戦慄の絆──『ウィリアム・ウィルソン』・シャム双生児・（コン）テクスト」『共和国の振り子──アメリカ文学のダイナミズム』（英宝社、2003年）、「食べることの詩学──映画におけるカニバリズムと拒食症」『埼玉学園大学紀要　人間学部篇第13号』（埼玉学園大学、2013年）、『恐怖の君臨──疫病・テロ・畸形のアメリカ映画』（森話社、2013年）など

【二】〈病〉の文化的・歴史的意味

放射能という〈病〉──文化研究から考える原子力

こんな映画《ゆめ》を見た──マタンゴとは何か

大学助教授の男性とその恋人を含む男女七人が、ヨットで航海中に遭難し、無人島に漂着する。食べ物が乏しくなり、彼らはそこに生い茂っている不気味なキノコを食べはじめる。本多猪四郎監督のカルト映画『マタンゴ』(一九六三年)は、こう展開する。「マタンゴ」というキノコを食べた彼らは、一人また一人とマタンゴに変身してゆき、最後に助教授と恋人が生き残るが、アダムに知恵の実を食べることを誘惑したイブのように、彼女は助教授に「先生、美味しいわよ」と、キノコを勧めてくるのである。一人だけ東京に生還した主人公はその体験を物語るものの、発狂したと思われて精神病院に収監されてしまう。彼の物語は極限状態が見せた「幻想《ゆめ》」だったのだろうか。

カルト映画として意外に評価が高い『マタンゴ』。この映画がなぜ、日本人の心に焼きついたのだろうか──。マタンゴは放射能実験による「突然変異」で誕生したという設定であった。不気味なマタンゴは、原爆のキノコ雲を連想させ、顔の半分がキノコに変貌した人間たちが被曝者の姿と重なったからである(図1－1)。放射能に汚染された廃船も登場し、一九五四年にビキニ環礁の水爆実験で被曝した「第五福

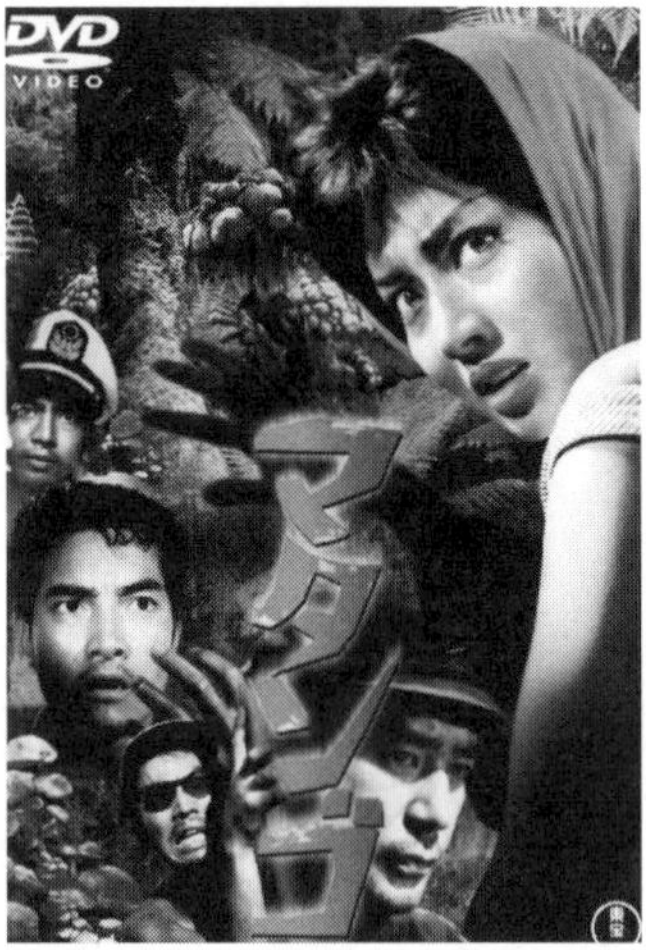

図1-1　キノコ雲の表象（本多猪四郎『マタンゴ』Ⓒ東宝）

竜丸」を連想させる。本多猪四郎は『マタンゴ』を通して、日本につきまとってきた「悪夢」を再現したのだった[1]。原爆投下以後ずっと、日本人たちは「こんな（悪）夢を見た」のである。

「こんな夢を見た」と始まる物語といえば、夏目漱石の『夢十夜』を思いだすだろう。だが、「こんな夢を見た」と始まる映画がある。黒澤明が見た夢を描いたオムニバス映画『夢』（一九九〇年）だ。『夢』の六話目に配置された「赤富士」では、赤く染まる富士山が描かれるが、それは夕陽によるものではない。付近にある六つの原子力発電所が事故で爆発したからだ。主人公（寺尾聰）らが逃げ回り、子連れの女性は「原発は安全だ。危険なのは操作ミスで、原発そのものに危険はない。絶対ミスは犯さないから、問題はないと抜かしたやつは許せない」と叫び、「みんな縛り首にしなくちゃ」と怒号が飛び交う。そして、「目に見えない」放射能が着色され、「目に見える」ようにされた色とりどりの放射能の霧が迫ってくる。「あの赤いのはプルトニウム二三九、あれを吸い込むと、一千万分の一ミリグラムでも癌になる」「黄色いのはストロンチウム二三九、あれが身体の中にはいると、骨髄にたまり白血病になる」「紫色のはセシウム一三七、生殖腺に集まり、遺伝子が突然変異を起こす、つまりどんな子供が生まれるかわからない」などの声が響く。人々を襲う赤、黄、紫の放射能の霧——。群集が海へと入水自殺するという終末的世界が描かれる。

第七話の「鬼哭」では、核戦争の放射能禍によって、人類は鬼のような角が生え、マタンゴのような巨

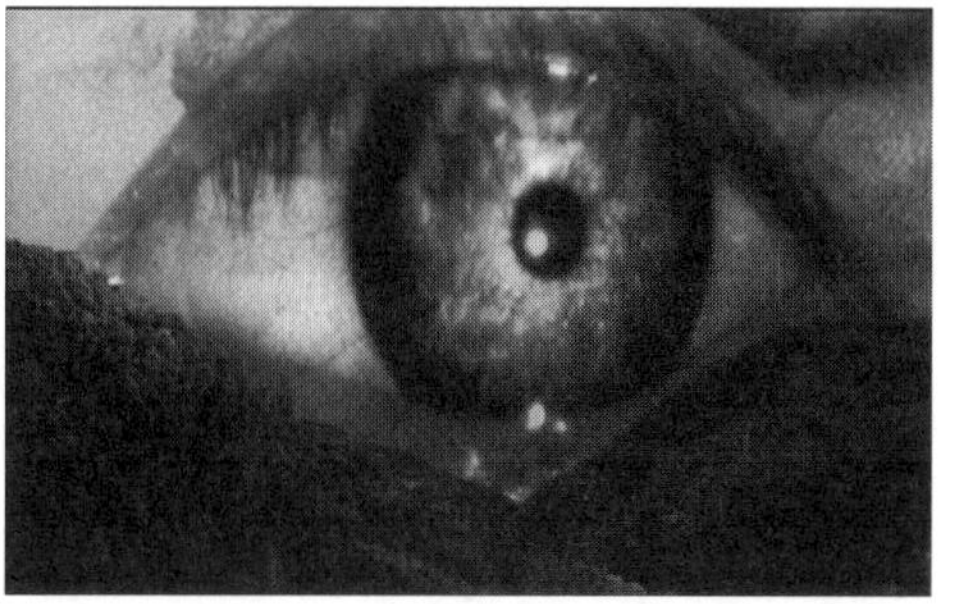

図 1-2　奇妙なキノコ雲（黒澤明『八月の狂詩曲』©松竹）

大なタンポポが綿毛を飛ばす近未来が描かれる。黒澤は長崎で被曝した老女がひと夏を孫たちと過ごす『八月の狂詩曲』（一九九一年）を制作したが、そこでは、原爆のキノコ雲を不気味で巨大なひとつの眼として描いている（図1－2）。象徴派の画家ルドンの『眼＝気球』（一八七八年）を思わせる映像である。黒澤明が「心の一番奥にしまってある恐れ」を心象風景として描いたのが、晩年のこの『夢』だった。第四話の「トンネル」では、亡霊兵士の一団がトンネルから黒い狂犬とともに行進してきて、彼らに元中隊長は「お前たちは戦死とはいえ犬死だ」と告げてくる。フロイト心理学風にいえば、深層心理に封印してきた「不気味なもの」の回帰である。ＳＦ映画は原爆に関する悪夢を銀幕に映し出してきたが、東日本大震災では、黒澤の「夢」が実現してしまったのだろうか。

「三・一一」を読む――病気と文学と放射能

東日本大震災「三・一一」は日本にとって深い「傷」を残した。だが、災害が爪痕を残す風景は、廃墟のように棄てられた「空白」であってはならない。これから何かが書き込まれるべき場所である。黒澤明は『羅生門』（一九五〇年）の最後において、戦で焼け野原と化した都で捨て子を拾って、育てる決意をする志村喬の姿に戦後復興の希望を重ねていたが、東日本大震災から何かが創造されなくてはならない。松岡正剛は「創造の『創』には『きず』という意味が含まれている。それゆえ絆創膏とは、その創を絆としてバンディングしていくことをいう……『傷』をもってこれを新たな『創』として読み替えていく必要がある」ことを説く(2)。傷に貼り、それを癒す絆創膏。「創《きず》」は何かを「創《つく》」るはずである。

また、放射能拡散の問題を「三・一一」の副産物のように「未曾有の自然災害」の構図の中に収めることに反対する矢部史郎は、「三・一一」ではなく、「三・一一の思想」を説いている(3)。放射能は密封して管理されることが前提であり、これまで放射能の測定単位が日常であふれた環境はなかった。それゆえ、放射能物質に関する公衆衛生学も、まだ日本には存在しない。見えない細菌の存在が証明されていない時代は、人間が病気になる理由がわからなかったが、現在、放射能の公衆衛生学はまだそうした段階にあるという。矢部の言葉を用いれば、「歴史上かつてない規模の人体実験」が行なわれてしまっている(二〇頁)。三月一一日翌日以降、新しい時代が始まり、それに対応する「三・一一の思想」が希求される。放射能という人類未経験の〈病〉に、どう対処してゆけばよいのだろうか。

そもそも、〈病〉を扱うのは医学だけの領域ではない。すでに一九八八年、小説や評論などさまざまな分野で活躍していたスーザン・ソンタグは『隠喩としての病』において、そのことを指摘していた(4)。治療や原因が分からない病気は、不安が空想を生みだし、隠喩化されて怪物のイメージをおびる。そうして病は支配力を増してゆくのだ。未知の存在にイメージが付加されて、恐怖が増大する危険を彼女は考えたのである。またそれとは逆に、病のロマンチックなイメージが膨れあがりもする。日本文学において結核で衰弱してゆく可憐な乙女の姿を思いだせばよいだろう。たとえば、堀辰雄の『風立ちぬ』(一九三八年)を(5)。美女の死は文学の重要なテーマであり続けてきた。さまざまなイメージを病気に与えるのをやめ、非神話化し、病は純粋に〈病〉として把握することをソンタグは薦めるのだ。

黒澤明は『生きものの記録』（一九五五年）において、原水爆の放射能に対する「恐怖」に怯えるあまり、家族の反対も押し切り、一家で日本を脱出してブラジルへと移住しようとする老人（三船敏郎）の姿を描いた。最終的に、老人は自分の工場にも放火し、精神病院に収監され、太陽を見て地球が燃えていると叫ぶにいたる。肥大した恐怖が人間を飲み込み、狂気に追いやった「生きものの記録」である。「現実の病」も恐ろしいが、「病の隠喩」がふりまく恐怖も、また恐ろしい。「最も健康に病気になるには、隠喩がらみの病気観を一掃すること、なるたけそれに対処することが最も正しい方法である」（六頁）。——そうソンタグは訴えかける。

また、『表象は感染する』の著者ダン・スペルベルは、世代から世代へとゆっくり感染する表象は伝統（traditions）と呼ばれるもので、それは「風土病」に相当し、個体群全体に迅速に蔓延するものを流行（fashions）と呼び、「伝染病」にあたるように、「文化の伝染」という考えは昔から存在したことを示している。そして、疫学を文化的伝播の形態に応用するという「表象の疫学」を提唱している。「感染症の伝染は、ウイルスやバクテリアの複製によって特徴づけられる。ほんの時たまだが、複製がなされず変異が起こることがある……。これにひきかえ、表象は伝染するたびに変形を蒙りがちなものだ……。表象の疫学は、何をさておき表象の変形の研究である」(6)。一九七六年、リチャード・ドーキンスは、「模倣」を意味するギリシア語の語根「mimeme」から遺伝子「gene」の発音に似せ、文化遺伝子「ミーム」という言葉を発明したが、文化とは過去にあるものがずらされ、「複製」されてゆくものである。【三】では、「病をうつす女」という表象がどう時代を横断して、複製されているかを見てみたい。

サブプライムローン破綻による「百年に一度とも言われる世界恐慌と、未だ解明されぬ新たな疫病への不安」を抱える二〇〇九年七月、『文学界』の紙面において、古井由吉と島田雅彦ら小説家が文学のありかたについて対談していた。「明日にでも大地震が起こるかもしれない。世界恐慌が起こるかもしれない。そのときに人はどういうふうに文学、あるいは小説を求めるのか」という問かけがなされた(7)。本書の四名の論者もまた人間学部という文系の立場から、医者たちとは違う意味での「病の治癒」を目的としている。本論は、映画のなかで描かれた放射能がもたらす恐怖の隠喩を検証し、我々の悪夢を分析することで、放射能の不安を和らげ、現代日本の姿をあぶりだすことを目指すものである。

壁のメルトダウン――「虚構《フィクション》」と「現実《ノンフィクション》」と原発事故

ポール・ヴィリリオは『アクシデント――事故と文明』において、文明は事故を発明し、二一世紀の意識は事故によってのみ際立つしかないだろうと述べていた(8)。今後の新たな「創造」の契機になるのは、事故だけであろうという結論である。この「事故」の部分は、当然のことながら、「戦争」でも置き換えることができるだろうし、〈病〉であれば、もっと本書のふさわしい文脈になるだろう(9)。また、原発事故について松岡正剛はこうもいう。「ふりかえってみれば、蒸気船を発明することは難破を発明することであり、列車を発明することは脱線を発明することであり、原子力発電所を発明することは放射能汚染を発明することだったのだ。事故こそが、そしてその予防こそが新たな産業なのである」(二四〇頁)。絶対安全なはずの原発で起こったスリーマイル、チェルノブイリの事故は人々を震撼させたが、東日本大震災における原発事故は、日本の「意識」を変えたのだろうか。そう願いたい。

架空の世界を扱うはずの「サイエンス・フィクション」は、現実の表層から隠蔽された「何か」を引きだすことを可能にする。たとえば、スタンリー・キューブリック監督作品『二〇〇一年宇宙の旅』（一九六八年）は、故障したために乗組員を危機にさらす探査船のコンピューターHALの物語を描きだした。しかしながら、これは二〇〇〇年をカウントしたとき、数字上の「瑕疵《バグ》」によってコンピューターが誤作動し、最悪は核ミサイルが発射される事態までが「想定」されたあの「Y2K問題（Millennium Bug）」に似てはいないだろうか。SFが煽ったコンピューターの混乱の恐怖なしでは、Y2K問題はこれほどの対策がなされなかったに違いない。Y2K問題は二十一世紀の幕開けにふさわしいトラブルだった。「虚構《フィクション》」と「現実《ノンフィクション》」の壁を喰い荒らす「故障《バ》／害虫《グ》」。それが、「ミレニアム・バグ」の正体だったのかもしれない。

二〇〇一年には、同時多発テロ「九・一一」が勃発し、その映像がまるでハリウッド映画のようだといわれた。映画と現実が交錯したような惨劇。世界貿易センタービルの倒壊によって舞いあがった灰と煙が、あたかも原爆のキノコ雲のようにマンハッタンの頭上にそびえ、降り注ぐ灰塵は核の「死の灰」を思わせたのである。その跡地は広島・長崎の爆心地に用いられたのと同じく「グラウンド・ゼロ」と呼ばれた。ビルの跡地を「グラウンド・ゼロ」と呼ぶことで、イラク戦争において劣化ウラン弾を使用することを、アメリカ人は深層心理で正当化していると巽孝之は推測する(10)。そして、その一〇年後の二〇一一年、東日本大震「三・一一」において、津波と原発崩壊の映像を目撃することになった。

巽は、東日本大震災とSFの意義を考える『三・一一の未来――日本・SF・想像力』のなかで、「SFの起源とされる一九世紀イギリス作家メアリー・シェリーの『フランケンシュタイン』（一八一八年）が副題『現代のプロメテウス』を伴っていたことは、今日あまりにも示唆的である……二一世紀初頭のいまもなお、人類は水を掛けても消えない『神の火』の制御に苦しんでいるからだ」（八頁）と、SFを問い直している(11)。東日本大震災が「想定外」の規模であることを原発関係者はこぞって強調したが、彼らには想像力が必要だったのではないか。「予想」もつかない未来のことを「予想」するSF的想像力こそ、現代において望まれるのではないだろうか。「SFにとっては、すべてが『想定内』で『例外なし』だった」と巽は述べている(三七〇頁)。

原発事故を扱う「小説《フィクション》」は数多くある。アメリカ小説では、バージル・ジャクソンの『原子炉崩壊の日』(一九七六年)、トーマス・スコーシアとフランソワ・M・ロビンソンの『プロメテウス・クライシス』(一九七六年)などがスリーマイル原発事故以前に書かれた。生田直近の『原発・日本絶滅』(一九八八年)は、東海村にある原発が無理な稼動から炉心融解し、死の灰が日本一帯に降り注ぐという、日本滅亡を描くものである。「生産性はゼロになった」日本では、「ここはもう人間の住むところじゃない……すなわち日本は滅んだんだ。あってなきに等しい亡霊の国と化したということだ」という結末が提示された(12)。また、高嶋哲夫の『TSUNAMI　津波』(二〇〇五年)では、五五〇〇人の死者を出した阪神淡路大震災、一万以上の死者を出した架空の平成大震災のあと、東海大地震による津波が日本を襲ってくる。原発建屋内部に逃げ込み津波を逃れた人々は、「この建物は密封されてるんだ……とにかく、津波なんかじゃびくともしない。ここは現在、この辺りではいちばん安全な場所です。だから、みんなは絶対安全だ」と説明されるが、そこで原発のメルトダウンの危機にさらされる(13)。

ここで何も映画が未来を予言したと、強調したいのではない。予言が現実となったという説明など、あとからいくらでもこじつけられるだろう(たとえば、一九八二年から連載された大友克洋の漫画『AKIRA』は新型爆弾で荒廃した東京が舞台だが、二〇二〇年に東京でオリンピックが開催されることになっている)。むしろ、対極にあるはずの「現実」と「虚構」が、容易にその立場の転じる存在であることを示したいのである。福島原発事故以後、原子力は清潔で安全なエネルギーであり、原発なしでは電力が維持できないという「科学的根拠《ノンフィクション》」が、いかに「虚構《フィクション》」であったのかが露呈してしまった。原発は五重の防御があり絶対安全だという「科学的根拠《ノンフィクション》」は、荒唐無稽な「神話」にすぎなかった。「融解《メルトダウン》」したのは、むしろ「虚構《フィクション》」と「現実《ノンフィクション》」の壁である。こうしたことを顧みれば、「現実」とは何かと思いをめぐらせたくなるが、そもそも、「現実《ノンフィクション》」とは「物語《フィクション》」によって構築されるものではないのか。人間は現実を言説を束ねる「雛形《ナラティヴ》」をもって認識するものだ。因果関係の「物語構造《ナラティヴ》」をつくりだし、それを把握する。それでは、何か見えない脅威に怯えている日本は、どのような「雛形《ナラティヴ》」で、物事を眺めているのだろうか。それについては、【五】で答えを用意している。

心象風景としての廃墟――チェルノブイリ原発を眺める

歴史にくり返して訪れる廃墟ブームが示すように、廃墟は人間の内面の反映である。バブル崩壊後、平成の不況を迎え、日本では空前の廃墟ブームが到来し、放棄されていたはずの廃屋などが脚光をあびるようになった。【二】でみるように、汚染された土壌の洗浄が必要とされる現在、風呂屋を舞台とした『千と千尋の神隠し』（二〇〇一年）は重要な作品だが、この映画では、こちら側の世界と不思議な世界をつなぐトンネルを抜けた向こうの古びた建物群が、バブル期に建築された「テーマパークの廃墟」ではないかと推測するシーンが含まれている。【三】で考察するように、この映画は現代の病理を「隠し」た日本の寓話でもある。「時代の裂け目」を表す平成の廃墟熱は、観る者の「自我の裂け目」である。そしてそれはまた、平成と昭和の「絆《つながり》」として「過去の痕跡《ノスタルジア》」を求める願いだった。この廃墟ブームの渦中に多くの書物が出版されるが、廃墟を撮影し続けた中筋純の写真集『廃墟チェルノブイリ』(二〇〇八年)はとりわけ印象的である(14)。

一九八六年、ウクライナ共和国において、原子力発電史上最悪の事故が発生した。チェルノブイリ原発事故である。点検のため前日より停止作業中であった四号炉が、四月二十六日午前に急激な出力上昇に伴う「炉心融解」のために爆発にいたった。原子炉とその建屋は破壊され、大量の放射能が放出された。原発に隣接するプリピャチ市の住民四万五〇〇〇人が避難し、最終的に一三万以上の人間が避難した。ソ連政府の発表による死者数は三三名だが、事故処理にあたった人間に多数の死者が確認され、被曝した人間の数の特定は難しく、長期的には死者数は数万人とも数十万人ともされている。前例としてのデータがないので推測もできないだろう。本当のことは、誰にもわからない――。

事故に伴う放射能は広範囲に及び、ヨーロッパ各地でも計測されている。放射能の拡散を防ぐために、四号炉は事故直後コンクリートの建造物に覆われた。事故後、放射能汚染により人が立ち入ることができなかったことから、原発事故の直撃を受けた職員の遺体が搬出されなかった。「石棺」と呼ばれる建築物は、生贄を捧げられたピラミッドのような、巨大な墓石となってしまった。ギリシア神話の神から火を盗んだために罰を受けるプロメテウスの物語を連想すれば、それは人類が火を盗んだことを怒る神を閉じ込めた巨大な石の封印のようにも思えるのだ。事故以後、チェルノブイリ原発の最深部は誰にも覗くことができない「見えない存在」となった。老朽化したコンクリートに代わって、巨大なアーケードのような石棺を製作し、原発全体を覆うという計画も進んでいる。

NHK共同制作のドキュメンタリー映像『永遠のチェルノブイリ』（二〇一一年）には、この計画は事故の記憶を封印してしまうという反対の声が記録されてもいるが、封印されたチェルノブイリ原発内部の風景は、人々の想像力をかきたててきた（この作品では、石棺で覆われた内部に主人公が潜入してゆき、誰も目にすることができない四号機内部がCG映像で可視化されるゲームのことが紹介されている）。ジャン＝クロード・ヴァン・ダム主演のアクション映画『ユニバーサル・ソルジャー――リジェネレーション』（二〇〇九年）では、政治犯の保釈を求めたテロリストがチェルノブイリの三号原発に爆薬を仕掛け、荒廃した原発内部でそれを阻止しようとする主人公の戦いが展開するのである。内部が見えない原発の廃墟という巨大なミステリー。【五】で論じるように、放射能を漏らさないように完全密閉され、複雑な構造で電気を生み出す原発自体が、もともとミステリーなのである。

チェルノブイリの発電所の職員と家族が暮らしていた原子力都市プリピャチは、事故後に「廃墟」として朽ち果ててゆく（**図1―3**）。開園のわずか五日前に原発事故が勃発し、一度も人々の嬌声に包まれることなく、核汚染のモニュメントとして、ただ金属のきしんだ音だけを響き渡らせている観覧車。放射能汚染による毒の果実を実らせている「リンゴの木」。エデンの楽園でアダムを知恵という毒に感染させた「知恵の実」から、ニュートンの万有引力発見の契機として、リンゴは進歩と知識のメタファーだが、チェルノブイリの「リンゴの木」は毒の実を生み落とし続ける。きっと、これからもずっと――。

かつて人々が平等に暮らせることを願ったロシアの指導者ウラジミール・レーニンは、腐敗した帝政を打破すべく立ちあがった。そして「ソ連邦」というユートピアが築かれた。その原動力になるはずの原子力発電所は、チェルノブイリの巨大な石棺となって残存している。楽園から失楽園へ。何万年もの蓄積が

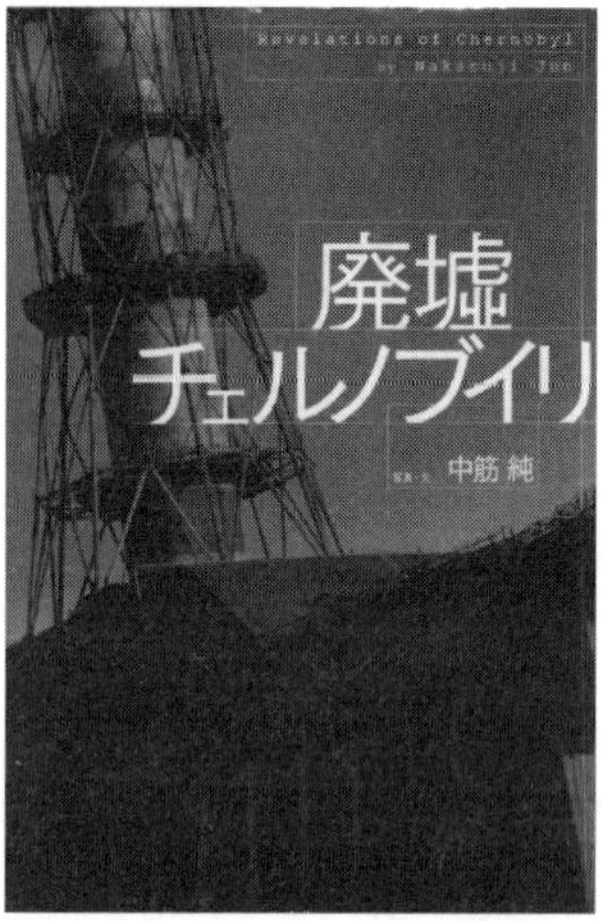

図 1-3　廃墟としての原子力都市（中筋純『廃墟チェルノブイリ』二見書房）

ある火の技術に対して、最初の原子炉がつくられたのが一九四二年であり、七〇年程度の歴史しかない。原発もソ連邦もこれまで存在しなかったものだが、それは七〇年程度の耐久年数しかないと中沢新一はいう[15]。廃墟となったこの原子力都市には、「至る所にウラジミール・レーニンがいる。あるときは肖像画で、あるときは壁画で、またあるときは書物の一頁となって。あたかもこの廃墟の街を守りしているようである」。中筋はこう綴るのだ。「写真は見えないものを写す作業だと思っている」と中筋は語るが、「見えない放射能」によって廃墟となった都市プリピャチは、現代人の病んだ「心象風景」である。そして、福島第一原発は、我々のいかなる心象風景となってゆくのだろうか。

原爆表象の可／不可能性——放射能の文化

現代の日本は多くの健康器具、健康食品があふれ、人々は足しげくジムに通っている。だが、かつてのナチス・ドイツが健康に対して神経質であり、タバコや食生活に気を配っていたことは、あまり知られていない。ロバート・N・プロクターの『健康帝国ナチス』は、ナチスが癌撲滅運動に力を入れていた歴史を浮き彫りにする。そして、こうした健康意識は、その自伝である『わが闘争』（一九二五年）において、アドルフ・ヒトラーがユダヤ人を国家という身体を蝕む「腫瘍」と考え、大虐殺を行なった人種衛生学へとつながっていったのである(16)。身体表象研究の大御所、サンダー・L・ギルマンが示したように、「清潔なアーリア民族」が捏造されるために、その対極のイメージに「汚れたユダヤ人」たちの不潔な身体が「発明」されたのだった(17)。清潔意識もゆき過ぎれば、迫害にいきついてしまうのである。福島第一原発事故以後、土壌の洗浄が必要とされるが、【二】で論じるように、日本もまたその風呂文化に代表されるように「穢れ」に敏感な国だったのかもしれない。

ユダヤ人大虐殺というトラウマ的題材を、残虐シーン満載で映画化したスピルバーグ監督作品『シンドラーのリスト』は、一九九三年に公開され大きな話題を呼んだ。だが、ナチスの大虐殺を扱う九時間に及ぶ長編『ショアー』(一九八五年)を制作したクロード・ランズマン監督は、『シンドラーのリスト』のエンターテイメント性に対して、「表象できないもの、表象してはならないものも存在する」と批判を展開していた(18)。トラウマは、そのときの衝撃的体験を意味づけて、語り直すことができないためにトラウマとなるのだが、ユダヤ人大虐殺とは、地震計の針が振り切れてしまうほどの激震であったがゆえに、表象することと自体不可能であり、また、表象しようとすべきでもないとするランズマンの立場と、大虐殺をリアルに描き「テーマパーク化した」と批判されるスピルバーグの対立は、「表象不可能性」をめぐり数々の議論を呼んだ。

なかなか映像化されなかったユダヤ人の大虐殺とは違い、ミック・ブロデリック編『ヒバクシャ・シネマ』が示すように、日本では終戦後から原子爆弾という「大量虐殺《ホロコースト》」に関する映画が多数制作されてきた(19)。たとえば、広島出身の新藤兼人監督による『原爆の子』(一九五二年)や『第五福竜丸』(一九五九年)、日教組プロによる関川秀雄監督作品『ひろしま』(一九五三年)など、戦後の早い時期から原爆を視覚的に表象する作品がつくられてきたのである(20)。また、【三】で分析するように、核実験で誕生した怪獣が都市を破壊し、負傷者の苦しむ様子が克明に描かれる『ゴジラ』(一九五四年)も含めることもできる。少し時代はくだり、一九七三年から連載が始まった中沢啓治の漫画『はだしのゲン』は、松江市の教育委員会が閲覧禁止にしたことが二〇一三年に問題となったが、視覚的という点ではここであげておいてよい。ちなみに、中沢の『黒い川の流れに』という短編漫画には、復讐のためアメリカ兵に梅毒を感染させようと、売春をくり返す被曝者女性が登場するが、こうした一種のステレオタイプ的女性イメージの分析は【四】に譲ることにする。

とりわけ、広島市と教職員組合の全面的な協力で制作された『ひろしま』は、原爆投下後の地獄絵を映画で「リアル」に再現する大作であり、その凄惨な映像に驚かざるをえない。こうした原爆映画群は、語りえないトラウマをなんとか語ることで治療を目指し、戦争という悪を突きつけようとする勇敢な行為でもある。また同時に、原爆の悲劇はそうたやすく表象できない、原爆を「見世物」にしていると非難されるかもしれない。だが、皮肉なことに、原爆は日本の文化の一部となってしまった。

戦後に日本がアメリカに輸出した代表的文化を考えた川村湊は、それをジャパニメーションというアニメであり、円谷プロによる怪獣映画だとしている(21)。香山滋原作の『ゴジラ』、手塚治虫原作の『アトム』、宮崎駿の『風の谷のナウシカ』、大友克洋の『AKIRA』——。これらはすべて原爆に絡んでいる。『ゴジラ』がなければ怪獣文化も存在せず、『ウルトラマン』シリーズはおろか、ゴジラの異名をもつ松井秀喜の活躍すらなかったかもしれない。核戦争によって滅びた終末的世界が展開する『風の谷のナウシカ』が描かれなければ、宮崎駿もジブリ映画も存在せず、海外で喝采されたアニメ文化もなかっただろう。

『風の谷のナウシカ』は核兵器的な巨神兵が持ち込まれ、非武装の小国が二つの国によって翻弄される物語だが、それは戦後の日米間の核や軍備をめぐる寓話と、読むこともできないわけではない。

広島と長崎を「殲滅」した原爆が、皮肉なことに、日本のアニメ文化を「誕生」させたのである。被曝国の体験ゆえに培われた文化だ。「アメリカは、日本列島やビキニ環礁を、原爆と水爆の実験場にした。そしてアメリカは、使用済みの燃料の最終処理さえできない原子炉を日本に売りつけた。その見返りとして、日本人は、その恐怖と苦痛と苦悩の体験を、『文化』としてアメリカに輸出したのである」（九頁）。川村湊はこう皮肉に書く。『ゴジラ』が制作された一九五四年、中曽根康弘らによって国会に原子力予算が提出されたことをきっかけに、一九五六年には原子力委員会が設置され、その研究所が茨城県東海村に置かれた。一九六三年には初の原子力発電が行なわれ、日本は原子力国家へと進んでゆく。原爆と原発はまったく違うのか。なぜ原爆を投下された被曝国が原子力大国となったのか。こうしたねじれ、また唯一の被曝国という国家のアイデンティティについても【五】で考察したい。

原爆／原発の文化研究――感染の物語に感染しないために

一九四五年の七月十六日のニューメキシコにおける原爆実験を、『ニューヨークタイムズ』の記者が「天地創造」にたとえたことは有名である。「何十億年の間の束縛から解放された原始の力。ほんの一瞬、その光は皆既日食の間だけ太陽のコロナの中に見られるような、この世ならぬ緑色になった。それはさながら地が割れ、天が裂けたようであった。人は、許されて、『天地創造の時』、神が『光あれ』と言われた瞬間に立ち会っているように感じた」と記されている(22)。その後、映画史において核兵器の象徴としてキノコ雲が、じつに数多く描かれてきた。さりげなく我々はこのアメリカのスペクタクルの神を崇拝してきた。たとえば、『ドラゴン・ボール』で格闘技の技が炸裂するシーンに登場する爆発のイメージが「水爆実験映像のアナロジー」だと指摘されるように、キノコ雲は爆発的エネルギーを意味するのに活用されてきた(23)。

このようにキノコ雲はいたるところに存在する。それにもかかわらず、漫画に描かれた原爆ドームやキノコ雲など「ヒロシマ」の表象を検証する吉村和真のように、日本で描かれてきたキノコ雲の多くが、投下したアメリカが撮影した映像を描き直した「複製《コピー》」であり、我々がステレオタイプ的なメディア力学に束縛されていることが指摘されなかったのも事実である。「キノコ雲を瞬間的かつ俯瞰的に記録できるのは『その時』が来るのを上空で待機している者のみであり、いわば『神の視点』を体現する者にほかならない」、それゆえに、キノコ雲の表象を反復することは、「皮肉にもアメリカの視線を介した『ヒロシマ』イメージの再生産と強化を果たしている」にすぎないと吉村は考える(24)。アメリカの視点をなぞらずに、キノコ雲を描くことは可能なのだろうか。

原爆を扱った文学はひとつの文学史を形成するはずである。全十五巻の『日本の原爆文学』はその代表だし、占領軍の規制下で書かれた大田洋子の『屍の街』(一九四八年)、日本文学史には欠かせず今村昌平監督によって映画化もされた井伏鱒二の『黒い雨』(一九六六年)、ノーベル文学賞の受賞作家、大江健三郎の『ヒロシマ・ノート』(一九六三年)、原爆漫画の聖典、中沢啓治の『はだしのゲン』、文学論としては長岡弘芳の『原爆文学史』(一九七三年)、黒古一夫の『原爆文学論――核時代と想像力』(一九九三年)や『原爆は文学にどう描かれてきたか』(二〇〇五年)など、枚挙にいとまがない。現在の文学批評では、「人種・ジェンダー・階級」という枠組みで社会的弱者の視点から、文学なり文化を読み直す作業が進んでいる。意外なところに隠れた植民地主義を解き明かす「ポスト・コロニアル批評」、ゲイやレズビアンの立場で文化を再考する「クィアー批評」によって、文化のうえで行なわれてきた差別と迫害の形が糾弾されてきた。また、環境問題を批評の前面に押し出す「エコクリティシズム」などが台頭し、原爆の文学の扱いはますます重要視されてゆくだろう。

原爆は「被爆者の血筋」という差別によって人々を苦しめてきた。無念の「血筋」を描くものとして放射能の文学史という「系譜《ちすじ》」も考えてもよい。だが、長岡弘芳の『原爆文学史』のようなものではなく、もっと変則的ものを。たとえば、井伏鱒二の『黒い雨』は、「突然変異」によって、反日要素が強いマイケル・クライトン原作を映画化したリドリー・スコット監督作品『ブラック・レイン』（一九八九年）を誕生させたのだから――。「レプリカント」という複製人間をハードボイルド探偵のような捜査官が追跡する『ブレードランナー』（一九八二年）で二〇一九年の近未来都市に歌舞伎町のイメージを持ち込んだリドリー・スコットは、偽札捜査でアメリカから刑事（マイケル・ダグラス）が日本にやってくる『ブラック・レイン』においても、不気味な暗黒都市大阪をつくりあげた（**図1―4**）。米国紙幣を偽造する組織の親分（若山富三郎）は、マイケル・ダグラスに「お前たちは街を殲滅し、黒い雨を降らせた。価値観を押しつけ、仁義を知らないお前たちのような連中をつくりあげ

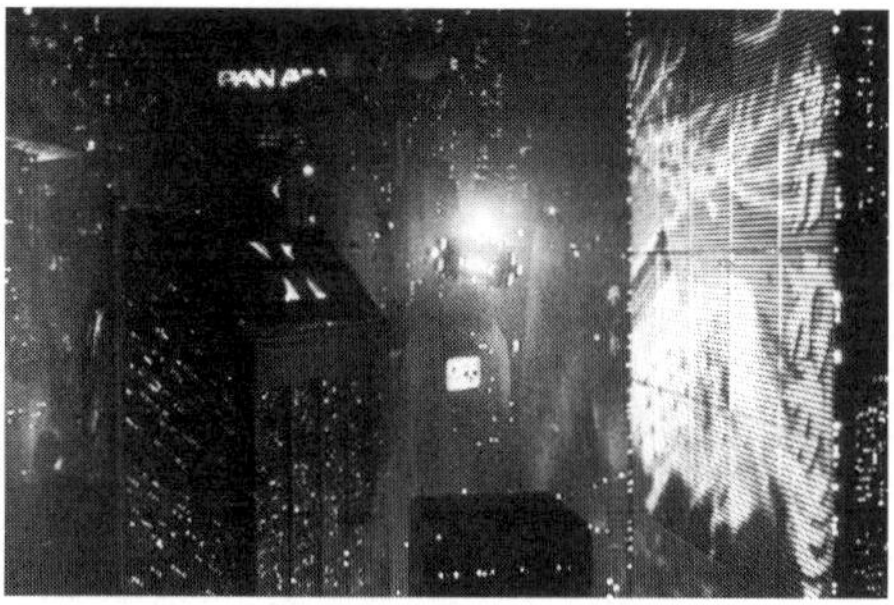

図1-4　オリエンタリズム的都市（リドリー・スコット『ブレードランナー』©ワーナー・ホーム・ビデオ）

た。その仕返しを今している」と、英語で恨みを語るのだ（リドリー・スコットが描く大阪も、オリエンタリズムに満ちた錯誤が目立つ「偽物《まがいもの》の大阪」である）(25)。「黒い雨」を降らせ、まがいものの日本人《アメリカ》をつくりだしたアメリカに、偽札というまがいものをつくりだすことで復讐をしようとするこの親分は、原爆がつくりだした脅威である。そしてまた原子力国家日本も、原子力国家アメリカの「複製《コピー》」である。

日本人は原爆に対してはそれなりに意識を研ぎ澄ましてきた。だが、原子力発電についてはそうではない。原発をテーマなり、一種の筋を展開させるための装置として描いた文学や映画は少なからずあるものの、原発文学としてまとった形になることは少なかった。しかしながら、東日本大震災を契機として、ようやく最近では「原爆文学」だけではなく「原発文学」なるアンソロジーも誕生している。水声社によって二〇一二年に出版された井上光晴ほか編『日本原発小説集』は、放射能に対する関心が高まった現在、原発の文化を文学から検討する原発文学史の先駆けとなるだろう。

病の「原因」であるウイルスと同じく、放射能は目に見えないものである。被曝者差別を告発する原爆文学が主張するように、放射能は人にうつる疫病として恐怖されてきた。恐怖の隠喩によって「語／騙《かた》」られ続け、その恐怖の物語が、まるで疫病のように人々の間に感染を広げていったのである。最近はマスクをつけた人間が爆発的に増加してきたが、何か見えないものに怯える時代を迎えている。見えないものこそ、最も恐ろしい。映画という視覚的ジャンルは、「見えない放射能」を映像化することで、「見えるもの」にして語／騙《かた》ってきた。それは、ときに差別を助長し、ときに差別に抵抗してきたのである。本論はこうした物語に抵抗しようとするものである。そのためには、映画における放射能のイメージに注目し、その「語／騙り方《ナラティヴ》」について考えてゆきたい。

【二】 恐怖とパニック

「三・一一」と空気恐怖症候群――見えない恐怖を見せる

『オズの魔法使い』――電気から原子力へ

一九七〇年代に全盛期を迎えた「パニック映画」というジャンルがあった。旅客機が滑走路を塞ぎ空港でさまざまな問題が起き、それにまつわる人間模様を描いた『大空港』（一九七〇年）を皮切りとする『エアポート』シリーズ、世界貿易センタービルという世界で最も高いアメリカ経済の象徴が完成した一九七三年の翌年、世界最高峰の超高層ビルが手抜き工事によって炎上する『タワーリング・インフェルノ』（一九七四年）など、超大作が制作されていた時期である。「パニック」という言葉が否定的な印象を与えるためか、「パニック映画」は、最近では「ディザスター・ムービー（災害映画）」と言い換えられるようになった。東日本大震災では、他国にみるような略奪も、映画のような大がかりなパニックも起きなかったといわれる。しかしながら、「空気」に関する静かなパニックが起こり、それは現在でも続いているのではないだろうか。

二〇一三年に公開されたサム・ライミ監督のディズニー映画『オズ――はじまりの戦い』は、ライマン・フランク・ボームの小説『オズの魔法使い』（一九〇〇年）の前日談である。カンサスからオズの国にやってきたサーカスの魔法使い《マジシャン》の男が、オズの国を魔女から救う救済者だと「期待」されて「オズの魔法使い」にまつりあげあげられてゆく過程が描かれ、西の魔女がなぜ緑の恐ろしい姿になったのかが明らかにされる。『オズの魔法使い』は、竜巻でオズの国へと飛ばされてきたドロシーが、脳のないカカシ、心のないブリキの木こり、勇気のないライオンをお供に、帰宅する方法を知るために、エメラルド・シティにいるオズの魔法使いのもとにでかけてゆく物語である。ドロシーは西の魔女という「悪《けがれ》」に水をかけて溶かすことになるが、最終的にはオズの魔法使いは魔法を使えず、科学技術で魔法使いを演じている人間にすぎないことが判明する。そして、ドロシーは「信じる心さえあれば、人に不可能はない」とカンサスに帰ってゆく。

そして二〇一三年、『オズの魔法使い』がアベノミクス政策下の日本にあてはまることが、テレビで話題になった(1)。このテクストには一八九七年の当時の社会状況が反映されているという説が存在する。デフレに苦しむアメリカで貨幣を銀で補うことが議論され、一八九六年の大統領選挙時に、民主党は銀貨の採用を主張し、共和党は金本位制度を掲げて論争になる。共和党の勝利となり、ゴールドラッシュを呼んだアラスカの金の発見によって、アメリカはデフレを脱出する。カカシやブリキの木こりがデフレにあえぐ農民や工場労働者を表すなら、「黄色い」レンガの道、ドロシーが履く「銀」の靴、金の単位の「トロイオンス」の記号「oz」と同じ「オズ」という名前、これらは意味を持ってくる。かりに、この『オズの魔法使い』が現代日本の寓話として読めれば、オズの魔法使いは、日本経済再生を期待される黒田日銀総裁や安倍首相に重なるだろう。ドロシーがその信じる心で故郷に帰ったように、国民に信じる力さえあれば、日本に不可能はないのだろうか。デフレという病に蝕まれた日本は、「アベノミクス」というS

F的名前の政策に再生への期待を寄せてならない。

『オズ――はじまりの戦い』でもその名が言及されているように、一八四七年に生まれ、「メンロ・パークの魔術師」と呼ばれた発明家トマス・エジソンは、オズの魔法使いのモデルとされる(2)。光り輝くエメラルド・シティには、電気のイメージが反映されているのかもしれないが、エジソンが発明した電気は、衛生と結びついたエネルギーであった。『リゾート世紀末――水の記憶の旅』において、十九世紀末における水の表象を追求する山田登世子は、電気が健康によいビタミン的存在とされ、電気療法ブームなどが誕生してゆく過程について考察する。電気は衛生と連動したエネルギーであり、不潔なものの温床である「闇」を一掃する衛生革命を推進する強力な武器であった(3)。

山田登世子は、一八九八年に開業した有名な「ホテル・リッツ」のロンドンでの雑誌記事を紹介することで、電気について考察を始めている。その記事では、ホテル・リッツの衛生的イメージが賞賛される。「肺結核――もっとも伝染しやすい病気――にかかるのが怖ければ、ホテル・リッツにゆけばいい……窓のカーテンは白い薄地で、たびたび洗えるようになっている。白い壁にも、よく磨いた家具にも、いっさい埃の跡はみえない。一匹の微生物とて隠れていそうにない」(4)。浴室の完備はもちろんのこと、電気エレベーター、電気照明など、明るい電気のイメージを取り込み、電気革命と衛生革命が連結された夢のユートピア、それが十九世紀末の「ホテル・リッツ」だった。

電気の光が闇を照らす――。ジュール・ヴェルヌの小説『海底二万マイル』(一八七〇年)では、ネモ船長の潜水艦ノーチラス号は、当時最新技術だった電気をエネルギーとして航行する(5)。海底までも照らす光を備えたノーチラス号を「電気のユートピア」と山田は呼んだ(一七〇頁)。そして、一九五四年、「映像の魔術師」ウォルト・ディズニーは、映画『海底二万哩』において、ネモ船長が発見した原子力をノーチラス号のエネルギーとすることで、翌年に実際に航行する世界初の原子力潜水艦ノーチラス号と原子力の平和利用を推進しようとしたのである(6)。しかしながら、一九五九年にはディズニーランドで「サブマリン・ヴォエッジ」という原子力潜水艦のアトラクションが開始され、そのスポンサーは、米国海軍と軍需産業ジェネラル・ダイナミック社となってしまった(7)。清潔エネルギーとしての電気イメージ——。原子力発電とは、このイメージを継承し、最大限に利用したものにほかならない。

現代の寓話としての『千と千尋の神隠し』——日本を洗浄する

福島第一原発以後、マスクが爆発的に売れ、都内でも公園の砂場などの土壌の「洗浄」が重要な問題として浮上する。そもそも、『オズの魔法使い』は、双子の魔女が登場する宮崎駿の『千と千尋の神隠し』(二〇〇一年)へとつながっている物語だった。「トンネルを抜けると、そこは不思議な世界でした」と、川端康成の『雪国』をもじった言葉がビデオ・パッケージにあるように、二つの世界をつなぐトンネルを抜け不思議な世界に来てしまった小学生の千尋が、両親を豚に変えられ、風呂屋で働くことになってしまう映画である。善と悪が明快な『オズの魔法使い』とは違い、「湯婆婆」と「銭婆」という双子の声を夏木マリが一人で担当し、二人の名前を合わせると「銭湯」を意味する『千と千尋の神隠し』は、善と悪、自己と他者が未分割なラカンのいう想像界的世界だが、この映画は「周到な戦後日本論」としても考えることができるようだ(8)。『千と千尋の神隠し』は、そのテクスト内部に「隠し」ている現代日本の病理を、「洗浄」しようとする映画なのである。

両親の都合で転校する千尋は、幸福そうな家庭の子供のように見えるが、じつは両親とコミュニケーションがうまくとれていない子供なのかもしれない。千尋が反対しても二人の親がトンネルを進んでいってしまうように、彼女の気持ちを両親はなんら聞き入れてはくれないのである。千尋の両親は許可なく店の料理を食べて豚にされてしまう。しかしながら、言葉の通じない動物になる前から、彼らはすでに意思疎通のかなわない「他者」であったのだ。そして、「尋ねる」という「尋」の文字を奪われ、「千」という数多を表す名にされた千尋は、「汚れ」を洗い流す風呂屋で労働することになる。千尋は「アイデンティティの危機」に脅かされている。「尋ねる」ことを禁じられた少女の「自分探しの物語」。それが『千と千尋の神隠し』だ(9)。

やがて、働く千尋のところに、悪臭を放つ腐れ神が入浴にやってくる(図2−1)。千尋は腐れ神に薬湯をかけ、体内に刺さっていた自転車を抜くと、汚物が流れ出してゆく。そして、自分の正体を思いだした腐れ神は、川の神様に変身するのである。このエピソードは光明《こうみょう》皇后の施浴の物語を連想させるかもしれない。願かけのために千人の垢を洗い流すことを決め、苦行を続ける光明皇后のもとに、千人目に悪臭を放つ癩病者が現われ、その膿を吸って体を洗ったところ、阿閦如来《あしゅくにょらい》に変身したという物語であるが、『千と千尋の神隠し』のシーンは光明皇后の施浴の物語を「反復」したものである。ジブリ映画では腐った存在が頻出することにも注目したい(10)。たとえば、祟り神となったイノシシが襲来してくることで始まる『もののけ姫』では、自然を文明の力で統御しようとするエボシ御前の集落は、女性たちの力で維持される一種のフェミニスト・ユートピアとして機能している。そして、そこでは、全身が包帯で包まれた癩病者たちが、火を使い兵器をつくっている(図2−2)。

『千と千尋の神隠し』には、さらに、外には黴菌がいると恐れ、外出しようとはしない「ボウ」という巨大な赤ん坊が登場し、ひきこもりの子供のことを思わせる。また、「寂しい」と絶えず口にし、顔の三角形模様が涙のようにも見えるカオナシは、食べれば食べるほど肥大化し、現代人の孤独と欲望を表している（図2－3）。この映画の蛙やカオナシなどのキャラクターが『鳥獣戯画』を連想させるように、「油《ゆ》」の文字の看板を掲げる「湯屋」の「湯《ゆ》」が「（比《ひ》）喩《ゆ》」のことも意味する『千と千尋の神隠し』は、現代的病理を「喩」える「隠喩」が戯れる「遊《ゆ》」の世界なのである（この街の看板には、「大入」が「大人」、「おでん」が「おいで」になっているような「文字遊び」が多数「隠し」てある）[11]。

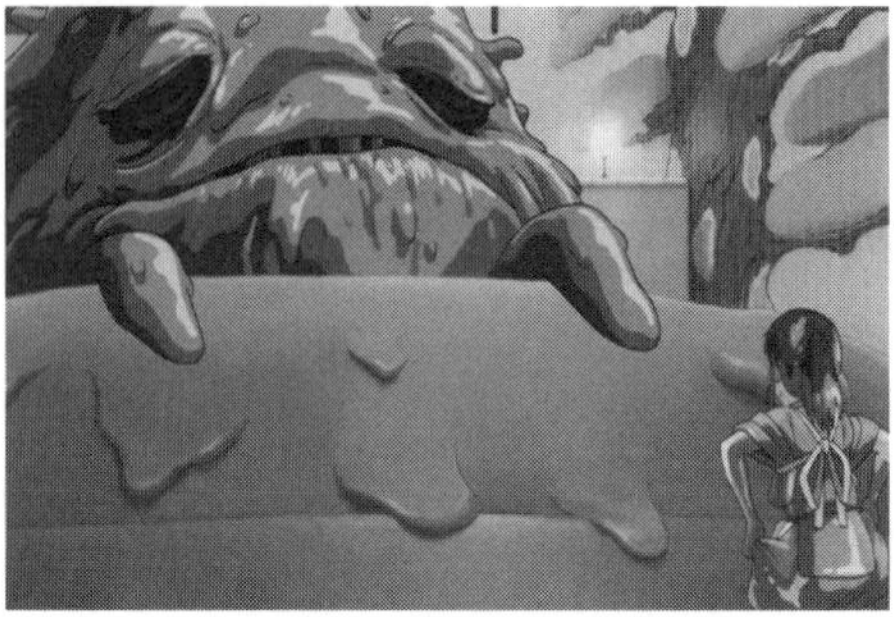

図 2-1　腐れ神
（宮崎駿『千と千尋の神隠し』©スタジオジブリ）

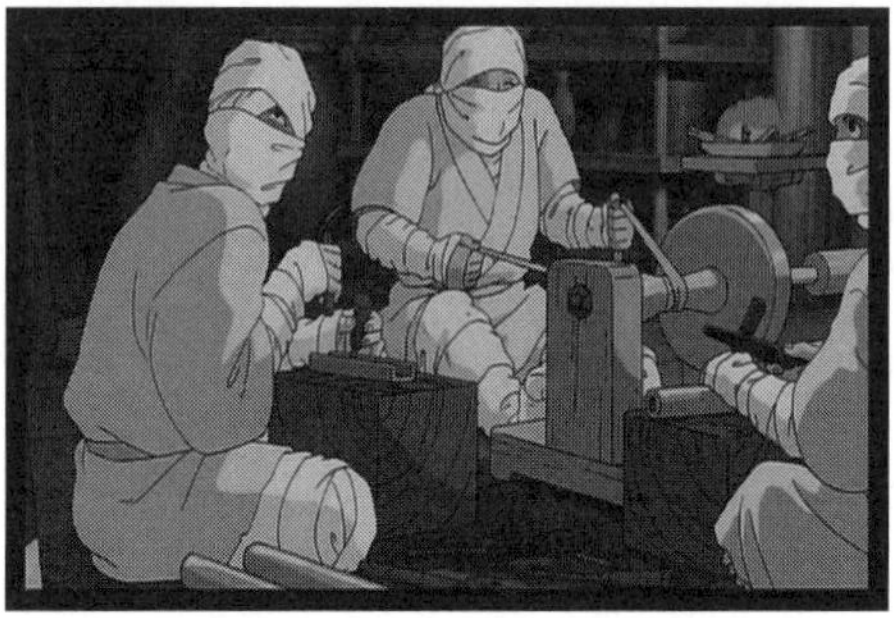

図 2-2　癩病者
（宮崎駿『もののけ姫』©スタジオジブリ）

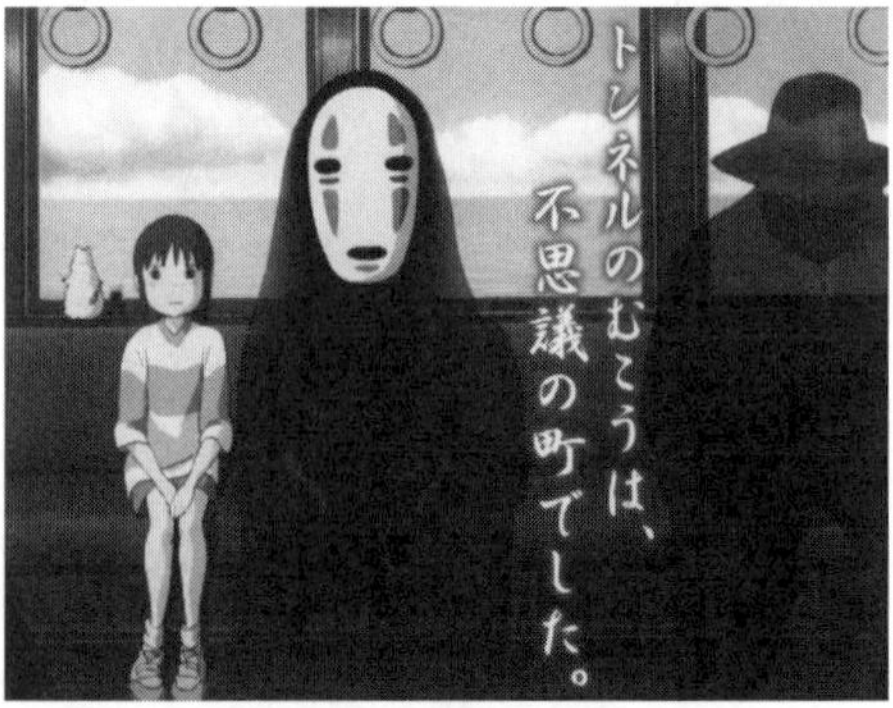

図 2-3　孤独と欲望の表象カオナシ
（宮崎駿『千と千尋の神隠し』©スタジオジブリ）

現代の病理の「隠喩」となっているボウとカオナシを、千尋は部屋から外に連れ出すのである。その帰りに、かつて川で溺れていた自分が、「ハク」という名の「白竜」に助けられていた過去を思いだす。忘却していた記憶の「空白」を回復し、カオナシのようだった自分を取り戻すのである。腐敗物をよく扱うジブリ映画は、自然環境の「穢れ」と「浄化《カタルシス》」の問題にこだわり続けてきたが、『千と千尋の神隠し』では、「ハク」が魔女に飲まされていた異物を千尋によって「吐く」ことに成功し、釜爺が「エンガチョ」という呪文を述べる(12)。ジブリ映画では、悪しきものが吐き出され、自然などが浄化される姿を眺めて、観客は感動してきたのである。「感動《カタルシス》」を悪しき感情が浄化されるイメージで捉えるアリストテレスの『詩学』を、ここで思いだしたりもする。

『となりのトトロ』では家族が古い家を掃除して新しくそこに住むことになるが、最近の『ハウルの動く城』『コクリコ坂から』にも古い建物を掃除するシーンが展開するように、ジブリ映画は「清掃」に執拗なこだわりを見せるのである。日本の風呂文化を考察したスーザン・ネイピアは、入浴が身体を清潔にするだけではなく、象徴性に富むことを指摘する。「千尋の湯屋での仕事が彼女自身を再生させるが、この映画のより大きなテーマは、日本という国の再生、少なくともその可能性についてである」と述べるのだ(13)。洗うことが人間を再生させる。しかしながら、核廃棄物は触れれば即死するほどの有害性が一〇万年は消えない（マイケル・マドセン監督のドキュメンタリー『一〇〇、〇〇〇年後の安全』（二〇一〇年）は、地中に固めて埋められる核廃棄物の危険を見せつけてくれる）。こうした穢れを原発推進者たちはどう洗うというのだろうか。

東日本大震災以後、『千と千尋の神隠し』はきわめて重要な作品なのかもしれない。

『千と千尋の神隠し』の「カオナシ」にみるように、顔は人間の重要な一部である。人は他人の顔色をうかがって生きている。だが、マスクで顔が覆われてしまえば、どうなるのか。ふり返ってみれば、この一〇年間、ＳＡＲＳ、新型インフルエンザ、鳥インフルエンザ、口蹄疫と、次々に疫病が日本を襲っていた。マスクが流行するのもうなずける。だが、最近では真夏でもマスクをつけた人間を見ることも少なくない。『千と千尋の神隠し』の「ボウ」のように、見えないものに体を蝕まれるという恐怖が増幅されているのが、その姿に読み取れはしないだろうか。福島第一原発事故以前に、空気や他者に対する恐怖に国家全体がすっぽりと覆われる下地が、すでにできあがっていたのである。原発事故以後、人々が外出を控え、顔はマスクで覆われてしまっていた。顔を読めず、意図のしれない他者ばかりになってしまったのである。「汎発流行《パンデミック》」を開始したのは、インフルエンザなどではなく、むしろマスクのほうだった。

潔癖症候群と空気の恐怖――マスクの汎発流行《パンデミック》

二〇一二年に爆発的ヒットを飛ばした『テルマエ・ロマエ』は、現代日本にタイムスリップした古代ローマの公衆浴場設計技師（阿部寛）が、日本の技術の進んだ風呂を見て驚愕しながらも、その風呂文化を吸収し、ローマに画期的な温泉施設を建築してゆく映画である。この技師は、反乱軍の討伐に苦戦する兵士の傷を回復する温泉を建築し、国家を危機から救うのである。『テルマエ・ロマエ』において、技師が「こんな様子ではこの国も長くはないな」とつぶやくローマは、疲弊した人々が癒しを求め、日帰り温泉が乱立する現代日本を意味するのだろう（図２－４）。ローマにタイムスリップした日本人たちが戦場に温泉施設を建設するのに協力するときに、なぜこの民族は自分たちに関係ないことにそこまで献身できるのか、と技師は語る。日本の清潔文化を賞賛する『テルマエ・ロマエ』では、全体主義こそが日本の美徳だと誇られるのである⒁。

二〇〇九年四月、メキシコで報告されたブタインフルエンザについて、新型インフルエンザのニュースと相まって、日本の空港でも大々的な検疫が行なわれた。外国の記事で日本が「清潔強迫症」「清潔パラノイア」と呼ばれたようだが、「健康帝国日本」はじつは「不健康大国日本」そのものかもしれない⒂。もともと、日本の清潔強迫症の根幹には、「穢」が「多い」と書く「穢多非人《えたひにん》」のような差別制度があり、明治の衛生思想以降、「穢れ」と対極の「清め」の発想が浸透していったようだ。そして、明治後期以降、富国強兵と結びついた衛生思想では、かつてはたんなる「貧乏」だったものが「暗黒」へと変貌し、警察が取り締まる対象となった。そして、汚い身体に潜む「寄生虫」とともに、国家を蝕む「思想」も粛清されてゆく⒃。過剰になった衛生思想は、体内の異物に過敏に反応しすぎる花粉症やアレルギー症を産み落としてしまった。清潔の近代は、現在、メタボリック追放運動、アンチ・エイジング運動に継承される。健康食品や器具の宣伝があふれるいま、日本人のどれだけ多くがジムに通っていることか。そして、福島第一原発事故以後、どれだけ多くの人間がマスクを着用していることか。

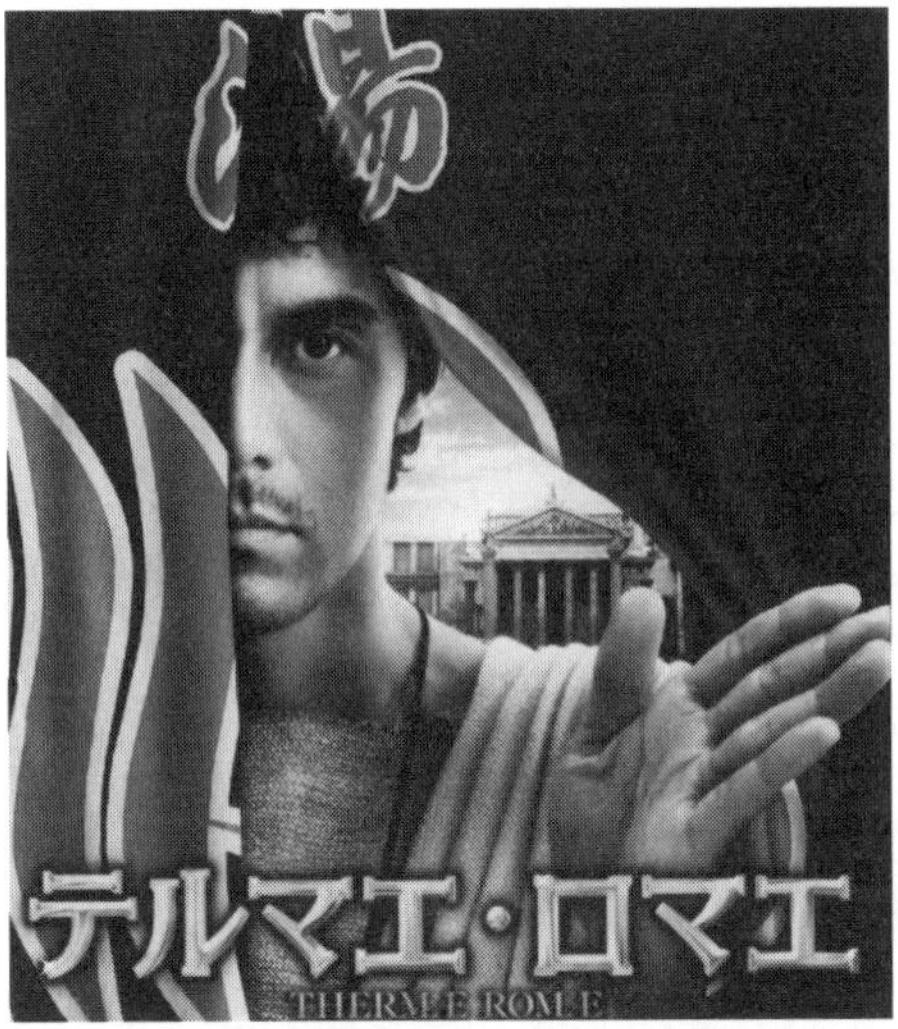

図2-4　日本と風呂文化
（武内英樹『テルマエ・ロマエ』Ⓒ東宝）

空気は衛生面以外でも恐怖を呼びだす。現代では

「空気を読め」という言い方が流行し、「KY（空気を読めない人間）」という略語がつくられ、「空気」という「見えない存在」が注目を集めていた。空気の恐怖はすでに始まっていたのだ。山本七平の『空気の研究』によれば、明治以前には空気に左右されることは恥だとする一面があったが、明治以後には、空気が場を決定する絶対的権威となっていったという。太平洋戦争末期に、戦艦大和の沖縄特攻を無謀と知りながらも決定したのは、空気であるというエピソードで、山本は論を始めている。「もし日本が、再び破滅へと突入していくなら、それを突入させていくものは戦艦大和の場合の如く空気であり」、それゆえ「この空気なるものの実体を解明せざるを得なくなる」(17)。山本の論を発展させ、「空気を読む」ことに注目した劇作家の鴻上尚史は、共通の考えを持った「世間」という「固定的」な共同体が崩壊したあと、「流動的」な空気が「共通の存在」として重要視されだしたことを指摘している。「空気に敏感になるということは、じつは一瞬たりとも安心できない生活を選ぶということかもしれない」と不安をもらす(18)。「KY」という一言で叱責され、集団から排除される不安。東日本大震災のドキュメンタリー映画『311』（二〇一一年）を制作した映像作家の森達也は、「空気を読むことの危険性」をあげている(19)。日本人は集団の中で役割を与えられたとき、最大限の力を発揮する。日本を経済大国へと押し上げた要因は集団力だろう。だが、その背後には危険が潜んではいないか。かつて「皇軍兵士」を讃えた大日本帝国だが、その「滅私奉公」の性質は「企業戦士」という言葉が生まれた現代でも変わってはいない。「社会／会社」の歯車になることを厭わない日本人ゆえに、この国はこれほど成長した。「社会と会社。字の順番が違うだけ。同じことはどちらも群れであること」と森は告げる（二一一頁）。日本の集団力が高度経済成長をもたらす一方で、原発の推進も可能にしてきた。『テルマエ・ロマエ』では、日本人の集団力がローマを救ったと賞賛されたが、森は「空気を読まず」、むしろ「空気に水をさす」ことを勧めている。

原発事故による放射能被害は、すでに日本に漂っていた空気の脅威を決定的なものにした。マスクの汎発流行《パンデミック》が開始されたのである。事故が終息し始めてからも、マスクは、感染予防だけではなく、香りつき、水分つきと、リラックスのための必須アイテムともなった。あげくには固形の二酸化塩素を利用し、首から下げるタイプの携帯型除菌消臭剤「エアマスク」という見慣れない製品も登場することになる(20)。空気清浄機も売り上げを伸ばしている。それにしても、マスクをつけた顔はやはり恐ろしい。ふと、高度経済成長期の「口裂け女」のことが脳裏をよぎった。光化学スモッグのピークを過ぎた一九七九年、子供たちにしきりに噂されていたあの口裂け女のことである。

この女のマスクが隠した裂けた口は、何を表象したのか。口を開けば勉強を強制する教育ママか。整形手術の危険性か。それとも「牙の生えた膣《ヴァギナ・デンタータ》」か――。水紋のように広まってゆく噂。マスクの後ろに自分が考えうる最も恐ろしい顔を想像し、恐怖が肥大していたのだ。そして、原発事故以後、真夏でも多様多種なマスクで顔を隠して、人々が出歩くという奇怪な状況が現在、展開してしまっている。核戦争の空気汚染のために、人間が防護マスクをつける『風の谷のナウシカ』(一九八四年)を、思いださせるかのようである。東日本大震災以後の「マスクの汎発流行《パンデミック》」は、何かが隠されているのではないかと、人間の想像力を煽るのだ。政府による原発事故の情報隠蔽という疑惑を。東日本にこう気味の悪い雰囲気が漂ったのである。二〇一三年度末に自民党が議論した「秘密保護法」とは、こうした時代の副産物ではないのか、とさえ疑りたくもなる。パニックが起きなかったとされた東日本大震災では、日本人の美徳が誇られたが、じつはこうしたパニックが起きていたのである。

宇宙戦艦ヤマトと危機的日本——コスモクリーナーをもとめて

ここで、一九七四年に劇場公開された『宇宙戦艦ヤマト』が、何のために宇宙に向かったのかを思いだしてみよう。西暦二一九九年の近未来、ガミラス帝国から発射される遊星爆弾の放射能汚染によって、地球は危機に瀕していた。人類最後の希望として「コスモクリーナー」という「放射能除去装置」を受け取るために、イスカンダルと呼ばれる惑星へと旅立つ(21)。それが宇宙戦艦ヤマトの使命であった。ガミラス帝国のデスラー総統やドメル将軍の名前が示すように(デスラー総統の入浴シーンがしばしば描かれ、その倒錯的セクシュアリティが強調される)、ガミラス帝国にはナチス・ドイツのイメージが色濃いが、『宇宙戦艦ヤマト』は太平洋戦争のよじれた再現でもあった。小松左京の小説『日本沈没』(一九七三年)の映画版が公開された翌年にあたる一九七四年は、オイルショックによる高度経済成長の終焉、公害による環境汚染などの問題を抱え、日本全体に暗い影が落ちていたときである。

『宇宙戦艦ヤマト』を企画制作した西崎義展は、元消防士が自分を犠牲にすることで、転覆した船から乗客たちが脱出してゆく『ポセイドン・アドベンチャー』(一九七二年)をそのモチーフの一部としており、この映画がヒットした理由を、転覆した船が象徴する終末的状況からの脱出を提示したことだと考えていた(22)。「人類の進歩と調和」をテーマに「万博開催まであと何日」と期待を募らせた一九七〇年から四年後、危機的ムードの高まった日本において、『宇宙戦艦ヤマト』は「地球滅亡まであと何日」と、皮肉なカウントダウンをしていたのである。また、乱された世を救済するために三蔵法師一行が天竺へ取経の旅に出る『西遊記』は『宇宙戦艦ヤマト』のモチーフの一部だが、『西遊記』は一九七八年にＴＶシリーズ化されることになる。「そこに行けばどんな夢もかなうというよ……その国の名はガンダーラ、どこかにあるユートピア」というゴダイゴの主題歌が流れ、『西遊記』は、世紀末的危機感が漂う日本において大ヒットを飛ばすことになる(23)。

そして『宇宙戦艦ヤマト』シリーズが一九八三年の『完結編』を最後に終了してから二七年後、二〇一〇年には木村拓哉が古代進を演じた実写版『SPACE BATTLESHIPヤマト』が公開される。しかしながら、その翌年、原発事故によって現実に日本が放射能に怯えることになろうとは、「予想」もできなかった皮肉な事態ではなかろうか。そもそも、戦艦大和という題材は、一九五二年に大和の生還者の元海軍少尉吉田満が小説『戦艦大和ノ最期』を執筆して以来、安部豊監督作品『戦艦大和』(一九五三年)、松林宗恵監督作品『連合艦隊』(一九八一年)と映画化されたが、人気のわりにその本数は少なかった。ところが、最近になって、二〇〇五年に長渕剛の主題歌が流れる『男たちの大和/YAMATO』、二〇〇九年には石原慎太郎が原案で協力したアニメ版『宇宙戦艦ヤマト復活編』が制作され、二〇一三年になると『宇宙戦艦ヤマト二一九九』というテレビ新シリーズが放送されている。戦艦大和が呼びだされるのは、いつも危機を迎えたときである。

アライ=ヒロユキは宇宙戦艦ヤマトの軍国主義的要素を全面的に否定するが、北朝鮮からいつ何時ミサイルが飛来してくるかもしれない危機感が漂う閉塞的な「雰囲気《くうき》」が、フィクションの形での愛国心の発露を求めているのか。尖閣の領土問題により日中関係が緊迫した二〇一三年の春は、中国の環境を省みない経済優先政策によって汚染物質が黄砂とともに飛来してくる濃度も激化した。「見えない空気」という脅威に中国が絡む不気味さ。訓練で日本上空を飛び交う米軍機「オスプレイ」のほうが形に「見える存在」であるだけ、不気味さは薄い。核戦争の危険が増した冷戦期、エイリアンが地球を侵略してくるＳＦ映画が量産され、ハワード・ホークス制作の『遊星よりの物体Ｘ』（一九五一年）の結末では、登場人物たちが「空を見つめろ」と、監視の必要性を語っていたが、それから半世紀が経過した現在でも、我々は不安げに空を見あげているのかもしれない。

希望の国としての日本——これは（見えない）戦争だ

フランスの歴史学者アラン・コルバンは、『においの歴史』において、十八世紀の半ば頃の空気が人体に影響を与えるとする瘴気説が、パリの人々に意識変革を起こす様子を取りあげている(24)。これまでは悪臭と共生してきたはずの人々が、衛生改革意識に目覚めた結果、悪臭について過敏となっていったのである。衛生改革の名によって、ブルジョアジーたちは、自分たちの恐怖を投影した貧民を、汚物と結びついた動物的存在として排除してゆく。匂《くさ》いや汚さは汚物を穢れとして扱うのに活用できるだろう。しかしながら、放射能となるとそうはいかない。見えることもなく、匂うこともなく、むろん感触があるわけでもない。見えない存在はきわめて恐ろしいのである。「見えない放射能」による人々の胸中の「見えない苦悩」を、映画は描きだそうとするのだ。

商業映画として初めて東日本大震災を扱ったのは、園子温監督の『希望の国』（二〇一二年）である。『希望の国』では、震災で原発事故が勃発し、敷地内に危険区域との境界線が引かれ、「立ち入り禁止」の柵が立てられた家庭が分裂してゆく。故郷の危険区域に残る老夫婦。危険区域から「退去《エクソダス》」してゆく息子夫婦。やがて、主人公の妻は妊娠したことがわかり、原発についての本を読みふける。そのことで彼女は放射能恐怖症となり、部屋中の隙間をガムテープで塞いで、ついには購入した防護服で通院するまでになってしまう（図2―5）。触れるもの全てが自分を汚染するのではないかと、妻は怯えだすのだ。街の人々は妻を軽蔑し、差別を始め、夫婦の間には亀裂が入る。部屋や衣服の隙間を埋めようとすればするほど生まれる、夫と妻の心の隙間――。それは敷地内に引かれた一本の境界線のためであった。

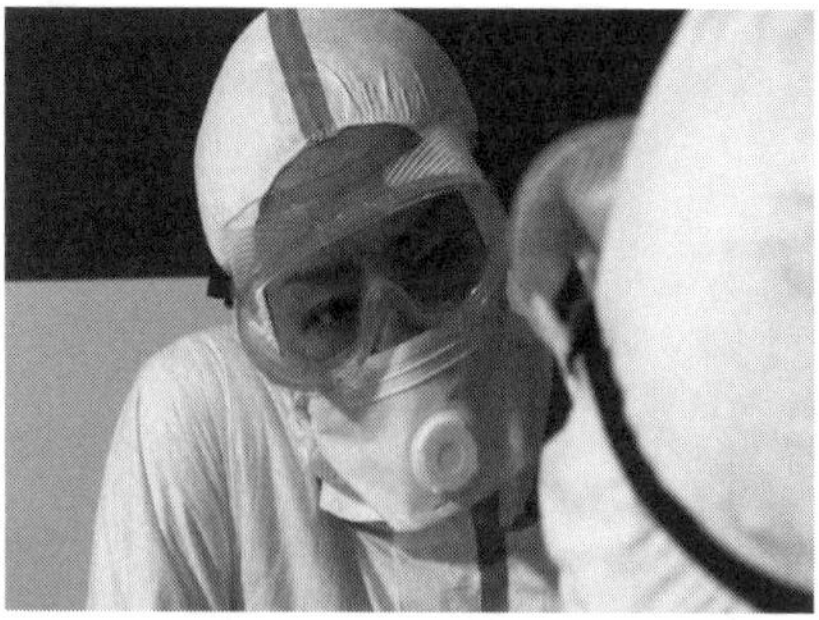
図 2-5　防護服を着た妻（園子温『希望の国』©松竹）

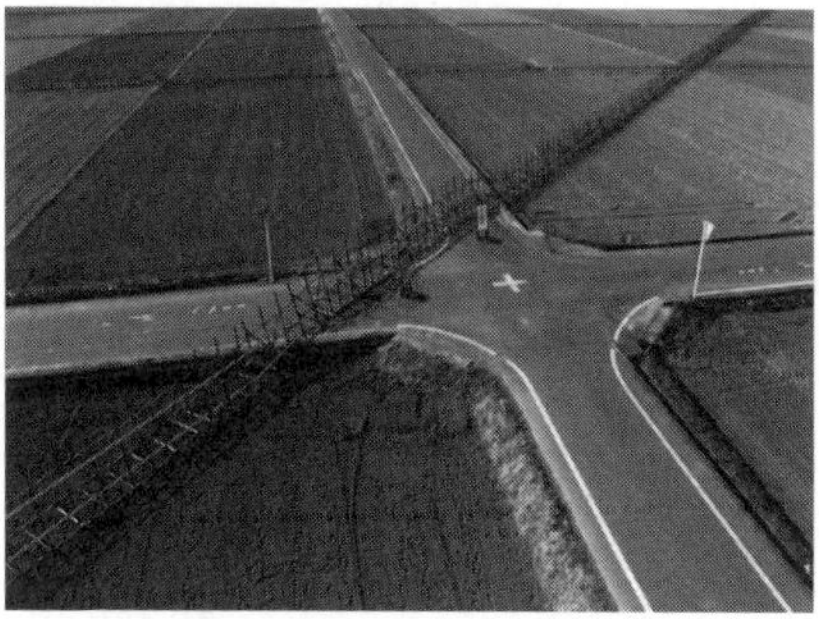
図 2-6　奇妙な境界線（園子温『希望の国』©松竹）

汚染区域と安全区域を分ける境界線。県という行政上の分割ではなく、「穢れ」と「清浄」を分ける奇妙な線――。『希望の国』はこの分割の不条理を見せつけるのだ（図2―6）。この境界線のイメージに、竹島・尖閣をめぐる領海問題が重なり、韓国・中国という他者が境界を越えて、国内に侵入してくる脅威が連想されはしないだろうか。『希望の国』の防護服を着て「見えない弾やミサイルが飛びかっている」と語る妊婦は、同時多発テロ後のブッシュの言葉をもじり、「これは（見えない）戦争だ」と述べていた。膨張を続けたバブル経済が崩壊したあと、自我は閉じられたままとなり、他者の恐怖に怯える日本に、園監督は、境界線の暴力を切り取り、映像化して見せつけるのだ。

「この国には何でもある、ただ希望だけがない」と憂いたのは、村上龍の小説『希望の国のエクソダス』(二〇〇〇年)で日本から独立を果たす国をつくろうとする少年だったが、村上龍の皮肉なタイトルを、皮肉な意味で使わなかった園監督の『希望の国』において、被災地を歩く夫婦は、「一歩二歩三歩」ではなく、「一歩一歩一歩」と声に出し、未来への希望を込めて歩いてゆく。希望の国の明るい未来。放射性廃棄物は有害性が消えるのに、一〇万年という膨大な年月を必要とするが、こうした物質を原子力発電所が平気で扱えるのは、「未来という発想が徹底的に排除されている」からだと池田雄一は考える。未来のエネルギーのはずが、未来の発想がない原発。安全とは過去の技術との比較でなされるはずなのに、過去につくられた原子炉がまだ稼働している原発。「原子力発電には、過剰な現在だけが反復され、過去や未来は存在しない」とまで池田はいう(25)。

過去や未来が存在しない原発によって変えられた福島は、未来にどんな希望を託すべきなのか。ガイガーカウンターの針の動き、モニターの数値によってしか、放射能の存在は見えない。園監督の『希望の国』において、放射能にまつわる「(見えない)戦争」を描きあげようとしただけではなく、現在、日本で起こっている中国や韓国に対する「見えない戦争」も映しだそうとしていた。これまで映画史において、映画は「放射能」という「見えないもの」を、「見えるもの」へと可視化してきたのである。たとえば、ゴジラという圧倒的な存在感の怪獣。それは、一九五四年に水爆実験の放射能によって誕生したのだった。そしてその影には「見えない」ものたちの無念が潜んでいたのだ。

【三】　表象としての〈病〉

怪獣映画と放射能の表象――ゴジラとは何か

『ジョーズ』における『ゴジラ』の影――スピルバーグの恐怖

二〇一三年九月に伊豆大島を見舞った台風は多数の犠牲者を出した。そのニュースを目のあたりにしたとき、ある映画のワンシーンを思いだしはしなかっただろうか。本多猪四郎監督作品『ゴジラ』（一九五四年）である。嵐の夜に大戸島に上陸し、地響きを立てて民家を倒壊させたゴジラは、災害のメタファーでもある。ゴジラを論じるにあたって、まずスティーヴン・スピルバーグ監督作品『ジョーズ』（一九七五年）から始めてみたい。【四】でも触れるが、遊泳禁止を考える警察署長に対して、市長が経済的利益のために浜辺を解禁しようとする様子は、東京電力の体質さながらである。警告にもかかわらず、七月四日の独立記念日に海開きをしたアミティ島に、外の海域からやってきた巨大なホオジロザメが襲来してくる。しかしながら、『ジョーズ』に原爆の恐怖がひそかに刻印されていることを見逃してはならない。

このホオジロザメ退治に、警察署長ブロディ、海洋学者フーパー、男性的なクイント船長、三人の男性が乗り出すことで、映画は高まりを見せてゆく。数日目の夜、酒を酌み交わしているフーパーとクイントは、体にある過去の傷痕を、男らしさの証として自慢し合う。第二次世界大戦の兵士であったクイント

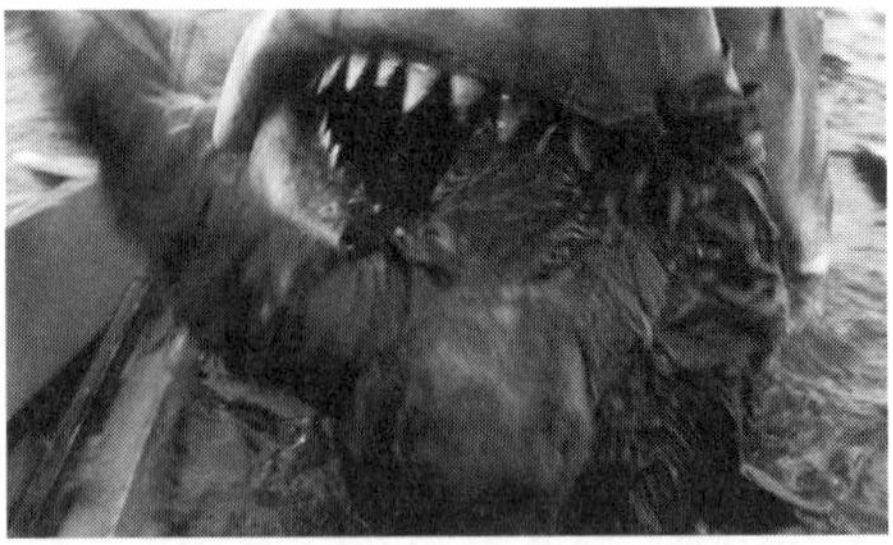

図 3-1　男を飲み込む巨大な口（スティーヴン・スピルバーグ『ジョーズ』©ユニバーサル・ピクチャーズ）

は、腕相撲の選手権で中国人に腕をひねられ、筋が戻らなくなったことを語りだす（クイントはオリエントに対して恐怖を抱いているのかもしれない）。そして、二人は魚から傷を受けた足を机に自慢げに乗せて、乾杯するのである。やがて話題がクイントの腕にある何かの跡に向かう。彼は「インディアナポリス号」という刺青を消していた。その跡の由来について、ひょっとすれば、この映画で最も恐ろしい戦慄の物語が語られるのだ。

この傷跡にはクイントが抱える心的外傷《トラウマ》の物語が刻まれていた。広島に投下された原子爆弾の原料「ウラン」を運んだインディアナポリス号は、日本の潜水艦の魚雷を受け沈没し、乗組員たちは海中で数日間漂流し、サメに次々と襲撃されてゆく。三日目の夜、クイントは水面で眠っている仲間を起こそうとした。ところが、その男はサメに下半身を喰いちぎられ、すでに死亡していたのである。このエピソードは言葉で語られるだけで何の映像もないが、原爆と日本の脅威と並んで、去勢の恐怖で観客を強く印象づける(1)。やがて、クイントは生きたままホオジロザメに貪り喰われる（図3－1）。恐怖が彼を飲み込んだのである。『ジョーズ』には去勢と原爆の恐怖が紛れ込んでいた。

だが、映画はさらに興味ぶかく展開する。映画のクライマックスで、ブロディがサメの口に突っ込まれた酸素ボンベをライフルで撃ち抜き、爆破するからだ。原爆のような血飛沫のキノコ雲が上がる。ふつうは気づかないが、サメが海中に沈んでゆく時のサウンドに、ゴジラの咆哮が使われているのである。『ジョーズ』に隠された原爆とゴジラの恐怖。ゴジラとは、水爆実験によって誕生し、酸素を利用する新兵器オキシジェン・デストロイヤーで葬り去られた存在であった。スピルバーグは「ヒロシマの怨念としての怪獣の『声』を人喰鮫に与え、それを第二次世界大戦で米軍の使用したライフルで、酸素ボンベ（オキシジェン・デストロイヤー）を炸裂させ倒すことで、核戦争への恐怖を拭い去ろうとした」とする、刺激的な論も展開されている。それにもかかわらず、スピルバーグの原爆に対する恐怖は消えることはない。それ以後、彼の映画に影をひそめながら登場することになるのだ(2)。ゴジラも同じように、何度もスクリーンに現れ続けるだろう。戦後日本につきまとう恐怖の表象として――。

「鯰絵」としての『ゴジラ』――恐怖を封じ込める

幾度となく地震という災害に見舞われてきたのが、地震大国の日本である。一八五五年の安政大地震では、地震の原因とされる大鯰を人々が捕らえようとする「鯰絵」が大量に描かれていた（図3−2）。「怪物（monster）」には「警告する（demonstrate）」の意味が含まれるが、貧富の格差が開いたこの時期、世をひっくり返し経済的不正を懲らしめたいという民衆の世直し願望を、「鯰絵」は警告していたのかもしれない。そしてまた、「鯰絵」は震災に対する厄除けの護符ともなってゆく。

未曾有の天変地異の災害は、形にされれば、その脅威が和らぐものである。宮田登が指摘したように、一八五五年の安政大地震の「鯰絵」は、それからほぼ一〇〇年後、太平洋戦争によって日本が焦土と化して間もない一九五四年に出現した『ゴジラ』の祖先と呼んでもいい(3)。ゴジラは災害のメタファーである。円谷英二の「円谷プロ」にみるように、ミニチュア特撮方式は日本の誇る文化となり、災害に関する想像

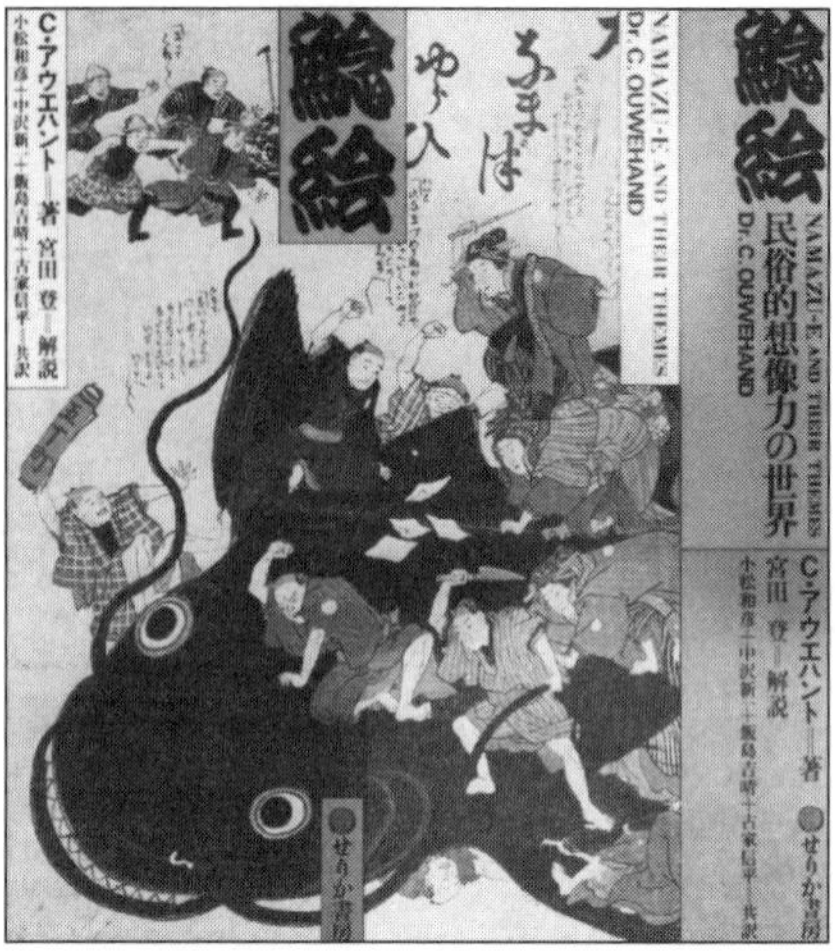

図 3-2　災害の表象　大鯰（コルネリウス・アウエハント『鯰絵――民俗的想像力の世界』せりか書房）

力を働かせ、『ゴジラ』をはじめ、日本映画は『日本沈没』（一九七三年）、『地震列島』（一九八〇年）、『首都喪失』（一九八七年）と、終末的世界を描き続けてきた。「見えない不安」を、「見える存在」へと可視化することで、恐怖を封じ込めようとしてきたのである。

だが、その不安が現実の存在へと投影されれば、悲惨な問題をひき起こすことがある。たとえば、一九二三年の関東大震災時に、朝鮮人が井戸に毒を投げ込んでいるという噂が広まったために、朝鮮人虐殺が勃発してしまった。震災時に井戸の水が濁ることは不思議ではないが、それが朝鮮人たちの叛乱の恐怖へと飛躍したのである。社会不安がマイノリティへの迫害に結びつく事例は、いつの時代にも見られることだ。不安な時に、我々は恐怖を体現し、悪の源として排除できる存在を求めてきた。かくして、怪物たちは、生み落とされては、抹殺されてゆく。それゆえに『ゴジラ』の最後で山根博士は語ることになる。「あのゴジラが最期の一匹だとは思えない。もし水爆実験が続けて行なわれるとしたら、あのゴジラの同類はまた世界のどこかへ現われてくるかもしれない」と。

何度も何度もゴジラは帰ってくる。倒されたとしても、次の映画では再び現われるのだ。背中の棘を閃光のように白々と光らせ、熱線を吐き、本土を焼きつくそうとする。ゴジラの原型を求めるなら、西洋のドラゴンにたどりつくだろう。かつて人間を脅かした蛇、鷹、豹などの動物たちの姿を合成すると、竜の姿になる。それゆえ、竜は蛇のようでありながらも、手足をもち、翼さえそなえている。人間が恐れおののいた敵の合成された記憶が形になって表れたものが、竜なのである(4)。英雄と竜の闘いには、善と悪、秩序と混沌、技術と自然、男と女、キリスト教と異教、直線と曲線、理性と本能などの対立項目が重ねられる。むろん、毒を吐くドラゴンは疫病のメタファーでもある。『ゴジラ』はこうした戦いに、戦後の日本の姿を重ね合わせて制作されたものだ。

ゴジラはどこから来たのか——戦争と放射能

最近では「あれがトラウマになって」という言葉が流行している。そもそも、トラウマとは受けた体験が衝撃的すぎて、それが人生において流れとして物語化できず、記憶の底に抑圧されることである。しかしながら、この「過去」の衝撃は消えることはなく、ときに神経症などの形となって、「現在」に回帰《フラッシュバック》してくるのである。戦後に制作されて以来、何度もリメイクされ銀幕に帰ってくるゴジラを、「ゴジラは反復そのものである。それは核の脅威の反復であり、戦禍の反復である」と、フラッシュバック現象と絡めトラウマの表象であるとしたのは、梅木達郎だった。大戸島の被害を報告する委員会から、テレビ塔に迫ってくるゴジラを中継するアナウンサーまで、この映画はゴジラを何とか語ろうとする人々の欲望で満ちている(このアナウンサーに扮した役者は、福井地震の火災を中継したアナウンサーの絶叫を念頭においたそうだが、『ゴジラ』の語りに注目した金原千佳はそこに「語るのがうれしくてたまらないといった法悦的な身振り」を見てとっている)(5)。

また、ゴジラが表象するものを、戦争の記憶だと考えることは難しくない。領土拡大の欲望が南の島々へと向い、激戦で多くの兵士が玉砕した南方から、怪獣たちはやってくる。ゴジラが襲来してくる夜の暗さ、「もうすぐお父様のところへ行けるのよ」と泣き叫ぶ母娘、廃墟となる東京。ゴジラが去ったあとも、野戦病院を思わせる場所で治療をうける被害者たちの悲惨な姿が延々と強調して描かれている。『ゴジラ』を反戦映画と位置づけることが可能なくらいである。「禍々《まがまが》／曲々《まがまが》」しく、どこか女を表す「曲線」のドラゴンを、男性の騎士が「直線的」な槍で仕とめるのが、ドラゴン退治であれば、それは直線的なものが曲線を統治してゆくものであり、近代化の過程でもある。ゴジラは、日本がやがて迎える高度経済成長という直線的な時間を、戦時中あるいは太古の過去にひき戻す（図3－3）。

また、映画には、「放射能の雨に、放射能マグロ、今度はゴジラか」とつぶやくシーンが挿入されているが、放射能マグロとは第五福竜丸事件のことを指している。一九五四年にビキニ環礁においてアメリカが行なった水爆実験によって船員たちが被曝したという、あの事件だ。第五福竜丸事件から着想を得たこの映画は、空襲の記憶を回帰《フラッシュバック》させるのである（金子修介監督作品『ゴジラ　モスラ　キングギドラ　大怪獣総攻撃』（二〇〇一年）では、ゴジラが上陸した漁港には「第五福竜丸の悲劇を絶対忘れてはならない」というポスターが貼られている）。戦後、我々の内部で消し去ろうと抑圧しても、完全には消えずうごめく感情が、形になって回帰《フラッシュバック》したもの、それがゴジラなのだ。ゴジラの姿は、日本人たちが過去に見たが、それを忘れたがっている戦争の風景なのである。こうしたゴジラは心理学の父フロイトが一九一九年に説いた「不気味なもの」という論文のテーマにふさわしい。そうして東日本大震災以後、またゴジラは帰ってくる。二〇一四年に新ハリウッド版『ゴジラ』が公開を控えているからだ。

また、『ゴジラ』の着想の原点は、『シンドバッド』シリーズなどで有名なレイ・ハリーハウゼンの特撮で誕生した『原子怪獣現る』（一九五三年）である。『原子怪獣現る』は氷山の下で眠っていた恐竜が核実験で目を覚ますものだが、怪獣が歩いたあとに人々がばたばたと倒れ、病原菌が強調されるなど、放射能汚染が『ゴジラ』より強調されている。ハリウッドでは、『原爆下のアメリカ』（一九五三年）『渚にて』（一九五九年）『博士の異常な愛情』（一九六三年）のような核戦争の脅威を描く映画、放射能で突然変異を起こし、生物が巨大化するパニック映画が量産された。巨大化した蜘蛛が襲来してくる『タランチュラの襲撃』（一九五五年）、核実験で陸軍中佐が巨大化してしまう『戦慄プルトニウム人間』（一九五七年）、核エネルギーを食料にする『怪獣ウラン』（一九五五年）と、放射能によって突然変異した存在が跳梁したのである。

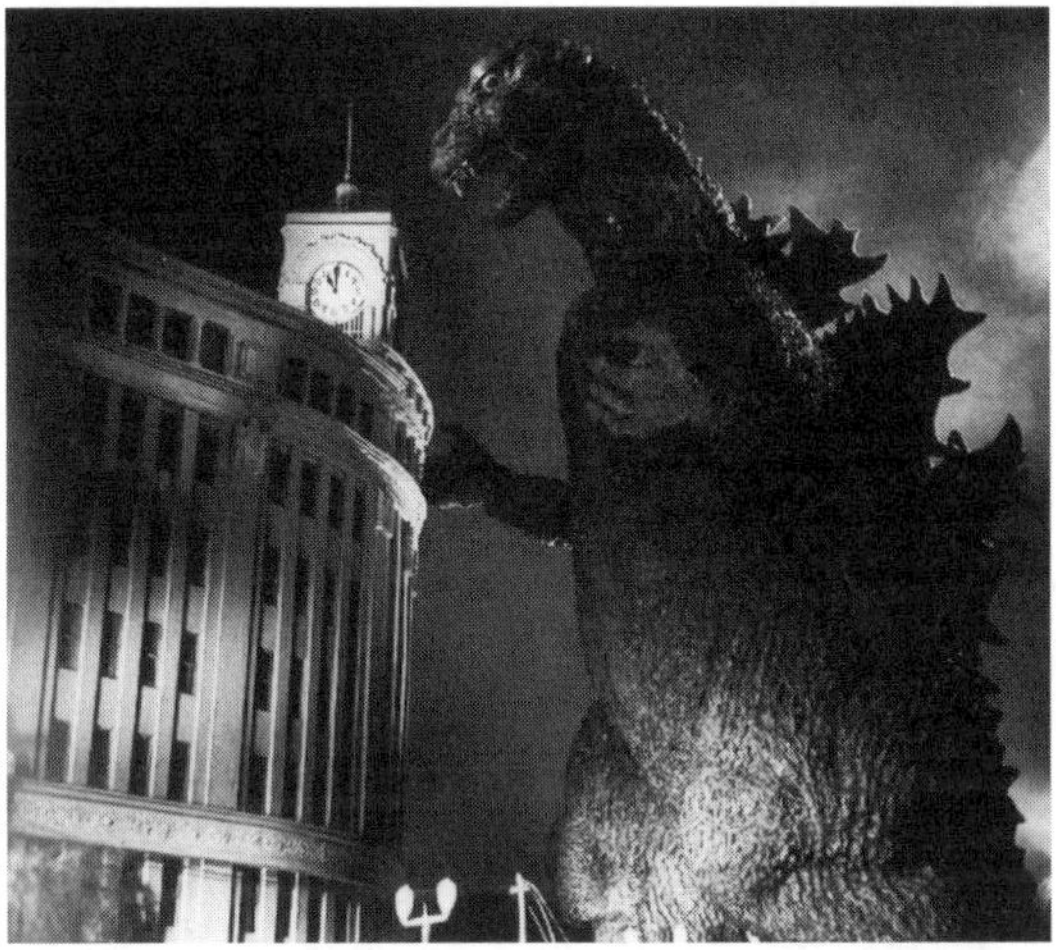

図 3-3　時計台を襲うゴジラ（本多猪四郎『ゴジラ』©東宝）

アメリカに潜伏する共産主義者の脅威が高まり、アカ狩りが開始された五〇年代、共産主義という見えない敵は、エイリアンなどのわかりやすい脅威に映画のなかで「翻訳される《うつしかえられる》」ことになる。『ボディ・スナッチャー／恐怖の街』（一九五六年）のエイリアンがすり替わった無表情な人間、『絶対の危機』（一九五八年）の人間を食料に巨大化する赤いアメーバなど、エイリアンは国家に侵入してくる共産主義者の姿の投影であった[6]。それとは逆に、ロバート・ワイズ監督の『地球の静止する日』（一九五一年）のように、戦争をやめなければ人類を壊滅させると警告し、三〇分間だけ地球の文明を静止させる平和の調停者としてのエイリアンも登場するなど、五〇年代はSF映画の黄金時代となる。『ゴジラ』はSF黄金時代の賜物だが、アメリカのSF映画とはひと味ちがうのである。それはどういうことなのか。

「奴ら」であり「私」であるゴジラ――矛盾する記号

『ゴジラ』が公開されたのと同じ一九五四年の『放射能X（THEM）』は、放射能によって巨大化し、下水道に潜み暗闇に紛れて出没し、増殖してゆく蟻の群れが登場する。原題の「奴ら」が示すように、ハリウッド映画の怪物は他者でしかない。だが、ゴジラはそれとは異なる。たんなる他者ではなく、我々自身でもある。ローランド・エメリッヒ監督版『GODZILLA』（一九九八年）の綴りには皮肉にも「神（GOD）」の文字が刻印されているものの、どう見ても怪獣の姿がイグアナか悪魔くらいにしか思えないが、かつて娘が生贄にされたというゴジラの姿は神々しい。怪獣でありながらも神としての存在。ゴジラは「さまざまな矛盾の束」「記号を攪乱する怪物」と呼ばれもする(7)。複雑に絡み合うゴジラの表象。体から放射能をまき散らすゴジラは、水爆の被害者日本にして、日本を焦土にした加害者アメリカでもある。

　ゴジラのずんぐりした姿は、どこかキノコ雲を思わせないわけでもないが、原爆はカタカナで「ピカドン」と呼ばれ、井伏鱒二は原爆小説『黒い雨』（一九六六年）において、原爆のことを「脚を震わせて、赤、紫、藍、緑と、クラゲの頭の色を変えながら、東南に向けて蔓延《はびこ》って行く……蒙古高句麗《むくりこくり》の雲」と表現し、「地獄から来た使者」という怪物のイメージで捉えている(8)。「蒙古高句麗《むくりこくり》」とは、一二七四年、一二八一年の元寇襲来時の蒙古・高句麗軍になぞらえたものである。未知の理解不能な存在を名づける場合、難解な漢字が当てられるものだ。ゴジラも「呉爾羅《ごじら》」と綴られる。八月二十日に東京に来襲してくるゴジラは、空襲や原爆の記憶を回帰《フラッシュバック》させる。ゴジラは外からくる脅威の表象でもある。だが、それだけでは終わらない。ゴジラは「奴ら」であり、「私」であるからだ。『ゴジラ』の主題曲をつくった伊福部昭が、ゴジラを「海で死んだ英霊」と考えたように、ゴジラは戦没者の亡霊が集結した「祟り神」を思わせる。日本人の無念の集まったゴジラは、大東亜戦争の結末を咎めに来るのかもしれない(9)。

また、『ゴジラ』の物語は、「八岐大蛇《やまたのおろち》退治」という神話の変形でもある。須佐之男命《すさのおのみこと》が川を赤く濁し災いをもたらす八岐大蛇を討伐した「八岐大蛇退治」は、蛇のように曲がりくねり、氾濫する川の治水工事をすることで、自然災害を統治することを意味している。しかしながら、「八岐大蛇《やまたのおろち》退治」とは、砂鉄から鉄を生産し川を赤く染めた出雲の製鉄集団を、大和朝廷が制圧したという事実をおき換えた「大和の大蛇《やまとのおろち》退治」のことを表してもいたようだ。鬼や土蜘蛛に姿を移し変えられた異民族が、武士集団によって討伐されるという「蛮神殺しの物語」が、ずっと語り継がれてきたのである(図3-4)。『酒呑童子』で鬼退治をする源頼光らは怪獣退治のエキスパートであり、その様子を描いた歌舞伎や浄瑠璃は当時の怪獣映画だった(10)。

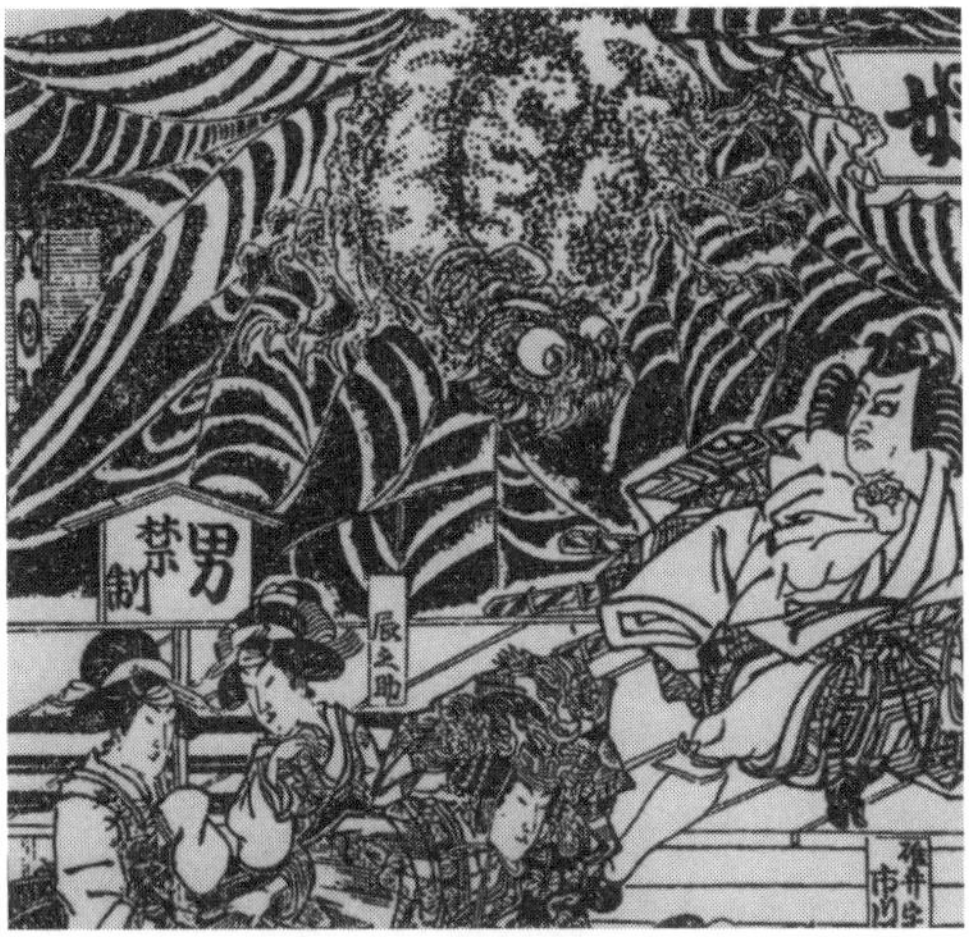
図 3-4　源頼光による土蜘蛛退治の歌舞伎・浄瑠璃 (東雅夫「蛮神殺しの系譜」『怪獣学・入門』JICC)

　こうした蛇神信仰の名残として、蛇の皮を模した布や衣服を身につける習俗がアジア一帯にあり、歌舞伎の衣装などにも継承されている。特撮方法がアメリカでは主に粘土細工のコマ撮り方式なのに対して、日本では着ぐるみの怪獣が定着してきたのは、蛇神信仰によるものかもしれない。さらに興味ぶかいのは、製鉄の際には金属を「吹く」ことが欠かせないが、出雲には「吹く」技術をそなえる「伊福部《いふくべ》」という一族がおり、金属製造の技術を持ち、北方の金属神を崇拝したということである。なんと作曲家の伊福部昭はこの一族の末裔であった(11)。『ゴジラ』はこうした「蛮神殺しの物語」の現代版である。国家に蹂躙された少数民族が、ゴジラのような怪獣たちなのだ。

こう『ゴジラ』を読み解けば、「『がんばろう、東北』と誰もが口にしたものの、奥六郡に発する蝦夷の慟哭の記憶までも持ち出そうとはしなかった」と、松岡正剛が「三・一一」を読むための背景として、「征夷大将軍」「蝦夷」といった歴史や東北学にまで遡ってゆく必要を説いていたことが頭をよぎる(12)。日本全体がオリンピック誘致の成功に酔いしれる二〇一三年の夏、いまだに被災地の仮設住宅で不自由な生活を人々が余儀なくされている。その一方で、都内には最新設備の選手村の建築が計画されるのだ。おかしなことではないか。被災地の慟哭は、どうしたら首都に聞こえるのだろうか。それゆえにゴジラは再び咆哮しなければならない。かつて蝦夷たちの怨念が疫病を広げたように……。

芹沢博士が自らの命を断ち、新兵器を使用することで、ゴジラは海中に消えてゆく。どこかしら海軍の「水葬」を思わせる荘厳なラストシーンであった。映画の前半の大戸島の伝説では、ゴジラの怒りを鎮めるために若い娘が生贄にされたことが語られるが、芹沢の自己犠牲によって、ゴジラの無念は鎮魂されたのである。しかしながら、こうした図式は、太平洋戦争中の神風特攻隊といった事象と何ら変わりはない。それは自然災害を鎮めるための人身御供《ひとみごくう》にも遡れるだろう。英雄の自己犠牲で世界が救われるというのは、ハリウッド映画でもよく見られる全体主義に近づく発想である。典型的なものとして、地球に迫る巨大隕石を爆破するために、ブルース・ウィリスが自分を犠牲にして核爆弾を起動させる『アルマゲドン』（一九九八年）をあげておこう。川村湊はこうした生贄の構造が原発においても機能しているという(13)。そして二〇一三年には特攻隊を描く山崎貴監督の『永遠の0《ゼロ》』が大ヒットしている。

放射能は、視覚、嗅覚、触覚など、あらゆる点で見えない。そして、原発の下請け労働に従事する「原発ジプシー」と呼ばれる「見えない労働者」が存在する。森崎東監督の『生きてるうちが花なのよ死んだらそれまでよ党宣言』（一九八五年）は、放浪するヌードダンサーと原発ジプシー（原田芳雄）の二人に原発事故の陰謀が絡む映画である。被曝して死亡するとドラム缶に入れられ、海中に投棄される原発ジプシーの姿が暴露され、被曝の後遺症に悩む原田は「現代の特攻隊とおだてられ、装備もせずに炉心近くまで行かされて」と後悔する。また、森江信のルポルタージュ『原子炉被曝日記』（一九七九年）は、地下の汚染区域のバルブ操作をする下請け従業員の窮状を描き、「バルブ操作員は、ひと皮むけば東電社員の被曝を代行する『被曝要員』なのだ」と書いていた(14)。原発は見えない存在の犠牲によって維持される「荒ぶる神」である。『ゴジラ』の最後はこうした姿を想起させてならない。

東宝特撮映画における怪人たち——見えない人間《インヴィジブル・マン》を見せる

『ゴジラ』が公開された一九五四年。この年には第五福竜丸事件と並んで、もうひとつの重要な出来事が存在した。自衛隊の発足である。『ゴジラ』にも出演していた志村喬が七人の侍を集め、野武士から村を自衛する黒澤明監督の『七人の侍』が公開されたのもこの年だった。批評家の四方田犬彦は『七人の侍』

と『ゴジラ』を、「さながら双子のフィルム」のようだと評している(15)。おりしも、アメリカによる映画検閲が廃止され、仇討ちや封建主義を賞賛するということでそれまで禁止されていた時代劇が再び制作されはじめた時期であった。

戦国時代に設定されてはいるが、野武士や浪人たちが闊歩する街、水車小屋が焼き払われ、屍が累々と横たわる農村は、空襲で焼け野原となった戦後の風景が重ねられている。竹槍をかまえた農民たちに、三軒の家を守るために二十軒の家は犠牲にはできない、戦とはそういうものだと志村喬は力説するが、竹槍で野武士たちと対決する農民の姿が、本土決戦を連想させないこともない。野武士の使う火縄銃が核兵器を意味するという論者までいるのだから驚きである(16)。異なる時空間を舞台とする「時代劇」に、皮肉にも当時の「時代性」が色濃く刻み込まれていたことを見逃してはならない。たとえば、二つの組のヤクザ者たちが対立し合う宿場で、三船敏郎扮する用心棒がそれらを戦わせる黒澤の『用心棒』(一九六一年)は、ソ連とアメリカの間にいる日本の立場を容易に想像させもする。核兵器を思わせる拳銃を、敵役の仲代達矢が使っているのも興味ぶかい。

農村を脅かす野武士の集団は、個性豊かな七人の侍とは対極に、顔をもたない黒い群れとして扱われ、倒されると帳面にただ「×」が記されるだけの「絶対的な悪」とされることに四方田は注目していた(一六一頁)。七人の侍を雇い農民たちが村を自衛する『七人の侍』は、自民党内で好評であり、映画で使われた戦術について自衛隊から問い合わせまであったというが、「再軍備化映画」と評されるのも無理はない。野武士の集団という黒い影――。それは戦争時に外から襲来してくる敵の脅威であり、ゴジラのようでもある。三船敏郎が「来やがった、来やがった」と叫ぶと、丘の向こうから現れてくる野武士の一群、大戸島で山の向こうから初めて姿を見せるゴジラ。二つはどこか似ている。

占領軍の厳しい検閲にもかかわらず、戦後の日本映画は、戦争の惨禍や放射能の脅威を見せつけようと試みてきた。「黒澤映画の三船敏郎とは、『復員兵』から始動したのだ」と志村三代子がいうように、初期の黒澤映画は傷痍軍人たちであふれていたのである(17)。『酔いどれ天使』(一九四八年)は、肺結核を病み堕落した生活を送る復員兵の松永(三船敏郎)と彼を救済しようとする医師の真田(志村喬)の物語であり、『静かなる決闘』(一九四九年)では、戦時中に手術によって梅毒に感染してしまった軍医の藤崎(三船敏郎)の婚約者らをめぐる表には見せない苦悩を描き、『野良犬』(一九四九年)においては、復員兵である村上刑事(三船敏郎)が、自分の拳銃を盗み殺人を犯した似た境遇である分身的存在の復員兵を追いつめる。

黒澤映画には戦争の痕跡が色濃く落ちている。だが、ここでより重要なのは、これらの映画で復員兵と病原菌が結びつき、不吉な黒い影として重要な役割を果たしているということである。『静かなる決闘』で、藤崎を梅毒に感染させた中田は、梅毒に感染していないながらも妻を妊娠させる放蕩な保菌者として、女性を知らない藤崎と対照的な存在として描かれる。志村が『酔いどれ天使』について「社会悪であるギャングと結核菌の増殖が、負の因果関係として規定」されているというように(九四頁)、社会問題を「細菌の形」で描いて、太平洋戦争がつくりだした復員兵たちの「病理《くのう》」を黒澤明は訴え続けたのである。

黒澤映画は戦争の被害者を描いてきたが、ゴジラもまた水爆実験によって被曝した被害者であり、同じく戦争によって片目を失った芹沢博士が開発した新兵器によって抹殺されたのである。『ゴジラ』以後には、特撮映画で「放射能」がテーマとして浮上してくる。放射能は、動物が巨大化するというような荒唐無稽な事態をも納得させる「原因」として、特撮映画のいわば「機械じかけの詩神《デウス・エクス・マーキナ》」のように使われてゆく。小田基義監督作品『透明人間』（一九五四年）は、太平洋戦争時に特殊部隊として放射能実験でつくりだされていた透明人間たちが復讐してくるものである。女の幽霊の怨念は愛憎による私憤であり、個人に向けられるのに対して、男の怪人たちの「その怨念は、パブリックな性格を持っている」（一〇七頁）ことを志村は指摘しているが、透明人間たちはその怨念をどう晴らすのか。

『透明人間』では、透明にされた主人公が、「軍国主義がつくりだしたこの片輪者をあなただけにお見せしましょう」と、ピエロの化粧と衣服を取り去る。「見えない身体」を「見せつける」ことで、戦争に対する怨念を暴露しようとするのだ。そのあとも、本多猪四郎監督作品『ガス人間第一号』（一九六〇年）、福田純監督作品『電送人間』（一九六〇年）など、変形人間シリーズが制作されてゆく。「見えない放射能」によって被曝し、その存在を無視され、「見えない人間《インヴィジブル・マン》」とされた被曝者たちの無念を、東宝特撮映画は「可視化」してきたのである。ちなみに、『ゴジラ』公開の少し前に、H・G・ウエルズのSF小説『透明人間《インヴィジブル・マン》』（一八九七年）をもじり、黒人作家ラルフ・エリソンは、「私は見えない人間だ」という告白で始まる黒人抵抗小説『見えない人間《インヴィジブル・マン》』（一九五二年）において、黒人の苦悩を綴っていたことも、つけ加えておこう。

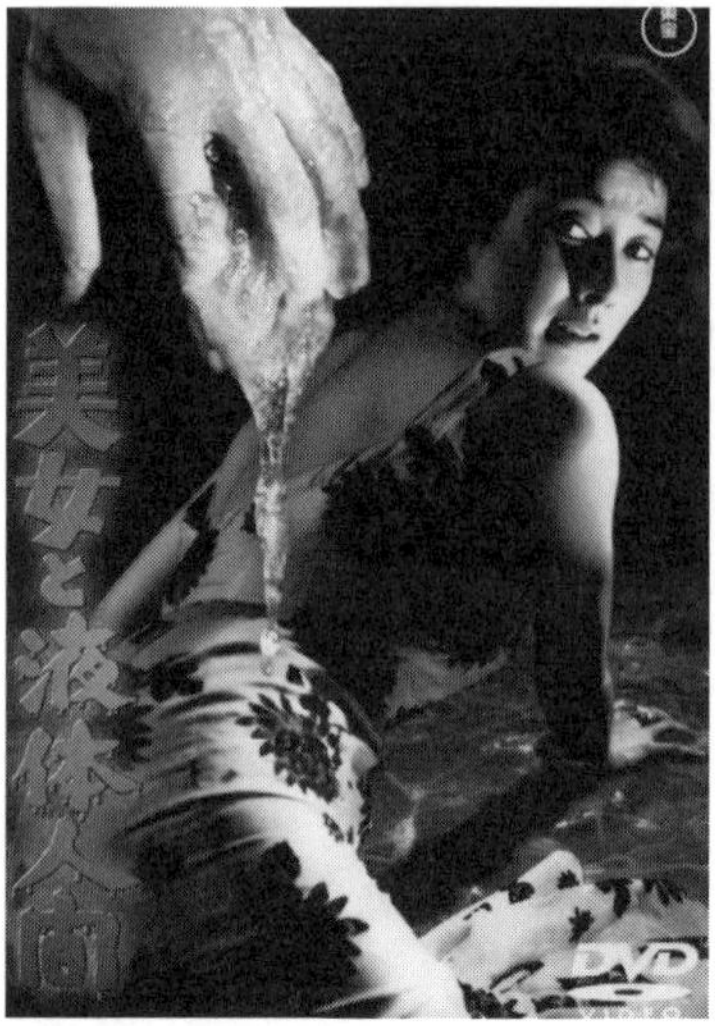

図 3-5　放射能によって変異した人間（本多猪四郎『美女と液体人間』©東宝）

その一方で、こうした映画が放射能差別を生む可能性も見過ごされてはならない。たとえば、『絶対の危機』の宇宙アメーバから着想を得た本多猪四郎監督の『美女と液体人間』（一九五八年）では、核実験で被曝した第二竜神丸の乗組員二三人たちが、突然変異で液体人間となり、東京を襲ってくる（図3−5）。これは第五福竜丸で被曝した二三人のことをたやすく連想させる。液体人間の事件が「核爆発による第二人類の発生」という題名で新聞報道され、人間を仲間にして増殖する恐怖の存在として描かれるのだ。この『美女と液体人間』は、被曝した人間は被曝者ではなく、人類とは異なる「他者《エイリアン》」だと見なす差別意識を含んでいるのではないか。東京の下水道に潜む液体人間をガソリンを流して焼き殺すという結末を迎えるが、それは炎で浄化を行なう「大虐殺《ジェノサイド》」にほかならない(18)。

一九五四年以後の怪獣の変貌——ゴジラはどこに消えた

一九六三年に東海村において最初の原子力発電が行なわれたが、日本が原子力を馴致するのに呼応したかのように、ゴジラは飼い馴らされイメージを変えてゆく。アメリカの象徴であるキング・コングと戦う『キング・コング対ゴジラ』（一九六二年）、核実験のあったインファント島からモスラがやってくる『モスラ対ゴジラ』（一九六四年）などが制作される。放射能に汚染されたインファント島は、占領時にマッカーサー連合軍最高司令官が十二才の少年にたとえた日本でもあり、モスラ（MOTHRA）の綴りは母（Mother）の綴りに近く、養蚕を伝統文化とする日本では「オシラサマ」という蚕の神を思わせるキャラクターが『千と千尋の神隠し』にも登場するが、自然の神としてのモスラの幼虫のイメージは、『風の谷のナウシカ』の群れで押し寄せる王蟲《オーム》が継承している。

『怪獣総進撃』（一九六八年）では、怪獣たちが人類によって怪獣ランドという島で管理されており、エイリアンに操られる宇宙怪獣キングギドラが襲来する。その金色にアメリカのイメージも重なるキングギドラという外からの敵に対して、ゴジラを中心とする日本の怪獣は富士山麓に集結し、これを撃退する。怪獣に国家を守ってもらうという発想は、何かあればアメリカに守ってもらうという日米安全保障条約の反映であるのかもしれない。シリーズも末期になると、『ゴジラ対ヘドラ』(一九七一年)では公害から誕生したヘドラが登場し、最終作『メカゴジラの逆襲』(一九七五年)では、ゴジラは科学の力で生産された分身的存在と戦って、昭和ゴジラ・シリーズはいったん終結を迎える。

ゴジラは飼い馴らされてゆく。ゴジラの子供のミニラはその典型だろう。『一寸法師』や清少納言の『枕草子』の「ちいさきものはみなうつくし」という言葉から、ソニーの「ウォークマン」まで、日本は「小さきもの《かわいい》」を賞賛する文化である。小さいフィギュアに「萌え」を感じるアキバ系の男たちもこの伝統の一部だろう(19)。一九九六年に任天堂のゲームボーイ用ソフトとして売り出された『ポケット・モンスター』には、ピカチュウというモンスターが登場した。一九九七年十二月にピカチュウが放つ「閃光《フラッシュ》」をテレビで見た子供たちが発作を起こしたが、ピカチュウはゴジラの子孫にほかならない(図3-6)。

子供たちは昆虫採集の代わりに、「かわいい」怪獣たちを「ポケットの中の野生」としてデジタル上で収集し、友人たちと通信ケーブルを使い、怪獣を交換し合うというコミュニケーションを楽しんでいる。主人公サトシは「世界最高のポケモントレーナーになる」という当時の日本には珍しい野心を持つが、アメリカ人の書いた日本論『菊とポケモン』のなかでは、『ポケット・モンスター』が「グローバルキャラクター」となり、「その昔ゴジラの成功で日本全体が感じた誇らしさに通じる感情がにじみでる」という印象さえ語られている(20)。戦後民主化された日本において、ピカチュウはしばしば回帰《フラッシュバック》してくる原爆の記憶が衛生化《かたりなお》されたひとつの帰着点である。

一九六六年からは『ウルトラマン』が放送されだし、ゴジラはウルトラマンにその座を譲ることになる。「太陽の塔」を象徴として「人類の進歩と調和」を謳い、大阪で日本万国博覧会が開かれたのが、一九七〇年である。ウルトラマンの顔が太陽の塔にいかに似ていることか。しかしながら、この進歩と科学の時代、「科学特捜隊」とともに戦うはずのウルトラマンは、ねじれた展開を見せざるをえなかった。「胸につけてるマークは流星」という歌詞はアメリカの星条旗を連想させるし、「ウルトラセブン」は安保体制下の日本にとっての「アメリカ第七艦隊」とまで呼ばれもしたが(21)、『ウルトラマン』シリーズの脚本を制作したのは、沖縄出身の金城哲夫らであったからだ。

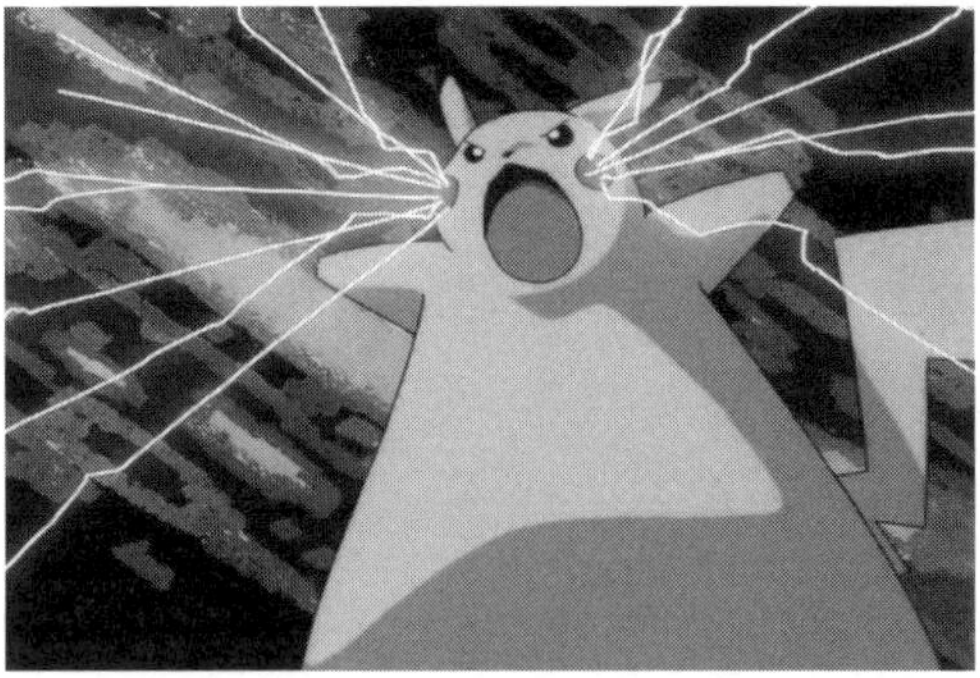

図 3-6　ゴジラの末裔ピカチュウ
（湯山邦彦『ピカチュウのなつやすみ』©東宝）

沖縄出身の金城哲夫や実相寺昭雄らが脚本に関わったウルトラマン・シリーズは、そう手放しに正義を賞賛することができなかった。「光の国」からやって来たウルトラマンは、地球土着の怪獣という「穢れ」を駆逐することに苦悩する。そのために、一九六八年からの『ウルトラセブン』では、怪獣の多くがエイリアンにおき換わっている。それにもかかわらず、海底開発をめぐる第四二話「ノンマルトの使者」では、海底には人類よりも先に地球にいたノンマルト人文明が存在したことが発覚し、沖縄の領土問題やアイヌの先住民問題を連想させるなど、正義がときに相対化されてしまう。

七〇年代にはすでに放射能の恐怖をほのめかす怪獣は、時代に取り残された存在となっていた。一九七〇年に『ウルトラセブン』の「遊星より愛をこめて」に登場するスペル星人が被曝者のイメージをもち、それを怪獣化していると問題となり自粛することになったが、この時期には、生々しい原爆症は忘却したくてならない病だったのだろう(22)。一九七四年の『宇宙戦艦ヤマト』、一九七九年の『機動戦士ガンダム』と、おりしも時代は「メカ」の時代を迎えていた。東宝怪獣映画から原水爆や放射能のテーマが消えてゆく七〇年代は、原発が築く「明るい未来」が宣伝され、各地で原子力発電所が建築された「原子力」の時代と重なってゆくのである。

しかしながら、『ゴジラ対メカゴジラ』から一〇年後、橋本幸治監督作品『ゴジラ』(一九八四年)により、第二シリーズが制作された。原点である恐怖の怪獣に回帰したゴジラが復活を遂げたのである。原子爆弾の恐怖という設定が時代遅れとなり、薄らいでしまった一九八四年、新たな『ゴジラ』では原発の問題が浮上してくる。核分裂物質を好むゴジラは、まずソ連の原子力潜水艦を攻撃し、日本上陸時には原子力発電所を襲来するのである。一八五五年の安政大地震に描かれた大鯰の末裔であるゴジラが災害の隠喩であるならば、原発を襲うこのシーンは東日本大震災を経過した現在、津波と福島第一原発事故を連想させてやまない。川村は「いわばゴジラは『核中毒』患者として、『核』がなければ生きてゆけない体となってしまったのである」と指摘しているが(一五一頁)、原子力発電に電力を依存せざるをえない我々日本人の姿を、ゴジラは揶揄していたのかもしれない。

『ゴジラVSデストロイアー』(一九九五年)では、体内炉心の温度が高温になりすぎて、メルトダウンを起こすゴジラが、日本を恐怖に陥れる。歩く原子力発電所となったゴジラは、クライマックスで溶解してゆき、一九五四年以来、再び神の死を迎えた。平成ゴジラ・シリーズでは、ゴジラは人類の脅威として描かれる。金子修介監督作品『ゴジラ・モスラ・キングギドラ――怪獣総進撃』(二〇〇一年)では、ゴジラには戦没者の怨念が宿り、モスラ、バラモン、キングギドラの護国怪獣が団結して立ち向かうという設定となっている。すでに書いたように、ゴジラは「奴ら」であり、「私」なのだ。そうして、二〇〇四年、『ゴジラ』誕生五十周年記念『ゴジラ　ファイナルウォーズ』において、平成ゴジラ・シリーズもまた終局を迎える。エイリアンに利用される多数の怪獣たちに対抗させるために、地球防衛軍は眠っていたゴジラを呼び起こす。ゴジラが戦う怪獣のなかに、ハリウッドVS東宝のパロディとして、ハリウッド版『GODZILLA』に似た怪獣が登場するのである。

ハリウッド版『GODZILLA』の影に――環境ホルモンという脅威

日本版『ゴジラ』が表象するものに対して、ローランド・エメリッヒ監督作品の『GODZILLA』(一九九八年)には、いかなる恐怖が隠されていたのか。フランス領ポリネシアで核実験が行なわれ、イグアナがそのキノコ雲を眺めたあと、映画は幕を開ける。そして、日本のマグロ漁船がゴジラに襲われるという、第五福竜丸の事件を連想させるシーンが展開する。ゴジラが誕生した核実験の責任を取るべくフランス人が、アメリカにやってくる。アメリカの過去の原水爆に関する実験は言及されることはないが、第二次世界大戦の原爆投下のために総力が結集された「マンハッタン計画」の名前の場所であるニューヨークへと、ゴジラが襲来してくるのである。原爆を投下したことに対するアメリカ人のうしろめたさが、ゴジラを呼び寄せたのだろうか。

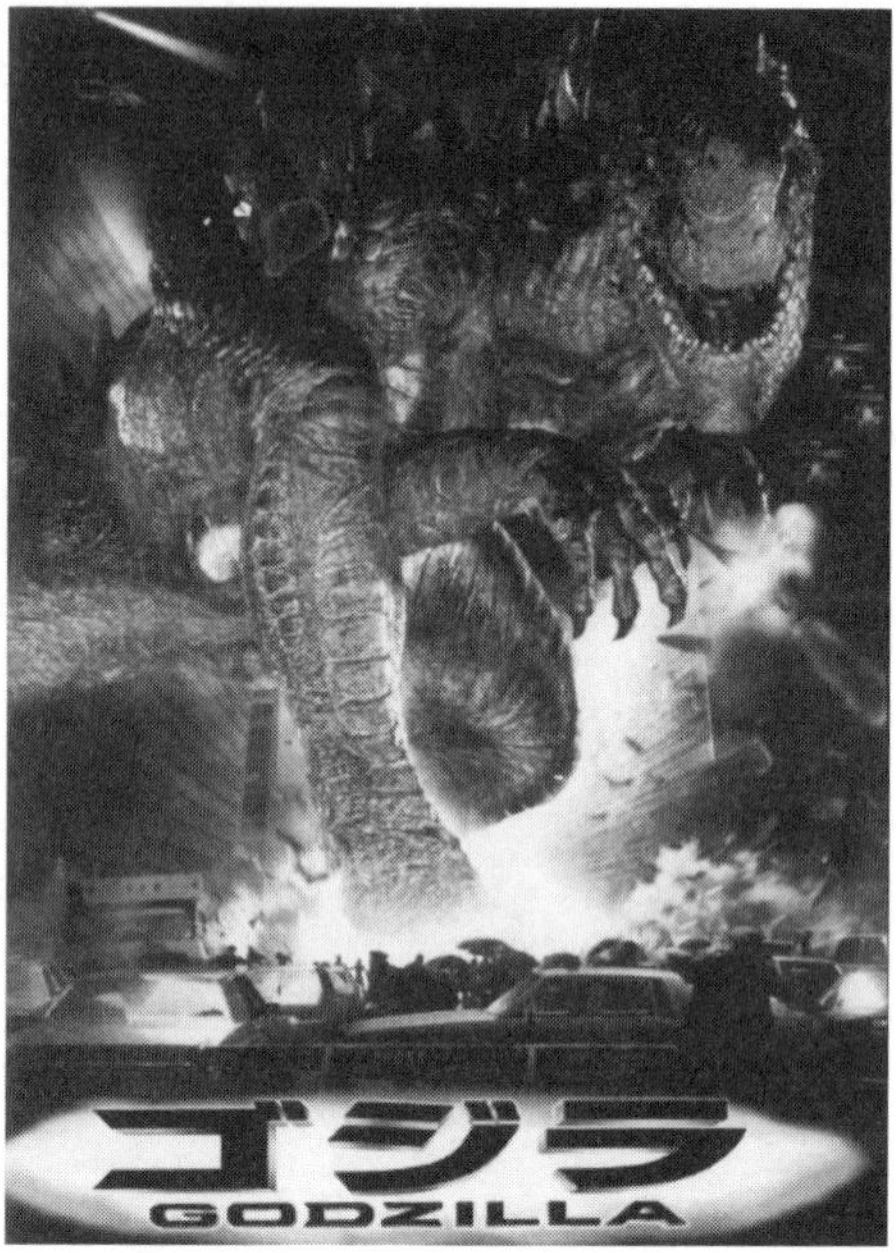

図3-7　両性具有的GODZILLA（ローランド・エメリッヒ『GODZILLA』©トライスター・ピクチャーズ）

　漁船が襲撃されたあと、主人公ニックがチェルノブイリ周辺で放射能の調査をし、地下に電流を流しミミズを追い出すシーンへと映画はつながってゆく。小説版では、このミミズを雨の中で這い回る「両性具有のジーン・ケリー」とニックは呼び、昔つきあっていた彼女は「頭に生殖器があり這い回るだけのこの生物が好きではなかった」と回想する(23)。何気ないシーンだが、じつはここにハリウッド版『GODZILLA』を読み解く鍵が秘められている。核実験で性差攪乱を起こし、オスであるが妊娠し、「両性具有」だと囁かれるゴジラは、メス化したオスという設定であった（図3-7）。それは何を意味したのだろうか。

　一九九八年とは、「環境ホルモン」に関する話題が最高潮に達し、メディアをわかせた時期だった。ならば、当時話題だった環境ホルモンの脅威を、『ゴジラ』に見出すことが可能ではないのか。北原恵は、オスが生殖能力を失いメス化するという「去勢」の恐怖が、環境ホルモンブームの背後に隠れていたことを指摘している(24)。精子の数は経済指数も意味すると、男性の生殖能力の低下をもたらす環境ホルモン言説において、男性の精子減少と国家の経済不況の関連を読み解いてゆくのである。「『環境ホルモン』の事例として今回最も頻繁に使われてきた雄ワニのペニスの短小化や、メスのイボニシ貝に生えたペニスが、人々に少なからずショックを与えるのは、男らしさの象徴であるワニと女性器そのものを象徴する貝に起こった異変だからであることは言うまでもないだろう」と、去勢の恐怖を発見している（二三九頁）。

九〇年代後半にあふれかえった環境ホルモンに関する書籍に、同性愛嫌悪や女性嫌悪を北原は読み込んでいる。たとえば、デボラ・キャドバリーの『メス化する自然』でも使われた「メス化」という訳語は、フェミニズムの影響により専業主婦が減り、出産率が低下しているという社会不安を喚起させ、父権復活の思想を擁護することになる。また、J・V・ロドリックスの『危険は予測できるか――化学物質の毒性とヒューマンリスク』（一九九四年）の表紙には、禁断の実を握るイブとアダムの図像が描かれていたが、そこには、インスタント食品ばかりを使い、家事という男女分業をおろそかにする女性を、環境ホルモンという毒を媒介し、男性の精子を減少させる犯人として非難する意識が潜んでいる（図3―8）。環境ホルモンとはたんなる生物化学上で発見された物質で終わらない。そこに絡み合っていたのは、北原が看破したように、境界撹乱に向けた恐怖である。環境ホルモンとは、ゆらぐジェンダー区分に対する「抗議《バックラッシュ》」として、メディアに浮上していたと考えてよい。オスであるにもかかわらず卵を産み、増殖してゆくゴジラは、環境ホルモンの脅威と連動し、セ

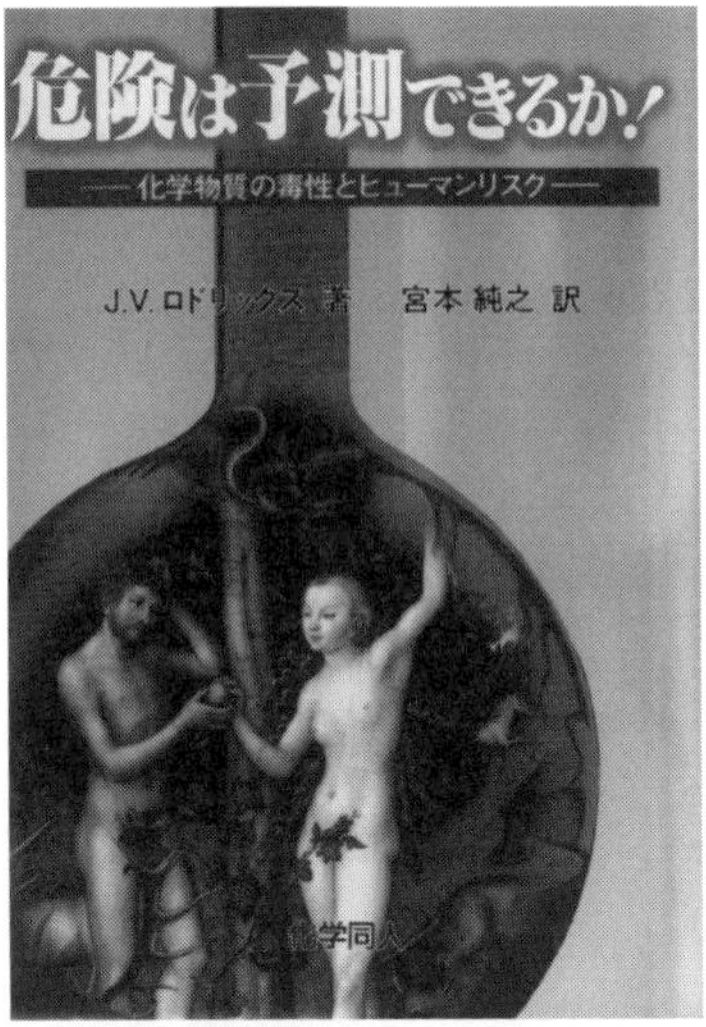

図3-8　アダムとイブの絵（J・V・ロドリックス『危険は予測できるか』化学同人社）

クシュアリティの撹乱の恐怖を表象していたのだ。

　また、一九九〇年には、『ジュラシック・パーク』などの原作を書いた小説家マイケル・クライトンが、『ライジング・サン』を執筆していた。この小説では、強姦殺人犯を特定する科学的証拠として、エタノール脱水素酵素（デヒドロゲナーゼ）がないとする日本人の欠落精子という設定を用いている。そして、一九九三年には法廷サスペンス小説『ディスクロージャー』を出版した。上司である女性に職場で誘惑《セクハラ》され、それを拒んだために復讐としてセクハラ容疑をかけられる男を描く裁判ものだが、小説では、この女性上司を「ゴジラ」と呼ぶ場面があり、権力を持ちジェンダーの境界線を侵犯する存在が、ゴジラのメタファーで捉えられる。『GODZILLA』の小説版において、「三種類以上の種が遺伝子レベルで交じり合っている」、「ある種の雑種」（一五七頁）であり、妊娠しているが、「どんな出産の仕方をするのかわからない」（一五八頁）というゴジラには、セクシュアリティ撹乱が脅威の「核」として隠蔽されている。海から突然あらわれ、堤防を越えてアメリカに侵入し、地下に卵を産み増殖するゴジラは、混淆《こんこう》で白人の純潔を汚す有色人種移民の隠喩かもしれない。過去に別れたが、ゴジラ退治を通して再び愛し合うようになるニックと元恋人は、規範たる異性愛として、ゴジラの単体生殖で出産する形態と対比される。ゴジラが退治され回復するのが、異性愛による生殖と出産を中心にした家庭制度なのである。

　最後に、一九九八年の『GODZILLA』のほぼ一〇〇年前に書かれた小説を思いだそう。映画などでいくども形を変えてよみがえる不死身の小説、ブラム・ストーカーの『ドラキュラ』（一八九七年）である。その「ドラキュラ（Dracula）」という名前は「ドラゴン（Dragon）」を意味するが、ドラキュラは、東の辺境トランシルヴァニアから大英帝国に侵入し、女たちを吸血鬼にしてゆく。それは植民地が大英帝国に叛乱してくる脅威でもある。当時コレラなどの疫病が東からやってくるとされたように、ロンドンに土地を購入したあと、貨物船に積まれ悪臭を放つ五〇もの棺に隠れて、東欧から潜入してくるドラキュラは、ヨーロッパに疫病をもたらしたユダヤ移民を表象していた(25)。映画の美形とは異なり、鷲のくちばしのような鼻と黒い口髭と、原作ではユダヤ人的な容貌をドラキュラはそなえている。

吸血鬼になったルーシーは、「私のところにきて。キスして」と男を誘い、「家庭の天使」という理想像から逸脱した存在となってゆく。ヴァン・ヘルシングたち男性集団は、ルーシーの胸に杭を打ちこみ、首をはねる。そうするとルーシーは以前の清純な乙女に戻るのだ。十九世紀末に家庭を捨て社会進出を果たす「新しい女たち」に対する憎悪《ミソジニー》が、この作品の背後に刻印されていたのである。そして、ドラゴンのイメージは、エデンの園でイブに知恵の実を食べさせた蛇にまで遡れる。環境ホルモンとは、家事を放棄する女たちに対する「抗議《バックラッシュ》」にほかならない。インスタント食品ばかりを使い、環境ホルモンという毒を媒介する女たちに向けた嫌悪が刻まれたものだったのだ。女から疫病を「伝染《うつ》」されると怯える男たちの恐怖が、女たちの表象に「投影《うつ》」し出されている。そうした女たちの姿は、【四】で明らかにしていこう。女性嫌悪は時代を超えて変形して「複製《コピー》」され続けるのである。

【四】　病とメディア

疫病の物語学——恐怖が「伝染《う》／映《つ》る」

現代の怪談『リング』——山村貞子とは何者か

二〇一一年九月十一日、民主党の鉢呂経済産業大臣は、福島第一原発の周囲を誰もいない「死の街」にたとえ、「放射能をうつしてやる」とふざけて発言し、報道陣の一人の防護服を指でなすりつける仕草をしたことがメディアで問題となった。弁明と謝罪をくり返し、鉢呂大臣は辞任にいたったのである。不思議とこの鉢呂大臣の行動がどこか女性的に写ったのだが、それはいったいなぜだろうか。

放射能の恐怖ついては、戦後、原子力というクリーンなエネルギーによる「明るい未来」が求められる一方で、【三】で論じたように、水爆実験が太古の恐竜を目覚めさせ、東京を焦土にし空襲の恐怖を連想させる「暗い過去」にひき戻す『ゴジラ』を代表に、日本でも放射能が自然環境に異変をもたらすという映画が量産されてきた。二本松嘉瑞監督の特撮映画『昆虫大戦争』（一九六八年）もそうした一作である。水爆をベトナムへ運ぶ米軍の軍用機が、昆虫の大群に襲撃されて、米軍から返還されたばかりの熱帯諸島に墜落する。水爆をめぐり、さまざまな欲望がうず巻き、そして高い知能の昆虫は人間を襲ってくる。水爆が爆発し、キノコ雲が空をかすめるシーンで映画は終わるのである。

しかし、この昆虫の群れは、かつてナチスのユダヤ人の「大虐殺《ジェノサイド》」で迫害され、人類に恨みを抱く女性科学者アナベルがつくりだしたものであった。猛毒をもつ昆虫軍団を世界中にまき散らし、人類に復讐をする「人類抹殺計画《ジェノサイド》」をたくらんでいたのである。『昆虫大戦争』では、官能的な女性を危険な昆虫にたとえる比喩がしばしば展開するが、こうした隠喩は珍しいものではない。だが、このアナベルのような、病を故意にまき散らす不吉なイメージを背負った女は、疫病に関するテクストにおいて頻繁に登場するのではなかろうか。それは、形を変えて「複製《コピー》／再生」されては消えてゆく、おなじみのキャラクターである。では、その背後にはいかなる構造と無意識が隠れているのだろうか。

病をまき散らす女――。そういえば、あの貞子もそうした女のひとりだったのではないか。鈴木光司の小説『リング』（一九九一年）のキャラクター、かの有名な山村貞子のことである（**図4―1**）。二〇一二年に動画サイトで呪いを広める貞子が立体画面で飛び出す、英勉監督作品『貞子3D』なる新作が制作され、二〇一三年の夏には、その続編『貞子3D2』も公開され、日本中の映画館で貞子の姿が観客の目をひきつけた。白装束で長い髪を前に垂らし、古典的な幽霊の図像を継承した貞子のポスターが飾られ、不気味な雰囲気を漂わせていたのである。九〇年代以降、『リング』の貞子は、『四谷怪談』のお岩に代わり、現代の幽霊として人々に記憶されてきた。しかしながら、貞子もまた「感染源《スーパースプレッダー》」として疫病にかかわる系譜の一部だったのである。

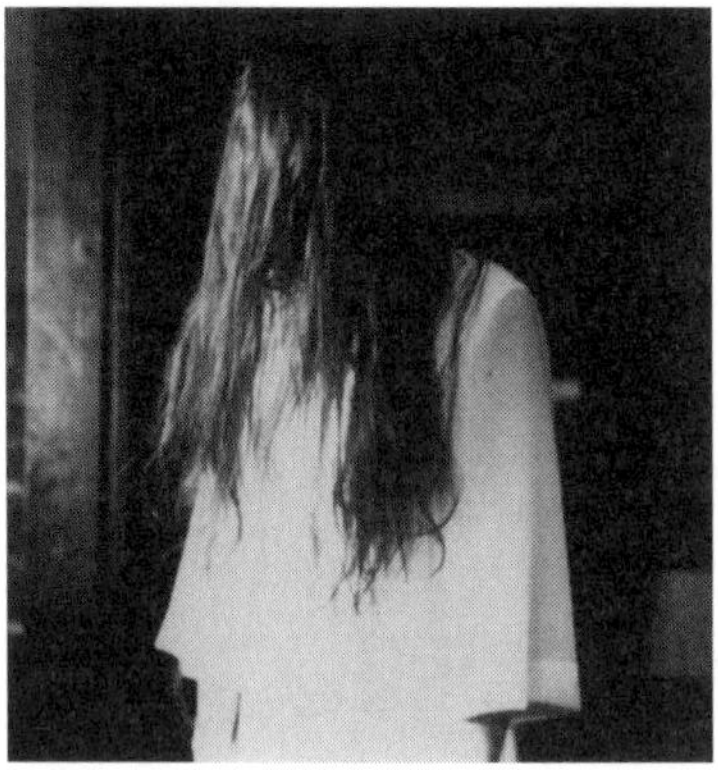

図4-1　ハリウッド版　貞子（ゴア・ヴァービンスキー『ザ・リング』©ドリーム・ワークス）

同じ日の同時刻に四人の男女が変死する。不審を抱く新聞記者がその謎を追求すると、呪いのビデオという「原因」が浮上してくる。一週間以内に「複製《ダビング》」したビデオを「再生」し、他の人間に見せなければ、それを見た人間はことごとく死亡する呪いのビデオテープである。このテープをつくった犯人が貞子だった。原作で貞子は「睾丸性女性化症候群」という男性と女性の性器を持つ両性具有の設定であり、療養中に最後の天然痘患者に強姦されてしまい、殺されて井戸に沈んでゆく。貞子はその時のレイプで天然痘に感染してしまっていた。「父と母を死に追いやった大衆への恨み、人類の叡智によって絶滅の縁にまで追いつめられた天然痘ウイルスの恨み、それは、山村貞子という特異な人間の体の中で融合され、思いもよらない形で再び世に現われた」(1)。それがこのビデオテープである。子供を産めない貞子は、「とんでもないものを産み落としてくれた」(三二一頁)。そして、消えゆくものが映像によって形となった呪いのテープは、ダビングされ「環《リング》」となって増殖し、「疫病と化したビデオテープはまたたく間に社会に広がるにきまっている」(三二四頁)。このような復讐の物語が『リング』だが、その影にはいかなる脅威が隠蔽されていたのであろうか。

『リング』の背後に潜むもの——複製とメディアの恐怖

『リング』では、貞子という女の復讐によって、呪いのビデオテープが水紋のように広がってゆく。三部作を構成する『らせん』『ループ』になると、ウイルスのイメージはさらに色濃くなってくるが、むろん、日本上陸を果たし騒がれた九〇年代のエイズの恐怖を、そこに読み取らないわけにはいかない。筒井康隆の大ヒットした小説『文学部唯野教授』(一九九〇年)は『リング』と同じ一九九〇年が舞台だが、冷遇されたゲイの大学助手が復讐として体中を傷つけ、その血を教授たちに塗りつけようとするシーンがクライマックスである。また、『リング』の大ヒットの影には、瀬名秀明『パラサイト・イブ』、村上龍『ヒュウガ・ウイルス』、村山政彦『トキオ・ウイルス』など、遺伝子・ウイルス系の小説の流行もあった。それに加えて、リチャード・ドーキンスの『利己的な遺伝子』をあげることもできる。形を変えて文化を継承するものとして、文化遺伝子「ミーム」という言葉が発明されていたのだ。自己が生き残ってゆくために、宿主を操る体内にありながら、自己意思をもつ遺伝子に対する恐怖感が、当時存在したことも指摘されている(2)。

呪いのテープを広める女――貞子。最後の天然痘患者に強姦された彼女は、殺されて井戸に落とされる。『リング』は女と水と井戸という『播州皿屋敷』のお菊のような古典的怪談のイメージを踏襲していることがわかるが、『リング』の中核にすえられているのは、「複製」の恐怖だと考えることができる。『リング』のダビングされ続けるビデオテープは、受け取り手がそれを「写し直《コピー》」し、投函しなくてはならない「不幸の手紙」を「再構成《ふくせい》」したものである。『リング』における恐怖をふりまくエネルギーの源は「複製」なのである。形を変えてアレンジされた恐怖が、複製されてゆく。たしかにそれは文化遺伝子「ミーム」を思わせないでもない。

「不幸の手紙」の変奏である『リング』は、日本を恐怖に陥れたエイズ流行と並んで、リアリティをもって我々に迫ってきたのだった。ここで注目したいのが、貞子が人類に呪いを広めようとした「媒体《メディア》」が、ビデオテープであったということだ。また、伝言ダイヤルやポケベルなどを使いこなし、情報を受信発信する少女たちの姿を鷲谷花は示唆し、テレビ、カメラ、ビデオという情報氾濫と複製にかかわる機械の恐怖を、エリック・ホワイトは見いだしている（映画版『リング』では、呪いのビデオテープを見て死亡する瞬間に、その人間は写真のネガに写ったような顔になる）(3)。

さらに見逃してはならないのが、VHSビデオテープに代わり、映像が劣化しないDVDというデジタル・メディアが台頭してきた一九九八年、『リング』が映画化されると同時に、小説も再び大ヒットを飛ばしたことである。映画版について藤田直哉は、『リング』の恐怖の核心は「コピーエラー」であり、メディアに関するものだと述べている(4)。呪いのビデオテープを生み出した「媒体《メディア》」である貞子は、その体が男女の「中間的存在《メディア》」であり、念写や予知などの超能力を持っていた。また、辞書を引いてみれば、「メディア」には、あの世とこの世をつなぐ中間点の「媒体《メディア》」としての、「霊媒《メディア》」の意味もあることにも注意しておこう。突然変異の新型ウイルスはコピーエラーで誕生するものだが、映画版では「再生」された粗悪なテレビ画面から貞子が出てくるシーンがクライマックスとなり、それは「複製《コピー》」するたびに画質が劣化するVHSビデオテープという形態のみが醸しだす恐怖ではないだろうか。

貞子は井戸と水と女という伝統的な怪談文化の「文化遺伝子《ミーム》」を継承し、そこに九〇年代というエイズ恐怖とビデオというメディア文化を融合させ、「突然変異」を起こしたお菊やお岩の「複製《コピー》」なのであった。それゆえに、ここでジェンダーに関する問題を検討してもよい。かつて女の幽霊の怨念は、恨みを抱く男たちだけに向けられていた。だが、貞子の怨念は、絶滅寸前の天然痘ウイルスと相まって増幅し、人類全体を対象とする一種の「無差別テロ」となる。小澤英実によれば、女性観客がホラー映画を観るときの感情移入の対象は、必ずしも被害者ではなく、「ときに加害者に同一化し、浅はかな女たちが死んでいく様子に溜飲を下げながら、感情移入する対象をそのつど選択的に転換していく」(5)。女の幽霊たちは自分たちの怨念を晴らそうとするのだ。

二〇〇七年一月二十七日、当時の厚生労働大臣柳澤伯夫は、松江市での少子化対策についての議論において、女性を「子供を産む機械」にたとえるという、悪しき家父長制度そのものの発言をすることで、非難を浴びることになった。子供を産めない貞子が産み落とした悪夢のコピーをなすビデオテープは、これまで「子供を産む機械《コピー・マシーン》」にたとえられてきた女の怨念を連想させはしないか。沈黙を強いられてきた女たち。女の幽霊は語ることができるのか。念写の超能力をもつ貞子は、ビデオテープの乱れた画像に、その怨念を「映《うつ》す」ことになる。お岩たちの姿をリメイクした貞子は、女性を蹂躙してきた男たちを震え上がらせ、男性中心社会をリメイクする可能性をも秘めている。これが小澤の考える「リメイキンブ・オブ・ザ・デッド」である。

感染媒体《メディア》としての「チフスのメアリー」——女性嫌悪症候群

「疫病と化したビデオテープ」を広めようとする貞子は、病を「伝染《うつ》す」ことをたくらむ「感染媒体《メディア》」としての女性イメージであった。そして、それはさまざまなジャンルにおいて頻繁に現れるステレオタイプでもある。たとえば、有名なエイズの都市伝説がある。男が謎の美女と知り合いになり、意気投合した二人は、一夜をホテルで過ごす。翌朝、目を覚ました男は、ベッドに女がいないことに気がつく。不審に思ってバスルームを覗くと、鏡に真っ赤なルージュの文字があった——。

「エイズの世界へようこそ」

都市伝説研究家ジャン・ハロルド・ブルンヴァンは、この噂の「原型《きげん》」を二つあげている(6)。梅毒を敵のドイツ将兵たちの間に広めるために、わざと治療を受けず、将校たちと寝たフランス軍大尉の情婦を描いたフランスの作家モーパッサンの短編「二九号の寝台」(一八八四年)、二十世紀初頭に自分がチフスであることを知りながらも、家政婦として働き料理を通してニューヨーク一帯に疫病をまき散らしたとされるアイルランド移民の「チフスのメアリー」である。

「チフスのメアリー」と呼ばれた有名なメアリー・マローンは、疫病に関する歴史にしばしば登場する人物である。一八六九年にアイルランドに生まれ、一八八三年にニューヨークに移住し、チフスの感染源とされたメアリー・マローンの生涯は、のちにスイスの作家J・F・フェダーシュピールの小説『チフスのメアリーのバラード』(一九八二年)にもなった。彼女はアメリカンコミックの『デア・デビル』にも、二重人格の悪役として登場するほど有名であり、日本でも金森修の『病魔という悪の物語――チフスのメアリー』という伝記が書かれている(7)。一八八〇年には腸チフス菌が発見されているが、それから二十世紀を迎えるまでの二〇年間は、結核、コレラ、ジフテリア、破傷風、赤痢などの病原菌が発見され、細菌学が大きな進歩を遂げていた。彼女が生きたのはこんな時代だった。

この時期に、アメリカの公衆衛生学者チャールズ・シェイピンは、腸チフスの感染方法について川の水質調査などを行ない、一九〇二年にキューバで行なった実験によって、黄熱病が不潔な環境ではなく、蚊によって媒介されると想定した。この考えは、危険な存在が、「環境」ではなく、病原菌を持つ「個体」であると考えるような思考の変化をひき起こしたのだった。彼女を病院に強制的に収監しようする公衆衛生局、包囲網から逃れてゆくメアリー。メアリーは、感染の危険から料理をすることを禁止されたとき、

「料理をやめろだって、料理は私の生きがいでプライドよ」と語ったとされるが、彼女を隔離しようとする公衆衛生局とそれを拒否するメアリーの逃亡劇は、「個人」と「公共」の対立を示す格好の例である。

こういった渦中で、危険な感染源としての「チフスのメアリー」のイメージが、どんどん肥大してゆく。一九〇九年、『ニューヨーク・アメリカン』の六月二十日号の記事には、「最も危険な女」と書かれ、フライパンに彼女の口から頭蓋骨を振りまいている図版が掲載された（図4－2）。そうした図像を継承したのか、J・F・フェダーシュピールの『チフスのメアリーのバラード』では、メアリーが拘束を拒否しフォークを使い抵抗し、乱闘時に警官の股間を蹴り彼女を不能にしたというシーンが描かれ、どこかしら男性を「去勢」する脅威の女のイメージが彼女に与えられていた(8)。『病魔という悪の物語』で金森が指摘するように、「アイルランド系移民、カトリック、貧しい賄い婦、女性、独身」という社会的弱者のカテゴリーが複数に重なるメアリーは、排除するのにきわめて都合のよかった存在だったのではなかろうか（一〇七頁）。

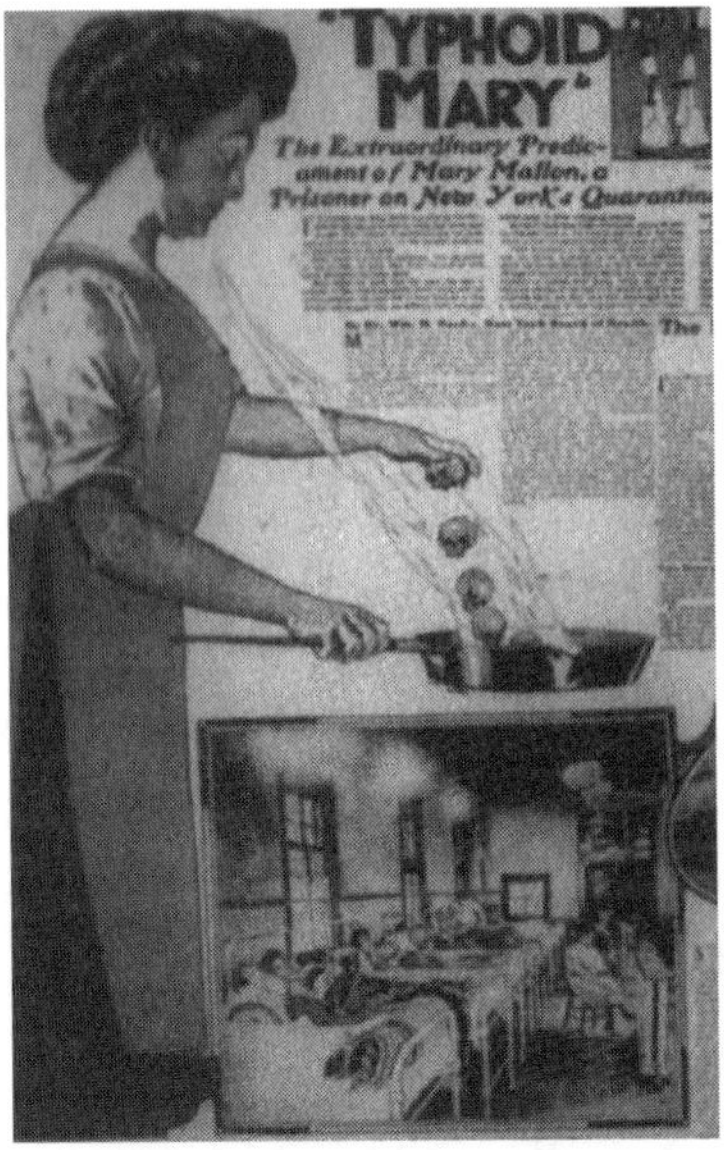
"TYPHOID MARY"
The Extraordinary Predic-
ament of Mary Mallon, a
Prisoner on New York's Quarantin
図4-2　チフスのメアリー
（『ニューヨーク・アメリカン』6月20日号）

「感染媒体《メディア》」としての女性が「映画映像《メディア》」で活用されることは少なくはない。たとえば、ジョン・マーロウスキー監督作品『グランド・ゼロ――感染源』（二〇〇〇年）では、国家に冷遇された女性細菌学者が大統領の身体にエボラ菌を打ち込み、血清と引き換えに一億ドルが要求される。テリー・カンニガム監督作品『グローバル・エフェクト』（二〇〇二年）では、謎のウイルスを体内に注射した女性テロリストが、警戒網を逃れウイルスをまき散らす。復讐のために自分の体を病原菌の「媒体」として、「女がうつす」のである。彼女たちは貞子の親戚だ。

ブルンヴァンは「エイズの世界へようこそ」の都市伝説について「この伝説を語る男性たちは……女性に対する集団的パラノイアを示している」と書いたが（一六六頁）、こうした映画や小説などのメディアには、どこかで聞いたようなキャッチコピーだが、「伝染《うつ》るんです」という恐怖が刻印されている(9)。病気が女から男に伝染《うつ》るという嫌悪。男性を被害側におきたいという欲望がつくりだす「女性嫌悪《ミソジニー》」が潜んでいるのだ。映画の「ネガフィルム」に焼きつけられた男たちの女に対する「否定的な像《ネガティヴ・イメージ》」が、光に「投影《うつ》」されることでスクリーンに「伝染《う》／映《つ》る」もの。それがこのような疫病映画である。そしてそのイメージは観客にも「伝染《うつ》る」危険がある。男に毒を感染させる女たち。この「起源」を遡ってゆけば、イブに誘われて知恵の実の毒に感染したアダムの物語に帰着することだろう。

「起源探索熱」という「病」——犯人をさがせ

最も古い文学のひとつであるソポクレスの演劇『オイディプス王』もまた、何を隠そう、疫病に関する演劇と考えることができる。オイディプスが王になってから、テーバイの街に疫病が蔓延する。神託によれば、先代の王を殺害した者を見つけ、その罪人を追放することが必要とされる。穢れを背負った者を探し出して追放する、原因さがしの「推理小説的物語」として『オイディプス王』は展開するのだ。病の源として、オイディプス王が知らずに母と寝ていたという穢れが明らかになり、王は自ら目を潰すのが結末である。街にはびこる疫病の原因が犯人である王自身によって探究される点で、『オイディプス王』を「探偵小説の古典的モデル」と考えることもできる(10)。

そもそも、推理小説は事件が発生した原因を、探偵が推理の末に突きとめるものであるが、西洋医学とは、身体の不調からその原因となる異物を発見し、排除し、治療するという人間機械論的発想のものである。事件の「真相」を追及する推理小説のように、我々は「起源」を求めずにはいられない「起源探索熱」という「病」に侵されているのではないか。

ふり返ってみると、一八四一年のエドガー・アラン・ポーの『モルグ街の殺人』を祖として、推理小説は始まっている。この世界最初の推理小説では、パリのモルグ街で母子が殺害されるという「密室殺人」が起こり、犯人はオランウータンであったという奇想天外なトリックが使われた。そして十九世紀末、コナン・ドイルのホームズ・シリーズによって、推理小説は花開くことになる。猿のようなピグミーの原住民が狭い天窓から逃げ出したことを、密室殺人のからくりとする『四つの署名』(一八九〇年)、密室殺人が起こるが、そのトリックはインドから運ばれてきた毒蛇を操ったものだったという『まだらの紐』(一八九二年)、これらはポーの『モルグ街の殺人』の焼き直しのようでもある(密室に絡むミステリーは、【五】で論じるように、原発という完全に密封された空間で殺人事件が起こる長井彬『原子炉の蟹』に継承されるが、情報が隠蔽された原発という建物は、二十一世紀の「謎/ミステリー」のひとつとなった)。コレラの大流行などを経過し、公衆衛生法が成立したのは、一八八四年のことである。ホームズ作品に頻出する窓の外から恐ろしいものが覗き込むという構図が、外国から疫病が侵入してくる脅威と連動することを高山宏は指摘していた(11)。

顕微鏡の精度が急速にあがり、一八七六年に炭疽菌、一八八二年に結核菌と、これまでは肉眼で見えなかった細菌の「新世界」がコッホによって「発見」され、その住民たる細菌の殲滅という「新世界の征服」がなされたのが、この時代であった。事件の細部をこと細かく観察するホームズのやりかたは、まさしく顕微鏡的観察力である。また、安全なはずの密室で起こる殺人は、細菌の侵入に怯え、人々が扉を閉め切った時代ゆえの産物であろう。ワトソンは医者だったが、犯罪という時代の病理を解決するホームズは、病と健康が最大の関心事であった世紀末のロンドンにおいて、犯罪の解決という一種の悪魔祓いを行なうことで、病の恐怖をはぐらかす。そういえば、ホームズがスマトラ島経由の接触で感染する熱病で死にかかっているふりをすることで、犯罪を解決する『瀕死の探偵』という作品もあったことを思いだす。ホームズものは医学の賜物であると断言してもよい。

高山宏によれば、ホームズの時代は、一八五一年のロンドンの万国博覧会を筆頭に万博が次々に開催された未来志向の反動から、ダーウィンの『種の起源』（一八五九年）を皮切りに、フロイトの無意識の発見や地質学の流行、地下下水道の整備など、「起源《した》」への探究が強迫観念となった頃である(12)。事件の原因を調査するのが探偵小説だが、病に関するテクストでは、病の感染源を発見し、それを排除するという構造が一種の定型的構造となりがちである。だが、内田が考えるように、原因とは、不調が起こった時にのみ、人々が探し出そうとすることによって存在するものである。原因を突きとめることは可能なのか(13)。また、起源を探そうとする欲望が、迫害を生み落とす危険も忘れてはならない。北米大陸にエイズを広げた「一号患者《はんにん》」を発見しようとして、ランディ・シルツの『そしてエイズは蔓延した』（一九八七年）は、そうした過ちを犯してしまったからである

エイズの第一号患者《ペイシェント・ゼロ》とゲイ恐怖――『そしてエイズは蔓延した』を読む

『ロビンソン・クルーソー』の著者として有名なダニエル・デフォーは、一七二二年に疫病の実録的記録『ペスト年代記』を書いている。その冒頭では、「当時は噂を広め、物事に尾ひれをつける現在の新聞のような印刷物は存在しなかった」と、デフォーはメディアと感染の関係を視野に入れているが、物語が進んでくると、「病になった者に病気を他人にうつしたがる邪悪な傾向」があることに触れ、お前も病気にかかれと、貴婦人に無理やりキスをする男の話を紹介している⑭。故意に病を広げようとする感染者に対する恐怖は、至るところに存在することがわかる。むろん、『そしてエイズは蔓延した』にも、そうした恐怖は潜んでいる。風邪は人にうつすと早く治るというあの俗信も、その一部なのかもしれない。

ランディ・シルツによるノンフィクション『そしてエイズは蔓延した』は、綿密な調査とインタビューを駆使した結果、北米大陸にエイズを持ち込んだ感染源を突きとめたとする⑮。エイズを北米に持ち込んだ第一号患者《ペイシェント・ゼロ》が、ガエタン・デュガという名前のゲイであることを「発見／発明」したというのである。この著書では、ガエタンが同性愛の男を誘い寝たあとで、胸の紫色の斑点を見せ、「ゲイの癌だ、きっと君にもうつるだろう」とつぶやくという不気味な場面が展開する（一九八頁）。先に述べた都市伝説「エイズの世界へようこそ」さながらの場面である。エイズであることを知りながらも、ガエタンは自分が「自分の身体を使ってやりたいことをする権利がある」と、セックスをやめようとはしない（二〇〇頁）。これもまた、先に書いたチフスのメアリーの話と、なんとよく似ていることか。疫病に関するテクストでは、同じ構造の物語《ナラティヴ》が反復されるのである。

一九八七年十一月号の『ナショナル・レヴュー』において、「エイズのコロンブス」と呼ばれたガエタンは、意図的に病をまき散らす恐怖の媒体《メディア》としてのゲイである。彼はまさしく「チフスのメアリー」や「エイズの世界へようこそ」のイメージの集大成だ。ところが、サンドラ・パネムが『サイエンス』の書評で「一人の人間からかくも広範囲の感染が生まれたと考えることは馬鹿らしい」と書くように、本当にガエタンが北米にエイズを持ち込んだ張本人なのかは疑わしい(16)。事実、シルツ自身でさえも「ガエタンが実際に北米にエイズをもたらした当人かどうかついては議論の余地があり、答えられない」としている(四三九頁)。しかしながら、ガエタンという存在はどうしても必要であった。

疫病に関わるテクストでは、類型的な構造の中心に感染した人間のイメージが与えられる。映画というフィクションにおいては、アメリカに密輸された小猿からウイルスに感染した男性が、恋人とキスをして疫病が拡大してゆくダスティン・ホフマン主演の大作『アウトブレイク』(一九九五年)、こうした従来の疫病パニック映画とは決別し、人間模様に重点をおいたスティーブン・ソダーバーグ監督の異色作『コンテイジョン』(二〇一一年)まで、中核になるのが感染者のイメージである。次々に新しい疫病の映画が誕生しては消えてゆくが、感染源としての患者のイメージだけは、我々の記憶の底にその後もずっと沈殿してゆく。さまざまな実録文章から構成され六〇〇頁を超える大著『そしてエイズは蔓延した』において、北米にエイズを持ち込んだ「起源《はんにん》」とされるこの「斑のホモ」は、読者をひきつけることで雑多な文章をまとめる中核に位置づけられ、語《か》/騙《た》られたのである。

エイズという病の完全治療はまだ「発見」できないが、見えない恐怖を形にした感染者が「発見」されれば、その恐怖は和らぐのである。見えず制御不能なエイズの脅威は、感染源をたどることができれば、

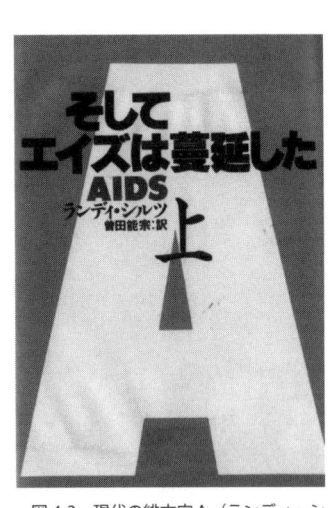

図 4-3　現代の緋文字Ａ（ランディ・シルツ『そしてエイズは蔓延した』草思社）

可視化でき、封じ込めることが可能になるという安心感《さっかく》に陥るものだ。一九八二年にエイズが「ゲイ関連免疫不全症候群」と呼ばれ、ゲイを媒体とする同性愛者特有の「他者の病」とされたことは、それほど昔のことではない。アナル・セックスではなく、普通の性交渉をしていれば、安全だとする誤った考えも流れてしまった。ゲイのセックスといえば、アナル・セックスを思い浮かべるが、アナル・セックスがゲイの主要な性交の方法だと連想されだしたのは、エイズ流行の後であった。

一八五一年に小説家ナサニエル・ホーソンは『緋文字』で、密通（Adultery）を行なった罰として、胸に姦婦（Adulteress）を表すAの「緋文字」をつけることを強いられたヘスター・プリンの生涯を描いたが、エイズ言説において、ＡＩＤＳのＡはウイルスの病巣である肛門（Anus）を意味する「緋文字」となる。一九八二年の『タイム』八月二日号の表紙には「現代の緋文字　ヘルペス（Herpes）」という言葉がある。ちなみに、『そしてエイズは蔓延した』の翻訳版の表紙は、赤い背景に白いAの文字が使われた（図4−3）。ゲイが差別され、余計に感染が広がったことも忘れてはならない。当時、エイズは自然に背いた神の罰だとされたことも、思いだしておこう。その背後にあるは、同性愛を病気と考える発想にほかならない。死ぬのは奴らだ。当時の異性愛者はこう考え、安堵を覚えていたのである。エイズ恐怖とゲイ恐怖が連結し、その恐怖を緩和するために、誤った感染源が捏造され、差別を生んだ格好の例である。

悪い病は外からやってくるとされる。たとえば、梅毒に関して、イギリスは「フランス病」と呼び、フランスは「ナポリ病」、イタリアやオランダは「スペイン病」と、梅毒は別の国から持ち込まれたものとして、責任を他国になすりつけあっていたのである。病気の起源をめぐって、相互の「語／騙り《ナラティヴ》」がせめぎ合いを見せていたことになる。梅毒の起源はコロンブスが新大陸から欧州に持ち帰ったものとされてきた。しかしながら、最近ではそれも疑わしいとされている。人骨の形態の新しい研究からは、コロンブス以前に新大陸には梅毒にかかった痕跡はないと判断されているからだ。

サンダー・ギルマンは「病気の地理学」なるものをあげ、病気の起源が常に遠く離れた地域に設定されることで、病という外的存在に我々は外から侵入され、汚染されたという被害意識をつくりだすことを指摘している(17)。アフリカで発祥したとされるエイズが、ハイチを経由し、アメリカに持ち込まれたという外部起源論が広く信奉されているが、これにも「病気の地理学」はくり返されていることになる。ハイチを経由してアメリカに持ち込まれたという説を検討してみれば、むしろ逆で、アメリカ側の売春によって、ハイチにウイルスが侵入したというのが「真相」のようだ。また、エイズは黒人と結びつけられることもあるが、アフリカのことを考えてみても、針を交換できないという貧困も考えず、西洋が導入した「注射」という治療法こそが、エイズを大流行させた一因でもある。この意味では、西洋が第三世界にエイズを蔓延させたともいえるのではないだろうか。

どんな病気が蔓延しようとも、感染者の姿が疫病イメージの核とならざるをえない。見えない脅威を、見えるものにすることで、その恐怖を和らげようとするのである。感染源に社会的な弱者が当てられてきたことは、『そしてエイズは蔓延した』のゲイ患者ガエタンやチフスのメアリーなどが明らかにしてきたところである。そうして、必ず、誰が、なぜ、いかにしてと、感染経路と感染源の追跡が始まるのが、疫病テクストの定型文法のようなものだ。西洋人が〈病〉を考える枠組みが「発生物語《アウトブレイク・ナラティヴ》」という言説形態に依拠することを、新田啓子は指摘している⒅。おそらく、インフルエンザに香港Ａ型やスペイン風邪と地名を与えるのも、病の起源を国外に望みたいという欲望からなのかもしれない。疫病の源だと疑われる人々に人種・性別・宗教の弱者が当てられ、穢れを仮託された悪として捏造され、排除されてきた歴史。それが常にくり返されてきたことは、けっして忘却してはならない。

感染症のテクストでは、エイズの「語られ方《ナラティヴ》」が梅毒の「語られ方《ナラティヴ》」をくり返すように、定型文法のようなものが存在するのである。類似した「物語構造《ナラティヴ》」が「勃発《アウトブレイク》」をくり返し、人々に「感染」を続けているのではないだろうか。まだ記憶に新しいＳＡＲＳ流行時に、これまでと同じ「第一号患者《ペイシェント・ゼロ》」を中心にすえた感染の「物語構造《ナラティヴ》」が、メディアにおいて「語／騙《かた》られた」ことを、美馬達哉は指摘していた。「新型肺炎ＳＡＲＳというスペクタクルは、『新型』ではなく、『社会を防衛しなくてはならない』というテーマのさまざまな変奏として歴史的にくり返される古びた『感染症』のスペクタクルの再演の一つに過ぎない」――。こう美馬は結論づける⒆。表象が物語を通して人々に感染してゆくのであれば、「感染の物語に感染する」のを予防することこそが、人文科学系ができる〈病〉の治療なのである。東日本大震災の放射能被害において「除染」の必要があるのは、現実の土壌や家屋だけではなく、人々の意識ではないのか。そして、意識がつくりだす「物語」ではないのだろうか。

推理小説的物語《ナラティヴ》という病——こんな日本に誰がした

福島第一原発事故は、その責任の所在をめぐり議論が噴出している。加藤久晴の『原発テレビの荒野』は原発に関する映画やテレビ番組を検証しているが(20)、安全性よりもコストカットを優先する東電の企業方針について、内田樹は『ジョーズ』を思いだしたという。サメを警戒し遊泳禁止を考える警察署長と経済的利益を主張する市長の対立をあげ、「似たような話のパニック映画を私はこれまで百本くらい見た記憶がある」と語るのである（サメを恐れて誰も泳ごうとしない海辺で、このままでは悪い噂が立つからと泳ぐことを市長が依頼するシーンは、放射能汚染の風評被害を防ぐために、政府関係者が被災地の野菜を食べる記者会見を想起させてならない）(21)。企業がコスト優先をしたあまりに災害が起こり、ヒーローがその危機を救うという図式の物語構造《ナラティヴ》が、パニック映画では形を変えてくり返されてきたのである。

スリーマイル原発事故直前に警鐘を鳴らしたと評価の高い『チャイナ・シンドローム』（一九七九年）は、原子力発電所の手抜き工事による事故を告発しようとする技師ゴデルと、真実を報道しようとする女性記者ウエルズを描くものである。殺害されたゴデルを「彼こそはヒーローだ」とウエルズは語る。自己犠牲という点で、この『チャイナ・シンドローム』も、じつはパニック映画の図式と大きな違いはないだろう。そして、真実を報道しようとするメディアをヒーローだとして扱う姿勢が、アメリカ特有の「真実の告白」という物語構造《ナラティヴ》をなぞっている。ジョージ・ワシントンが父親の桜の木を切り倒し、そのことを正直に告白し許してもらったという伝記物語は、訴訟社会アメリカで人気のある『十二人の怒れる男』（一九五七年）のような真実を追求する法廷映画というジャンルに継承されているのだから……。大事なのは、現実を構築するのは物語構造《ナラティヴ》であるということを、頭の隅においておくことだ。そして、こうした物語構造《ナラティヴ》を分析することこそ、意識の感染を予防することにつながるのである。

『「東電叩き」シンドローム』において、東谷暁は「私はこれまで東電にまったく責任がないとか、立派な会社だと思ったことはない。しかし同時に、東電が行った自己弁護がすべて間違いだとか、どうしようもない連中の集団だなどと思ったこともない」と、東電に非難が集中してゆく「病理《シンドローム》」を検証する(22)。報道が東日本大震災の象徴を、圧倒的な死者を出した岩手県と宮城県ではなく、「FUKUSHIMA」としてしまった過程を問題とし、放射能問題の張本人が東電に限定できるのか、原子力を国策とした政府の責任はどうなのか、という問いを発している。企業が発明を契機に成長してゆく様子を感動的に綴り、大不況下の日本を沸かせたのが『プロジェクトX』だとすれば、東電に関する報道では、「逆『プロジェクトX』が猛威をふるっている」というのである。メディアにおいて、「日本企業が危機を迎える原因は、すべて過去に行なった経営上の悪行や、経営方針の誤謬の結果であるかのように報じられているのだが、それもまたいくつかにパターン化されている。ただし、『プロジェクトX』のように『成功』の理由を説明するのではなく、逆にいま顕在化した『失敗』を説明する物語が後から創出されてゆくのだ」といい(一四九頁)、東電叩きはまさにこの図式そのものだとする。

東日本大震災における放射能被害は、「天災」ではないとよくいわれる。しかしながら、もしそれが「人災」であり、責任の張本人を求めるなら、東電だけではなく、日本全体の責任ではないだろうか。戦後アメリカに圧力をかけられた形で、原子力の「平和利用」が推進されてゆく。原爆によるトラウマを馴致しようとする原子力発電の推進は、放射能に対する復讐であったのかもしれない。一九四六年の広島平和復興祭では、仮装行列がくり出し、商店街は平和大売出しを行ない、「ピカッと光った原子のたまにヨイヤサー、飛んであがった平和の鳩よ」という平和音頭が歌われ、祝祭的雰囲気が漂っていた。一九四六年八月六日の『中国新聞』に掲載された「廣島市の爆撃こそ原子時代の誕生日」という記事には、原子力時代への期待感と過去に対する逃避願望を読み取ることもできよう(23)。

一九四五年のニューメキシコの原爆実験で太陽のコロナにたとえられた原子力だが、内田樹と中沢新一によれば、原発推進国のフランスは神を恐れるようにその設置に慎重であるという。たとえば、インドの原発はシバの神の「リンガ」という男性性器をかたどった彫像の形をしており、巨大なエネルギーを発する神殿のようである。中沢は「神学問題としての原発」というテーマを提起した。フランスではその開発時に原子力発電所を中心に周囲の人々にヨウ素を配布するが、それは大聖堂を中心とした同心円的な神域を思わせ、畏怖の念がみなぎっている(24)。こうした一神教的発想とは逆に、日本は原子力を安全で制御可能なものへと貶め、利用してきた。恐ろしい存在を扱っているという意識の欠如が福島の事故につながったともいえるだろう。考えてみれば、「鉄腕アトム」はその名前のとおり原子力による存在だし、「エイトマン」「サイボーグ009」「ドラエモン」までも体内に小型原子炉が内蔵されている。原子力を親しみやすいものに馴致しようとする欲望が垣間みられるのである。

二〇〇八年に三種類ほど出版されている『こんな日本に誰がした』というようなタイトルの本へのあてつけで、内田樹は『こんな日本でよかったね』という本を出版した。他責的な文脈で社会問題を論じるのは簡単だが、「誰がした」という問いに「私だ」と答える人間はいないのだから、「こんな日本に誰がした」というタイトル自体が、「『誰かここにはいない他の人』に対する一方通行的な譴責と告発の言葉」

でしかないと、批判を展開したのである(25)。東電を東北一帯に放射能をまき散らした「張本人《はんにん》」だとすること。そう考えるのは自然なことのように思える。だが、それはまた「感染源《スーパースプレッダー》」を中心とした疫病の「語／騙り《ナラティヴ》」の図式を「反復《コピー》」しているだけではないか。メディアにおいて、土下座をして謝罪し、また言い訳ばかりをくり返す東電関係者が、いかに女性的に見えることか。

何もここで東電を擁護するつもりはない。東電の責任も動かしがたいだろう。だが、原発とは「清潔なエネルギー」を求め、経済成長を目指してきた国家の欲望が生み落したものであれば、むしろ、我々もまた「張本人《はんにん》」の一部ではないのか。我々が「潔白」であるために、東電は日本の欲望が「投影《うつ》」された「穢れ」となってしまっている。間違った情報に騙されていたとしても、たとえ原発反対派であったとしても、「原発《たいよう》がいっぱい」の「こんな日本に誰がした」の「誰」とは、ほかならぬ私たち自身である。アガサ・クリスティ原作の『オリエント急行殺人事件』において列車の乗組員全員が犯人であったように、また、『オイディプス王』で王自身がテーバイの街の穢れの源であったように、我々こそが犯人に相違ないのだ。

【五】〈病〉と国家という身体（ボディ・ポリティックス）

原子力国家という〈病〉——想像の免疫体 (Imagined Immunities)

原子力都市の不可視性——原発というミステリー

東宝特撮映画『宇宙大怪獣ドゴラ』（一九六四年）は、放射能の影響で宇宙細胞がクラゲのような「見えない」透明怪獣ドゴラに突然変異し、ダイヤモンドや炭鉱などから石炭をエネルギーとして空に吸い上げてゆく映画である。エネルギーが石油にシフトされ、石炭産業が斜陽化していった時代を反映した作品だろう。やがて、石油による火力発電に切り替わり、そして原子力発電が日本の国策として推進されてゆくと、しばしば「怪獣」にたとえられる原子力発電所が建てられ、その産業に依存する「原子力都市」が続々と建築されてゆく(1)。

たとえば、新潟県柏崎市。九歳のときに誘拐された少女が、十九歳まで男性に監禁されていたという「新潟少女監禁事件」が、二〇〇〇年に「現代における神隠し」として報道され、有名になったあの都市である(2)。母親と二人で暮らす無職の二十八歳の男性が九年二ヵ月にわたって、少女を二階に監禁しており、息子の暴力に悩んだ母親が相談した市職員によって事件が発覚する。家の内部で起こっていた異常は、長きにわたって外には漏れなかった。原発のある都市ゆえの何かが、それを遮っていたのだ。『原子力都市』の矢部史郎によれば、この事件を特徴づけるのは、その「見えなさ」であるという。人口一〇万人の柏崎市には、二つの大学、三つの地方紙が存在し、農業、漁業、鉱工業、商業、観光業などが揃っている(3)。ところが、なぜだが、市民たちはこの街には「何もない」と自嘲気味に語る。すべてが揃っているにもかかわらず、「何もない」と住人がこぞって話す都市。いったい、どうして——。

矢部によれば、柏崎市とは、政界と東京の電力の物語《シナリオ》に従い、地域都市から原子力都市に変貌した「擬似東京」である。東京を支えるバックヤードの最深部に存在した「見えなくされた東京」だ。そして、「なにか特徴的な差異を、この街は失っている。あらゆるものがありながら、そのdifference（差異）が蒸発してしまっている。そして、ぞっとするようなindifference（無関心）が、街を覆っているのである」（一〇頁）。さらに矢部は続ける。「原子力都市においては、世界に対する関心は抑制され、無関心が美徳となる……巨大なindifference（非差異＝無関心）が都市の新しい規則となる」（一五頁）。監禁された少女に向けられた暴力は、周囲から一〇年ちかく「見えないもの」となっていた。「新潟少女監禁事件」の不可視的性格は、原子力都市の性質そのものを示す一部である。

柏崎に感受性の衰退と無関心という「病の蔓延」をもたらしたのが、原子力都市の情報管理に関する「嘘と秘密の大規模な利用」だと矢部は考える。原発にまつわる情報隠蔽とその嘘。コンクリートの壁で遮られた空間。原子力産業に漂う見えない何か——。長井彬のミステリー小説『原子炉の蟹』（一九八一年）は、原発建屋というほぼ閉鎖された空間で展開する密室殺人を描くものだが、原発という放射能を封じ込める構造は、情報も隠蔽するということを示唆している。もともと、原子力発電という摩訶不思議な作用が展開する原発は、その密室性ゆえにミステリーを誘発するような疑惑の産物なのである。そして、数々の感染症に見舞われ、福島第一原発事故による放射能汚染を経過し、人々が夏でもマスクをつけだした時代、二〇一三年度末には原発維持を主張する自民党によって、「秘密保護法」が通過してしまった。

電気という血液／東京という心臓――フィクションのなかの原発

原子力政策のもと、こうした原子力都市が全国で誕生していった。石原慎太郎は「東京は日本の心臓だから、災害時には、防衛してみせる」と国家の「ボディ・ポリティクス」を語ったが、アメリカの一〇四基、フランスの五九基につぎ、世界第三位にあたる五四基の原発が存在する日本で、東京電力だけがその区間内に原発を設置していない（こうした推進派の不条理なやり方に対して、新宿西口中央公園に小規模な原発であれば、建築可能だという皮肉をきかせた論旨を広瀬隆は展開した）(4)。東京に不在の「見えない原発」から、原子力都市は「電気」という「血液」を原子力帝国の心臓に送り続けていた。日本という身体は、こうした循環システムが「病」に侵されていたのだろうか。

絶対にミスが許されない原子力発電所では、徹底した管理と監視が行使される。ストライキを起こすことができないのが、原子力産業の管理体制である。『原子力帝国』においてロベルト・ユンクは、「『君のその強い腕が望むなら、すべての歯車が止まるだろう』という労働者階級の合い言葉は、かつてはその正しさが確証されたが、原子力産業にはもはや通用しない……放射性核分裂過程は決して止まらない。人はこの過程を、何年も、何十年も、何千年にもわたって、監視し続けなければならない」と書いていた(5)。そう、核廃棄物は、はるかな未来までもずっと、毒を吐き続けるのだ。

また、「原子力産業は（そしてサイバネティクスによる管理は）、ミスの許されない切迫した緊張を人工的に作り出すことで、労働者を人材へと書き換える。かつて生産を支えていた信頼と協同は、不信と監視に書き換えられる」と、矢部は結んでいる（一七一頁）。ひとたび動けば停止のかなわぬダイナモ。労働者を管理してパーツへと還元する人間疎外の装置――。原子力発電所をこのように非難する向きは多い。原発に依存した「血液／電気」によって動かされてきた「身体／国家」の体質改善を、いまこそ求める時ではないのか。小説には原発に対する不信感が散りばめられているが、そうしたフィクションにおいて、テロリストたちは、原発を力で停止させようとするのである。

たとえば、高村薫の『神の火』は、かつて北朝鮮のスパイだった主人公の島田たちが、原発を襲撃するという原発テロを描く長編小説である。テロ行為が描写されるこの小説において、「自分の腹から沸騰水が噴き出すのではないかと思ったが、実際には、熱流束は蒸気の泡でいっぱいの状態だった。噴き出すべきものが噴き出さない。溜まり続ける熱の逃げ場がない。原子炉の炉心では、その泡が飽和状態になるとき、逆に一気に流体抵抗がなくなって、沸騰水の驀進の起こるときが来る」と、主人公の爆発しそうな心の内部と原子炉を重ねている[6]。かつてはスパイという国家の番人であったために、社会から疎外されてきた島田にとって、原発は、神から盗んだ火を閉じ込めている牢獄であり、国家の管理そのものである。自分たちの胸中の心情を象徴する原発を、テロリストらは崩壊しようとするのである。

東野圭吾の小説『天空の蜂』（一九九五年）では、原発の高速増殖炉「新陽」の上空に、遠隔操作のできるヘリを停止させ、原発を停止させなければ、ヘリを墜落させると政府に通告するテロが描かれる。「今回の試みは、我々からの忠告である。沈黙する群集に、原子炉のことを忘れさせてはならない。その存在に気づかぬふりをさせてはならない。自分たちのすぐそばにあることをいつも意識させ、そのことの意味を考えさせなくてはならない。そして彼らに道を選ばせなくてはならない」と、「天空の蜂」と名乗るテロリストたちは意識の変革を要求し、原発の停止を求めるのである(7)。二〇一三年の現在、原発は実際に止まっている。そして、電力はこと足りているようである。

映画では原発はどう描かれているのか。原発開発をめぐる殺人の陰謀をあばく『原子力戦争 LOST LOVE』(一九七八年)が福島第二原発で撮影され、『人魚伝説』(一九八四年)は原発用地売買の陰謀で夫を殺された妻の復讐の物語である。カーク・ダグラス主演の『悪魔が最後にやって来る』(一九七九年)はサハラ砂漠の原発建築に悪魔の陰謀が絡むものであるが、ドキュメンタリーでは、事故後に誕生した障害児たちの健康を扱う『チェルノブイリ・ハート』(二〇〇三年)、再処理施設にかかわる住民感情を追求する『六ヶ所村ラプソディ』(二〇〇六年)、原発関連の職場で働く人々の姿を描く『アンダー・コントロール』(二〇一〇年)、一〇万年も有害性が消えない核廃棄物の処理をめぐる『一〇〇、〇〇〇年後の安全』(二〇一〇年)と、ほとんどが原発の悪と恐怖だけを煽ってきた。しかし、原発に依存した国家体制を、一方的に非難するだけでは十分ではないだろう。

たとえば、内田樹は『呪いの時代』において、原子力は「荒ぶる神」であり、それを穢れた汚物のように処理するのではなく、「供養」し「鎮魂」することを力説している(8)。きちんと供養しないなら、「荒ぶる神」は祟りをなす。その働きに感謝して、原発にはもはや別れを告げる時期だろう。日本という老いた身体にはかつてのようなエネルギーは必要ないのかもしれない。現在大流行しているアンチ・エイジング運動。それは、原発によるエネルギーを必要とする日本と、どこか重なりはしないか。そして、健康を理由に退いたが再び首相に返り咲き復活し、老いを見せない首相の身体とも似ていないだろうか。二〇一三年の総選挙時の自民党のスローガンは、「日本をとりもどす」だった。【三】で論じたように、一九五四年のゴジラは戦没者の亡霊が集結した「祟り神」であったが、このゴジラの荘厳な最後を思いだしてみよう。そこにひとつの答えがあるに違いない。原発とどう向き合うかを示すことこそ、「世界唯一の被曝国」である日本の役割なのである。しかしながら、この「世界唯一の被曝国」という国家アイデンティティは、いかにして形成されていったのだろうか。

想像の共同体——神話としての「世界唯一の被曝国」

ラジオ体操は日本の夏の風物詩である。ラジオ体操の原型は、一九二五年に、アメリカの生命保険会社による宣伝の一環として考案され、日本では昭和三年に始まっている。もともと、体操やボディビルは、十九世紀末、イギリスで民族の退化を回避する身体管理の装置として、優生学などと連動して誕生していたものである。有名なボーイ・スカウト運動も、一八八〇年の「ボーア戦争」に志願した少年たちの身体の虚弱さを嘆き、自然でのスポーツを通した訓練を通し、都市生活で退化した体を健康に回復させる帝国再建の一環として開始されたものだ(9)。「ボディ・ビルディング」が「ネイション・ビルディング」と化して、筋肉男たちがうごめいたのが、この時期だった。そうした流れを汲むラジオ体操だが、戦争は敵との戦いだけではなく、病との戦いでもあったために、健康が最大の武器となる。

ラジオという新しい媒体の「声」に合わせて、集団がひとつになり、共通の動作を行なうラジオ体操は、国民を統合し身体を管理し、全体主義と容易に結びつく(**図5-1**)。「腹をくくる」という言葉が示すように、太鼓腹を賞賛したかつての「腹の文化」が、「胸を張る」ことを説く三角筋や胸筋の「胸の文化」

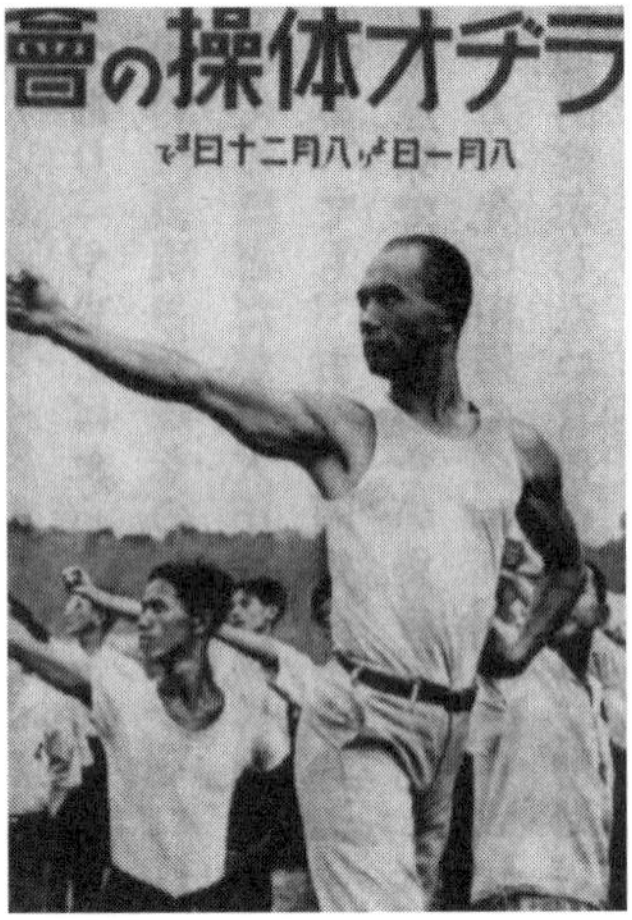

図 5-1　国民の身体をつくるラジオ体操
（黒田勇『ラジオ体操の誕生』青弓社）

にとって代わられる過程を追った田中聡は、ラジオ体操のことを「国民体力の総動員を表現する行為として、まるで神事」だとする(10)。また、「愛国心の見せ場」となったラジオ体操のさまざまな変形体操を紹介する高橋秀実は、「愉快なファシズム」と呼んでいる(11)。国家をひとつにする体操。国民の身体を管理してきたラジオ体操を、戦後にGHQが禁止したのも無理はない。ラジオの声に合わせて、すっくと立ちあがって運動した日本人たち。だが、一九四五年の八月十五日、その朝は様子が違っていた。

　あの朝とは、むろん天皇陛下の「玉音放送」の朝である。ラジオから流れた「堪へ難きを堪へ、忍ひ難きを忍ひ以て万世の為に太平を開かむと欲す」という言葉に頭をうなだれる者、地面で泣き崩れる者。それは「地球《にほん》の静止した日」でもあった。映画などでもたびたび登場し、実際に体験しなくとも、誰しもが思い描くことのできるセピア色の風景である。しかしながら、佐藤卓己によれば、放送の瞬間の人々の様子を撮影した「玉音写真」はもちろんのこと、八月十五日自体がメディアが再編した「歴史化した記憶」でしかないという(12)。佐藤は「八月十五日」を「神話」と呼んでいるが、それは、いかなることを意味するのだろうか。

　文章で読んでも理解するのが難しい終戦詔書を、国民がラジオで聞いて理解できたとは思えない（音が悪く、ほとんど聞こえなかったようだ）。また、天皇の声の後にアナウンサーの解説があったとはいうものの、国民がこの放送を理解し、「玉音写真」のようなポーズをしたとも考えがたい。「玉音写真」が有名になったのは、「八月ジャーナリズム」と呼ばれる終戦報道が一九五五年を契機に確立し、朝日新聞の「写真にみるあのころ」からのようで、写真の多くは放送後に構築されたものだと佐藤はいう（一一九頁）。玉音放送が流れた八月十五日をセピア色の「終戦の日」と記憶することで、戦艦ミズーリー号上での降伏文書調印がなされた九月二日という、屈辱の「降伏の日」を忘却しようとしていたのである。海軍大臣の米内光政は終戦詔書を数え、それが「八一五」文字からできていることを強調したが、八月十五日とは神話にすぎない（詔書の本文は「八〇六」文字、日付などを入れても「八一六」文字。どうやっても「八一五」にはならないようだ）。

少し前のことを思いだしてみれば、福島第一原発事故以降、日本を「世界唯一の被曝国」とする呼び方がしばしば耳にされた。「世界唯一の被曝国」。こう言ったとしても、なんら違和感を覚えないかもしれない。だが、それは必ずしも真実ではない。冷静に考えてみれば、これもまた「神話」であることに気がつくはずである（「唯一の〈原爆〉被曝国」ならまだ話はわかるが）。「唯一の被曝国」というイメージは、「八月ジャーナリズム」が起こった一九五五年の一年前に誕生したものなのである。

歴史をさぐってみれば、広島・長崎以前にすでにアメリカは、ニューメキシコ州の実験において住人を被曝させている。何を隠そう、アメリカこそがじつは「最初の被曝国」にほかならない。核実験のあったネバダの砂漠で映画撮影をしたため、ジョン・ウェインら映画スターたちの多くが癌で死亡したことは、米国ジャーナリストや広瀬隆らがあばいたところである(13)。また、マーシャル諸島でくり返された核実験でも、現地人を被曝させているのだから、日本が「唯一の被曝国」というのは神話にすぎない。日本の反核運動は、広島・長崎を契機とするのでなく、皮肉なことに、一九五四年マグロ船が被曝した第五福竜丸事件をきっかけとして、国民的な原水爆運動のなかで、「主にメディアによって、『起源』として捏造されたもの」だと絓秀実はいう(14)。だが、それはどういうことなのか。

原爆投下から九年も経過した一九五四年に、ようやく反核運動が起こってくる。たしかに奇妙な事態である。そこにはよじれた理由があった。ソ連が核兵器開発においてアメリカに近づいてくると、アメリカの核戦略も方向転換を必要とされる。なんとかソ連の核兵器生産を抑制しようと、原子力の「平和利用」へと舵を切るのである。そのために、被曝国としての日本が必要となる。それまでアメリカの原爆に関する報道の厳しい規制が緩和された。この反核運動の背後には、ソ連が核兵器開発でアメリカを追い越すかもしれないという脅威、原子力を輝かしい未来エネルギーとする期待、この二つが入り混じっていたのである。しかし、原爆という「死」の核兵器によって都市を殲滅された日本が、原子力を「生」のエネルギーとして、なぜ、そうたやすく受け入れることができたのだろうか。

唯一の被曝国である日本には、核兵器反対を訴える権利と核の平和利用の恩恵にあずかる権利がある。この矛盾のなかで「唯一の被曝国」というイメージが捏造されていった。「世界唯一の被曝国」という言い方は、アメリカがソ連の核開発を牽制するために、日本に反核運動を行なわせたものであったのかもしれない。それゆえに、この運動が反核兵器運動にはなっても、反原発運動には結びつかなかったもの納得できる。過去のトラウマとして「死の原爆」の悪夢を払いのけるために、核を「生のエネルギー」として利用するという願いをもつ日本人たちは、「その祈念につけこまれ、米国主導の核戦略の一環である平和利用のかたちへと領導されてしまったのである」と、加藤典洋は考える(15)。アメリカの政治学者ベネディクト・アンダーソンの『想像の共同体』(一九八三年)は、言葉を通してナショナリズムが共同体の一種として構築されてゆく様子を考える名著であるが、日本を「唯一の被曝国」とする発想は、国家のアイデンティティとして「想像」されたものだったのである。

「私」という「物語」／「物語」としての「国家」——自我の危機の時代

「唯一の被曝国」である日本こそ、原子力を平和利用し、資源のないこの国には原発が必要だとする物語が、戦後ずっと綴られてきた。原子力は火力発電に比べて、コストもかからず清潔で安全なエネルギーであり、原発なしでは電力供給がまかなえず、電気料金は跳ねあがる。こうシナリオが執筆されてきたのだ。しかしながら、現在、原発が停止しても電力がまかなえることがわかってしまった。【二】でみたように、こうした「科学的説明《ノンフィクション》」が「虚構《フィクション》」であったことが明らかにされてしまった。「融解《メルトダウン》」したのは「虚構《フィクション》」と「現実《ノンフィクション》」の壁だったのだ。「日本にある五〇機以上の原発が象徴しているのは、電力や環境といったものではなく、支配構造の問題」であり、「原発を考えることは、軍や警察、国家の暴力装置について考えること」であると矢部はいう(16)。そう、原発問題は国家としての「体質《ものがたり》」を考えることなのだ。原発に依存した国家体制は、どう考えても、本論を書いている「私」には納得のいくものではない。原発という「荒ぶる神」を鎮魂し、新たな体制を生みだすべきだろう。だが、日本はどこか過去の体制へと戻っているような気がしてならない。

日本という国家。それは「私」という個人で構成されている。「今やこの国ではｗｅｂ上に『私』が異様なほどに拡散している」。漫画やゲームのシナリオライターとしても有名な大塚英志はそう考える(17)。ネット上にあふれる「私」。それは自我のゆらぎゆえの現象だろう。そういえば、他人が息子などになりすます「オレオレ詐欺」も、自分が奪われるという「アイデンティティの危機」の産物ではないのか。盗まれるのは「私」である(18)。ネットの世界では、フェイスブックから2チャンネルまで、私の内面がたれ流れされている。この「私」の内面は、学生運動時のように社会改革とは結びつかないが、インターネット上でだけ過激な議論を展開する「ネット右翼」という人々にみるように、「領土」という意味での「自我」には不思議と反応する。消滅／増殖する私とその領土の物語——。

二〇〇四年あたりから、小世界的な自己をもってそれを世界の危機などにつなげたがる「セカイ系」と呼ばれるサブカルチャー系の若者も増えていた。大塚の批評家としての出発点のひとつは、一九八九年の『物語消費論』であったが、一九七〇年代後半は、社会主義革命の終焉を迎え、国家が「大きな物語」を喪失したあと、その後の空白を多様な「小さな物語」で埋めようとする「サーガ」ブームが誕生し、消費されたのである。【三】で論じた『宇宙戦艦ヤマト』も、こうしたサーガ熱の一部に相当する。そして、現在、新たな『宇宙戦艦ヤマト』シリーズが誕生している。すでに書いたように、宇宙戦艦ヤマトが発進するのは、危機的状況の時なのである。

『物語消費論改』(二〇一二年)の大塚によれば、現在の日本において脆弱な「私」が、オリンピックやサッカーや領土に関する議論に熱狂し、「日本」という空洞化した国家のサーガに帰属しようとしているらしい。「無国籍的大きな物語」に回収されていくことを待ち望んでいるのだ。「ぼくにとっては『反原発』もこの『無時間的大きな物語』の一形式にしか思えない……三・一一以降も入港し続ける原潜や非核三原則への関心がそっくり抜け落ち、食品や身近な環境から『放射能』を遠ざけることに執心しているからである」と大塚はいう(一七七頁)。原爆と原発は全く違うものと見られているのだろうか。非核三原則へと結びつかず、国防軍という憲法改正、軍備の強化が叫ばれ、右翼化が懸念されるさなかの反原発運動。それはオリンピックやサッカーに対する「熱狂《ねっ》」と似ている。

「自我」が危機に脅かされた時代、人々はマスクをつけ自己を防衛し、外からきたる敵に備えている。マスクをつけた人間が、防衛しようとしているのは、放射能やウイルスではなく、何かほかの見えないものだろう。その結果、彼らは自己を構築してくれる物語を求めてやまない。おそらくそれが自己を脅かす「敵」と戦うという物語なのではないか。中国、韓国のような敵を軸とし、日本がはじめて日本として、くっきり立ち現われるというかたちになりそうだ。

文化としての〈病〉——人文科学系から病を治療する

一九八〇年代のアメリカにおける免疫イメージの流行を考えた研究者に、エミリー・マーティンがいる。冷戦期のアメリカでは、エイズ流行の影響でゲイの問題が議論され、関心を集めた免疫組織の強化の記事がしばしば雑誌を飾っていた。おりしも時代は、元映画俳優であったレーガン大領領が強い国家を謳い、いかにもアメリカの大領領らしく君臨していたときであった。ソ連に対して衛星を利用し、国家に侵入してくる弾道弾から防衛を果たすSDI計画を、レーガンは真顔で議論していたのである。映画界では、シルベスター・スタローンの『ランボー』シリーズ、アーノルド・シュワルツェネッガーの『ターミネーター』シリーズなど、ボディビルで筋肉隆々の体をつくりあげたマッチョ・ヒーローたちが活躍する（**図5-2**）。敵をものともしない屈強な男たち(19)。その背後には、「非自己《てき》」と「自己《みかた》」を区別する「免疫」という境界線の問題が浮きあがっていたのである。いったい、なぜ。

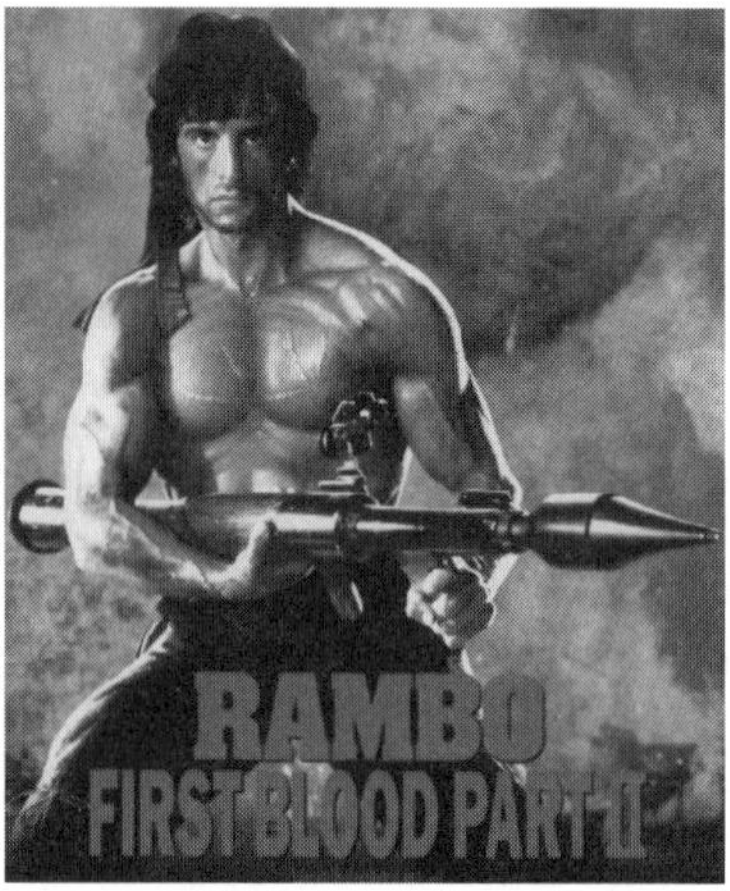

図5-2　ペニスの象徴のような銃（ジョージ・P・コスマトス『ランボー／怒りの脱出』©トライスター）

そもそも、こうしたボディビルダーたちの身体の輪郭は、じつは脆弱だったのではないだろうか。それゆえ、彼らは筋肉という鎧によって、身体を保護し、自己をたえず強化しなくてはならない(20)。アメリカもまた、独立宣言という言葉によって近代に成立した人工的な国家であり、つねに補強を必要とする。敵がいるために、国家を守ろうとするのではない。国家をまとめるために、敵がつくりだされるのである。アメリカがもっともアメリカらしかったとき、それはソ連という敵がいたときではなかったのか。アメリカがアメリカであるためには、外から侵入してくる敵を必要とするのである。敵が溢れかえるとき、当然、国境という境界線が重要視されてくる。それに共振するかたちで、免疫系に対しても関心が集まっていったのだ。

エミリー・マーティンは「免疫系の記事の特徴は、身体（セルフ）と外界（ノンセルフ）を区別する境界線が厳格であること」に注目していたが、八〇年代には免疫系の話題が沸騰した(21)。メディアは免疫のイメージをわかりやすく描くために、外から侵入する細菌に対して、ジェンダー・人種・階級にもとづいた国家の戦争と防衛の隠喩を用いている。たとえば、自己以外の異物を認識し撃退するT細胞は、「免疫組織のランボー」などと呼ばれ、男と結びつけられ、異物を飲み込み消化する大食細胞《マクロファージ》は、死んだ細胞や細菌の浄化などの「家事をする女」として扱われる。身体細胞がジェンダー化されるのである。免疫細胞が理解しやすいように家庭のイメージで描かれると同時に、免疫の強化に国防の強化が重なってゆき、国家のイメージもまた身体化されるのである。

「私」とは「私語り」という自己の物語でつくられ、国家もまた「歴史《ヒストリー》」などの「物語《ストーリー》」で形成されるものである。その「私」を見失いつつある現代日本において、人々は空気中に漂う細菌や放射能に怯え、領土の外からは北朝鮮、韓国、中国などの他者が侵入してくるかもしれない不安に恐れおののいている。外と内の境界線が強固に引かれることが切望されるだろう。他者の侵入に怯える脆弱な自我は、外と内を区別する「想像の免疫体（Imagined Immunities）」をつくりだそうとするのである(22)。

かくして国家という「想像の共同体（Imagined Communities）」の再強化が起こってくる。外と内を区別する境界線を捏造するために、その境界線を犯そうと他者が侵入してくるという「領土の物語」が構築され、我々はその危機において敵を排除するというゴジラ退治のような物語に組み込まれてしまう。あるいは、北米にエイズを持ち込んだ第一号患者を突きとめたとする『そしてエイズは蔓延した』のような物語に没頭するかもしれない。外部からくる敵が捏造されるのである。【二】で論じたように、こうした「雰囲気《くうき》」に抵抗して、東日本大震災以後の空気の恐怖に警鐘を鳴らし、放射能との見えない戦争をする主婦の姿を見せつけたのが、園子温監督の『希望の国』（二〇一二年）であった。

【三】でみたように、戦後の日本において、しばしばフラッシュバックしてくるゴジラという核の恐怖を抑圧し、それを退治するという一種の「竜退治の物語《ナラティヴ》《ドラゴン・クエスト》」が行なわれてきた。同時多発テロ以後、「ドラゴン・クエスト」のゲームのような物語の因果律が、世界を支配することを大塚は警告する。日米同盟という言葉について、「主役としてのアメリカ、敵としてのイスラム世界」というアメリカ主導型のゲームのような物語で動かされている世界を指摘し、「ロール・プレイング・ゲームのパーティに日本が加わるか、加わらないか、といったリアリティに、日米同盟という言葉は近い」と批判している(23)。「物語」は人間の世界認識の雛形として影響力をもつ。共同体を構築するのは「物語」だ。そして「現実」を構築するのもまた「物語」である。それゆえに、国家という身体の治療は、その「物語」の治療から始めなくてはならない。

「物語」とは何も『源氏物語』のようなものだけを指すのではない。原因と結果をもつ因果関係をつくりだそうとする語りの形態が「物語《ナラティヴ》」という。現在、医療の側が「ナラティヴ」という概念を意識し始めたことによって、「臨床医学の物語的転回」が起こっている(24)。たとえば、カウンセリング分野の「ナラティヴ・セラピー」をその実践としてあげることもできるだろう。人は自分の物語を構築してゆくのであるが、それをカウンセリングを通して援助するのである。そもそも、古典的な意味での「物語」を扱ってきたのは、「文学批評」という分野である。かつて原発が電力供給には欠かせないという「物語」が語《かた》／騙られることで、そのナラティヴに国家全体に感染していたが、「批評《クリティーク》」とはもともと「物語批判」を意味したはずである。

文芸批評は今こそ立ち上がるべきだ。認識の枠組みとして世界を動かしている「物語」を批判してゆくために……。国家に漂う空気に水をさしていきたい。人間学部という立場から医学とは違う「病の治癒」を目指した本書において、これこそが「文化としての〈病〉——人文科学系から病を治療する」という意味である(25)。

＊註

【一　〈病〉の文化的・歴史的意味】

（1）ちなみに、橋本治は短編「マタンゴを喰ったな」「更にマタンゴを喰ったな」において、海上自衛隊の駆逐艦によって、マタンゴが日本に上陸を果たすという『マタンゴ』のパロディを展開する。「体中がムズ痒くなって来て、ボーッと、ニキビのような湿疹が全身に浮き上って来て、ほとんどエイズである。男だらけのジトジトした船の中でそういうものが日本に帰って来てしまった」と、マタンゴが表象する恐怖を、原爆からエイズへとシフトさせている。橋本治「マタンゴを喰ったな」、東雅夫編『怪獣文学大全』（河出書房新社、一九九八年）一八一頁。

（2）松岡正剛『3・11を読む――千夜千冊番外録』（平凡社、二〇一二年）一二頁。

（3）矢部史郎『3・12の思想』（以文社、二〇一二年）。

（4）スーザン・ソンタグ『新版　隠喩としての病――エイズとその隠喩』富山太佳夫訳（一九八八年、みすず書房、一九九二年）。

（5）宮崎駿監督作品『風立ちぬ』（二〇一三年）は、堀辰雄の小説のモチーフの一部に使いながらも、ヒロインが死ぬシーンが描かれず、片山恭一の小説を行定勲監督が映画化した『世界の中心で、愛をさけぶ』（二〇〇一年）などとは異なる新鮮な作品であった。

（6）ダン・スペルベル『表象は感染する――文化への自然主義的アプローチ』菅野盾樹訳（一九九六年、新曜社、二〇〇一年）九九頁。

（7）古井由吉・島田雅彦「恐怖と疫病下の文学」『文學界』（文藝春秋、二〇〇九年七月）一八二－九五頁。

（8）ポール・ヴィリリオ『アクシデント――事故と文明』小林正巳訳（二〇〇五年、青土社、二〇〇六年）。

（9）たとえば、ペストの流行のあと、活版印刷という直接接触の口頭ではないメディア伝播が生まれたという奇妙な同時性を、粉川哲夫は指摘している。粉川哲夫「エイズと〈伝染〉メディアの終焉」、『現代思想　医学はサイエンスなのか』（青土社、一九八六年九月）一八〇－七頁。

（10）巽孝之「3・11とSF的想像力」、笠井潔・巽孝之監修『3・11の未来――日本・SF・想像力』（作品社、二〇一一年）三〇頁。

（11）人造人間というテーマは、手塚治虫の『鉄腕アトム』の「地上最大のロボット」という一話を下敷きにした浦沢直樹の漫画『PLUTO』（二〇〇三年－二〇〇九年）などに継承されているが、核原料プルトニウムはもともと「冥界《プルート》の王」にちなんだ名前だった。

（12）生田直近『原発・日本絶滅』（光文社文庫、一九八八年）二五一頁。

（13）高嶋哲夫『TSUNAMI　津波』（集英社文庫、二〇〇五年）四〇二頁。また、テロリスト集団に原発が占拠され、チェチェン共和国の独立がロシアに要求される『原発クライシス』（二〇〇一年）なども高嶋哲夫は書いている。

（14）中筋純『廃墟チェルノブイリ』（二見書房、二〇〇八年）。

（15）内田樹・中沢新一・平川克美『大津波と原発』（朝日新聞出版、二〇一一年）五二頁。

（16）ロバート・N・プロクター『健康帝国ナチス』宮崎尊訳（一九九九年、草思社、二〇〇三年）。

（17）サンダー・L・ギルマン『ユダヤ人の身体』管啓次郎訳（一九九一年、青土社、一九九五年）。

（18）鵜飼哲・高橋哲哉編『「ショアー」の衝撃』（未來社、一九九五年）一二二頁。

（19）ミック・ブロデリック編『ヒバクシャ・シネマ――日本映画における広島・長崎と核のイメージ』柴崎昭則・和波雅子訳（一九九六年、現代書館、一九九九年）。

（20）新藤兼人の『原爆の子』と同年に制作されたアルフレッド・グリーン監督の『原爆下のアメリカ』（一九五二年）は、催眠術をかけられた男女が、共産主義圏国家に未来のアメリカが攻撃され、原爆が投下される様子を見せられて国防に目覚める映画である。原爆が次々に投下される夢を見て、「戦争準備とは最も効果的な戦争阻止の方法である」というジョージ・ワシントンの言葉が引用され幕を閉じるこの映画では、原爆を投下した加害者側と被害者側の意識の違いを垣間みることができる。

（21）川村湊『原発と原爆――「核」の戦後精神史』（河出ブックス、二〇一一年）。

（22）黒古一夫『原爆は文学にどう描かれてきたか』（八朔社、二〇〇五年）六頁。

（23）好井裕明『ゴジラ・モスラ・原水爆映画――特撮映画の社会学』（せりか書房、二〇〇七年）二二一頁。

（24）吉村和真「マンガに描かれた『ヒロシマ』――その〈風景〉から読み解く」福間良明・山口誠・吉村和真編『複数の「ヒロシマ」――記憶の戦後史とメディアの力学』（青弓社、二〇一二年）一七〇頁。

〔25〕『ブラック・レイン』の関西の夜の屋台街でマイケル・ダグラスがうどんを食べるシーンは、『ブレードランナー』の深夜の近未来都市でハリソン・フォードがうどんを食べるシーンの「複製」である。どちらの作品でも暗い夜に「黒い雨」が降っているが、『ブラック・レイン』では四つの注文に「二つで十分ですよ」と反論され、『ブラック・レイン』においてはマイケルが箸の使い方で注意を受けるなど、アメリカ人がすることに文句をつける日本人がでてくる。この「二つで十分ですよ」というセリフはさまざまな議論を呼んだ。

【二　恐怖とパニック】

〔1〕日本テレビ四月八日『情報ライブ　ミヤネ屋』。

〔2〕大井浩二『フロンティアのゆくえ――世紀末アメリカの危機と想像』（開文社出版、一九八五年）一七〇頁。

〔3〕現在の電気風呂や整体の電気マッサージは、メスメリズムの流れを汲むこうした健康としての電気イメージの末裔であろう。

〔4〕山田登世子『リゾート世紀末――水の記憶の旅』（筑摩書房、一九九八年）一五四頁。

〔5〕スティーブン・ノリントン監督の『リーグ・オブ・レジェンド――時空を超えた戦い』（二〇〇三年）のノーチラス号は、太陽エネルギーの充電で航行するエコロジー的潜水艦である。

〔6〕ウォルトは科学番組『わが友原子力』で、原子力をアラジンの魔法のランプの妖精に喩えている。

〔7〕有馬哲夫『ディズニーランドの秘密』（新潮新書、二〇一一年）一三八－四四頁。

〔8〕加藤典洋『さようなら、ゴジラたち――戦後から遠く離れて』（岩波書店、二〇一〇年）一九二頁。たとえば、『千と千尋の神隠し』の湯屋の釜炊き場は、赤々と火が燃え、黒い影のような存在を「代わりなどいくらでもいる」と酷使しているが、どこか原子力発電所を思わせる。

〔9〕千尋の姿に成長の物語を見いだす論者は多い。『キネマ旬報』二〇〇一年八月下旬号インタビューにおいて、千尋が最初にトンネルに入るシーンでは怖さから母親の手をつかんでいたのが、トンネルから出るシーンでは愛情を確かめるために手をつかんでいるように見える、という意見が述べられた。しかしながら、宮崎駿は二つのシーンがじつは同じ画を使っていることを告白し、この映画を千尋の成長物語ではないと語っている。切通理作は

「画中のどこかに少女が成長した印を見出したい観客の気持を突き放すように、映画はただ彼ら親子の車が走り去っていくだけで終わる」と述べている。切通理作『宮崎駿の世界』（ちくま書店、二〇〇一年）四二四頁。

〔10〕最初期の『風の谷のナウシカ』では、核戦争の結果、世界が汚染された腐界となっているが、腐敗したまま火を放つ巨神兵が登場するなど、ジブリ映画では腐った存在が頻出する。

〔11〕佐々木隆『「宮崎アニメ」の秘められたメッセージ――「風の谷のナウシカ」から「ハウルの動く城」まで』（ベストセラーズ、二〇〇五年）一五一、一六六頁。

〔12〕穢れに対する呪文の「エンガチョ」は、「縁《え》／穢《ん》」を「切断《チョ》」することである。

〔13〕スーザン・J・ネイピア『現代日本のアニメ――「AKIRA」から「千と千尋の神隠し」まで』神山京子訳（中公叢書、二〇〇一年）四五八頁。

〔14〕これはまるで、かつて「美しい国ニッポン」を掲げた安倍首相の自民党が考える憲法改正の体質を示しているかのようである。「公共の福祉に反しない限り」「最大の尊重を必要とする」個人としての権利が「公益及び公の秩序」に書き換えられ、個人の尊厳が国家に制限されようとしている。

〔15〕小俣和一郎『異常とは何か』（講談社現代新書、二〇〇四年）。

〔16〕「腹の虫がおさまらない」「持病の癪」の言い方は、かつて体内に寄生虫を宿し、他者と共生していた時代があったことの証拠である。田中聡『ハラノムシ、笑う――衛生思想の図像学』（河出書房新社、一九九一年）。

〔17〕山本七平『空気の研究』（一九七七年、文春文庫、一九八三年）二〇、二一頁。

〔18〕鴻上尚史『「空気」と「世間」』（講談社現代新書、二〇〇九年）二一一頁。

〔19〕森達也『僕のお父さんは東電の社員です』（現代書館、二〇〇九年）一九九―二一一頁。

〔20〕このエアマスクは香料などを袋につめて携帯する日本の伝統であった匂い袋の現代版である。

〔21〕一九九五年にオウム教団による地下鉄サリン事件が勃発する。不潔きわまりない教団の建物内部で、オウム信者たちは空気にだけは異常な関心を見せていた。大型の空気清浄機を置き、それを『宇宙戦艦ヤマト』に登場する「コスモクリーナー」の名前で呼んでいたのである。野中広務国家委員長は「これは犯罪ではなく、国家間の戦争である」と発言したが、敵にサリン攻撃を受けているという荒唐無稽な説明を信じ、空気中の毒物の恐怖に怯

えた信者たちは、自分たちがサリンをまき散らし「最終戦争《ハルマゲドン》」を決行しようとしたのである。大澤真幸などが指摘するように、オウムのサブカルチャーへの傾倒はかなり深いものがあったと思われる。毒ガスの瘴気が蔓延する世界でナウシカが風に乗って飛翔する『風の谷のナウシカ』には、飛行に対する憧れが満ちていたが、麻原彰晃がオウム信者をひきつけたのは空中浮遊であった。大澤真幸『虚構の時代の果て――オウムと世界最終戦争』（ちくま新書、一九九六年）。

〔22〕佐藤健志『ゴジラとヤマトとぼくらの民主主義』（文藝春秋、一九九二年）一九頁。

〔23〕アライ＝ヒロユキ『宇宙戦艦ヤマトと七〇年代ニッポン』（社会評論社、二〇一〇年）一六九－七三頁。

〔24〕アラン・コルバン『においの歴史――嗅覚と社会的想像力』山田登世子・鹿島茂訳（一九八二年、藤原書店、一九九〇年）。

〔25〕池田雄一「われら『福島』国民――3・11以降を生きるためのアジテーション」、河出書房新社編集部編『思想としての3・11』（河出書房新社、二〇一一年）一四四頁。

【三　表象としての〈病〉】

〔1〕友人が下半身を喰いちぎられ死亡しているのを目撃したクイントは、サメに去勢の恐怖を抱いている。腕の刺青を消そうが、その恐怖は消え去ることはない。彼にとってホオジロザメ《グレート・ホワイト》退治は、心的外傷《トラウマ》を払拭するための復讐なのである。また、ブロディは過去に溺れた経験があり母なる海を恐れ、フーパーは昔の女にふられた時の傷が胸に残っているなど、この映画の男たちは、女性的な存在を憎んでいる。クイントは「牙の生えた膣」の恐怖を表すサメに生きたまま貪り喰われるが、ブロディは「恐ろしい母」のイメージを体現するサメを殺すことで、自分のトラウマを克服する。この『ジョーズ』の原型は、エイハブ船長が足を喰いちぎった白鯨を復讐に追い求めるハーマン・メルヴィルの一八五一年の古典小説『白鯨』である（フーパーとクイントが足に乾杯するシーンは、エイハブに対するオマージュだろう）。そもそも、足は男性性のシンボルでもあるが、国家を支える足であった世界貿易センタービルを同時多発テロによって失ったあと、パレスチナ出身の思想家エドワード・サイードは、インタビューで『白鯨』を持ちだし、白鯨を追跡するエイハブ船長の姿に、恐怖《テロ》との戦いを宣言してビンラディン

を執拗に追跡するブッシュ大統領を見いだした。

〔2〕H・G・ウエルズの『宇宙戦争』（一八九八年）では、地球に「赤い草」を繁殖させて荒廃させる火星人たちは、抗体がないために地球のウイルスにより自滅する。この『宇宙戦争』は「共産主義《アカ》」の侵入に怯える冷戦期の一九五四年に映画化され、二〇〇五年にはスピルバーグによってリメイクされている。スピルバーグ版の火星人の光線は、あたかも原爆のように、人々を灰として消し去ってしまう。スピルバーグの映画に原爆が頻出する理由を、原爆が巨大な光の兵器であり、映画と光は切り離すことはできないことを西田はあげるが、火星人の兵器から閃光が走ると、人が手にしていたDVカメラが地面に落とされるシーンがあることからも、火星人の操るこの機械が映画の撮影機に似せたイメージで造形されているのは、スピルバーグの意識的な演出であることがわかる。映画という光と戦争の関連を考察する『戦争と映画』のポール・ヴィリリオは、都市の壁に人間を焼きつけた「原子爆弾の閃光は、一瞬のうちに、あらゆる射影を記録表面、つまり戦争のフィルム＝映画に変えた」と指摘している。ポール・ヴィリリオ『戦争と映画――知覚の兵站術』石井直志・千葉文夫訳（一九八四年、平凡社ライブラリー、一九九九年）二二五頁。西田博至「スピルバーグの戦争と肯定の炎」、『スティーヴン・スピルバーグ論』南波克行編（フィルムアート社、二〇一三年）一四二―六五頁。

〔3〕コルネリウス・アウエハント『鯰絵――民俗的想像力の世界』小松和彦ほか訳（一九六四年、せりか書房、一九七九年）。宮田登『妖怪の民俗学――日本の見えない空間』（岩波書店、一九八五年）八―一四頁。

〔4〕David E. Jones, *An Instinct for Dragon*, Routledge, 2002, p.7.

〔5〕梅木達郎「トラウマ・フラッシュバック・ゴジラ――ナショナルな想像力についての一試論」、『ユリイカ　特集モンスターズ！』（青土社、一九九九年五月）二〇三頁。金原千佳「芹沢博士は何回ゴジラの名を呼んだか――一九五四年、記憶＝想起をめぐる闘争」『ポップ・カルチャー・クリティーク　第三号　特集日米ゴジラ大戦』（青弓社、一九九八年）八七頁。

〔6〕この赤いアメーバは、「共産主義《アカ》」という西側世界に忍び寄る「赤い病」の表象であろう。そして、赤い恐怖の背後には、アメリカ文化に継承されるインディアンを表す「赤い血」の恐怖を重ねることができる。シェイクスピアの『テンペスト』（一六一一年）において、インディアンを表象した奴隷キャリバンが支配者プロスペローに投

げかける「赤い病でくたばれ。言葉を教えた罰だ」というセリフの「赤い病」が、プロスペローという人物が登場するエドガー・アラン・ポーの短編「赤死病の仮面」（一八四二年）を経過し、共産主義という「赤い病」を表象するにいたる「赤死病症候群《レッドデス・シンドローム》」の分析は拙書を参照。『恐怖の君臨——疫病・テロ・畸形のアメリカ映画』（森話社、二〇一三年）。

〔7〕高橋敏夫『ゴジラの謎——怪獣神話と日本人』（講談社、一九九八年）一六〇頁。梅木達郎　一九四頁。

〔8〕井伏鱒二『黒い雨』（一九六六年、新潮文庫、一九七〇年）六五頁。

〔9〕国会議事堂を破壊したゴジラは、なぜか皇居を迂回し、隅田川方面に向かう。三島由紀夫の『英霊の聲』で、二・二六事件で叛乱の汚名をかぶり処刑された将校の霊は霊媒の声を借りて、「われらは裏切られた者たちの霊だ」と、「かつて無数の若者の流した血が海の潮の核心をなしてゐる。それを見たことがあるか……徒に流された血がそのとき黒潮を血の色に変へ、赤い潮は唸り、喚び、猛き獣のごとくこの小さい島国のまはりを彷徨し、悲しげに吼える姿を」とつぶやく。ゴジラを太平洋戦争の戦没者の亡霊だと読む赤坂憲雄は、三島の小説と『ゴジラ』を結びつけて、「人間宣言」をくだした現人神に失望して、ゴジラは皇居を迂回して海に消えたと考えた。赤坂憲雄「ゴジラは、なぜ皇居を踏めないか——三島由紀夫『英霊の聲』と『ゴジラ』が戦後天皇制に突きつけたものとは何か」、『映画宝島　怪獣学・入門』（ＪＩＣＣ、一九九二年）一三—七頁。

〔10〕荒川紘『龍の起源』（紀伊國屋書店、一九九六年）一六一頁。東雅夫「蛮神殺しの系譜——本朝怪獣文学史序説」、『映画宝島　怪獣学・入門』一五八—六七頁。

〔11〕小野俊太郎『大魔神の精神史』（角川書店、二〇一〇年）一四三—四頁。

〔12〕松岡正剛『3・11を読む—千夜千冊番外録』（平凡社、二〇一二年）九頁。

〔13〕川村湊『原発と原爆——「核」の戦後精神史』（河出ブックス、二〇一一年）一八四—一九二頁。

〔14〕森江信『原子炉被曝日記』（技術と人間、一九七九年）四〇頁。

〔15〕四方田犬彦『「七人の侍」と現代——黒澤明再考』（岩波新書、二〇一〇年）四七頁。

〔16〕Richard A. Schwartz, *Cold War Culture: Media and the Arts, 1945-1990*, Facts on Files, Inc., 1998, p.10.

〔17〕志村三代子「復員兵という名の『怪人』——戦後の〈恐怖〉映画におけるジェンダーをめぐって」、黒沢清・四

方田犬彦・吉見俊哉・李鳳宇編『スクリーンのなかの他者』（岩波書店、二〇一〇年）九四頁。

〔18〕好井裕明『ゴジラ・モスラ・原水爆——特撮映画の社会学』（せりか書房、二〇〇七年）九四頁。また、『地球防衛軍』（一九五七年）では、高度な文明を誇るエイリアンが地球侵略を企むが、「我々ミステリアンの肉体はストロンチウム九〇のために生まれてくる子供の八〇パーセントは異常なので捨ててしまいます。人口の増加をはかり、優秀な子供を残すために、ぜひ地球人との結婚を認めていただきたい」と、優生学的発想から異種混淆を迫ってくるのである。

〔19〕オードリー・ヘップバーン主演の『マイ・フェア・レディ』（一九六四年）の原型である自分のつくった人形に恋をするギリシア神話のピグマリオンの物語、自動人形であることを知らずに機械の女性に恋をする青年の破滅を描くホフマンの小説『砂男』（一八一七年）から、内気な青年がダッチワイフを家族のように扱うアメリカ映画『ラースと、その彼女』（二〇〇七年）、ダッチワイフが生命を持つ是枝裕和監督作品『空気人形』（二〇〇九年）に至るまで、人形に恋する物語は無数に存在するが、これだけ数多くの大人がフィギュアを愛する文化は日本特有のものである。四方田犬彦『「かわいい」論』（ちくま新書、二〇〇六年）一五三—七〇頁。

〔20〕アン・アリスン『菊とポケモン——グローバル化する日本の文化力』実川元子訳（二〇〇六年、新潮社、二〇一〇年）二五四頁。ポケモンについては以下を参照。中沢新一『ポケットの中の野生』（岩波書店、一九九七年）。加藤典洋『さようなら、ゴジラたち——戦後から遠く離れて』（岩波書店、二〇一〇年）一八三—二〇七頁。

〔21〕呉智英「怪獣の名前には、なぜ『ラ行音』が多いか?」、『映画宝島　怪獣学・入門』三七頁。

〔22〕杉本淑彦「被曝変異譚への欲望——『ウルトラの世界』と放射線」、福間良明・山口誠・吉村和真編『複数の「ヒロシマ」——記憶の戦後史とメディアの力学』（青弓社、二〇一二年）二一七—五五頁。

〔23〕Stephen Molstad, *GODZILLA*, Boxtree,1998, p.18,19.

〔24〕北原恵「境界攪乱へのバックラッシュと抵抗——『ジェンダー』から読む『環境ホルモン』言説」、『現代思想 特集ジェンダー・スタディーズ』（青土社、一九九九年一月）二三八—五三頁。

〔25〕丹治愛『ドラキュラの世紀末——ヴィクトリア朝外国恐怖症《ゼノフォービア》の文化研究』（東京大学出版会、一九九七年）一六三—二一五頁。

【四　病とメディア】

〔1〕鈴木光司『リング』（角川書店、一九九一年）三二四頁。もともと『リング』はミステリーとして投稿された小説であった。

〔2〕奈良崎英穂「心霊からウイルスへ――鈴木光司『リング』『らせん』『ループ』を読む」、一柳廣孝・吉田司雄編『ホラー・ジャパネスクの現在』（青弓社、二〇〇五年）七五―八六頁。

〔3〕鷲谷花「『リング』三部作と女たちのメディア空間――怪物化する『女』、無垢の『父』」、内山一樹編『怪奇と幻想への回路―怪談からJホラーへ』（森話社、二〇〇八年）二〇二頁。Eric White, "Case Study: Nakata Hideo's *Ringu* and *Ringu 2*," in *Japanese Horror Cinema*, ed. Jay Mcroy, Edinburgh UP, 2005, p.41.

〔4〕藤田直哉「メディア内存在、ゾンビ――ゾンビの進化とメディア・テクノロジー」、『ユリイカ　特集ゾンビ　ブードゥ、ロメロからマンガ、ライトノベルまで』（青土社、二〇一三年）一七九頁。

〔5〕小澤英実「女と幽霊――リメイクされる女の性」、河合祥一郎編『幽霊学入門』（新書館、二〇一〇年）一一九頁。

〔6〕ジャン・ハロルド・ブルンヴァン『くそっ！　なんてこった――「エイズの世界へようこそ」はアメリカから来た都市伝説』行方均訳（一九八九年、新宿書房、一九九二年）一六一―六頁。

〔7〕金森修『病魔という悪の物語――チフスのメアリー』（ちくまプリマー新書、二〇〇六年）。

〔8〕J.F.Federspiel, *The Ballad of Typhoid Mary*, 1982; Andre Deutsch,1984, p.153.

〔9〕十九世紀末ごろ神経を病む女性たちの「狂気」を視覚化して「写真」に捉え、それで恐怖を緩和しようとする「女が写《うつ》る」という女性嫌悪文化の背後に、女を病的存在だと考え、「女が伝染《うつ》る」と怯える男性の恐怖が潜んでいたことを説いたのは、『女がうつる』の富島美子だった。富島美子『女がうつる――ヒステリー仕掛けの文学論』（勁草書房、一九九三年）一三一―四九頁。

〔10〕前田彰一『欧米探偵小説のナラトロジー――ジャンルの成立と「語り」の構造』（彩流社、二〇〇八年）二六頁。

〔11〕高山宏『殺す・集める・読む――推理小説特殊講義』（創元ライブラリー、二〇〇二年）九―七四頁。

〔12〕高山宏『世紀末異貌』（三省堂、一九九〇年）一一七―三六頁。

〔13〕内田樹・春日武彦『健全な肉体に狂気は宿る――生きづらさの正体』（角川書店、二〇〇五年）一四二頁。

〔14〕Daniel Defoe, *A Journal of the Plague Year*, 1722; Penguin, 2003, p.3, 148. また、デフォーは「私はこれらの話を、その真実を保証できるような、自分が実際に体験したこととして語っていないことをつけくわえておく」と牽制している（一五六頁）。

〔15〕Randy Shilts, *And the Band Played on: Politics, People, and the ADIS Epidemic*, Martin's P, 1987.

〔16〕Priscilla Wald, *Contagious: Cultures, Carriers, and the Outbreak Narrative*, Duke UP, 2008, p. 233.

〔17〕サンダー・L・ギルマン『病気と表象——狂気からエイズにいたる病のイメージ』本橋哲也訳（一九八八年、ありな書房、一九九七年）三五一—八三頁。

〔18〕新田啓子『アメリカ文学のカルトグラフィ——批評による認知地図の試み』（研究社、二〇一二年）二一七—三八頁。

〔19〕美馬達哉『〈病〉のスペクタクル——生権力の政治学』（人文書院、二〇〇七年）三〇頁。

〔20〕加藤久晴『原発テレビの荒野——政府・電力会社のテレビコントロール』（大月書店、二〇一二年）。

〔21〕内田樹『呪いの時代』（新潮社、二〇一一年）二五二頁。

〔22〕東谷暁『「東電叩き」シンドローム——脱原発論の病理』（日刊工業新聞社、二〇一三年）一二—三頁。

〔23〕福間良明「『被曝の明るさ』のゆくえ——戦後初期の『八・六』イベントと広島復興大博覧会」、福間良明・山口誠・吉村和真編『複数の「ヒロシマ」——記憶の戦後史とメディアの力学』（青弓社、二〇一二年）二六—七〇頁。

〔24〕内田樹・中沢新一・平川克美『大津波と原発』（朝日新聞出版、二〇一一年）六六—九頁。

〔25〕内田樹『こんな日本でよかったね——構造主義的日本論』（basilico、二〇〇八年）一二頁。

【五　〈病〉と国家という身体（ボディ・ポリティックス）】

〔1〕水上勉の小説『故郷』から高村薫の『神の火』まで、原発はしばしば怪獣と形容されている。

〔2〕かつて「神隠し」とは、失踪した人物が「神隠し」にあったということで、その期間を闇に「隠し」て、過去を不問にすることによって、人々の共同体への復帰を可能にする装置であったが、柏崎では人間の存在さえも見えないのである。小松和彦『神隠し——異界からのいざない』（弘文堂、一九九一年）。

〔3〕矢部史郎『原子力都市』（以文社、二〇一〇年）。
〔4〕広瀬隆『東京に原発を！　新宿第一号炉建築計画』（ＪＩＣＣ、一九八一年）。こうした点を突いたのが、経済効果を狙い東京に原子力発電所を誘致しようする都知事の提案に対して議論が交わされるさなか、プルトニウム燃料を輸送するトラックの強奪が展開してゆく山川元監督作品の『東京原発』（二〇〇四年）である。
〔5〕ロベルト・ユンク『原子力帝国』山口祐弘訳（一九七九年、アンヴィエル、一九八九年）四三頁。
〔6〕高村薫『神の火（下）』（新潮社、一九九一年）四〇七頁。
〔7〕東野圭吾『天空の蜂』（講談社、一九九五年）六二〇頁。
〔8〕内田樹『呪いの時代』（新潮社、二〇一一年）二一三—六五頁。
〔9〕田中治彦『ボーイ・スカウト——二〇世紀青少年運動の原型』（中央公論社、一九九五年）。富山太佳夫『ダーウィンの世紀末』（青土社、一九九五年）二五四—六五頁。
〔10〕田中聡『なぜ太鼓腹は嫌われるようになったのか？——〈気〉と健康法の図像学』（河出書房新社、一九九三年）一八五頁。黒田勇『ラジオ体操の誕生』（青弓社、一九九九年）。
〔11〕高橋秀実『素晴らしきラジオ体操』（小学館、一九九八年）一三八—七二頁。
〔12〕佐藤卓己『八月十五日の神話——終戦記念日のメディア学』（ちくま新書、二〇〇五年）二七頁。
〔13〕広瀬隆『ジョン・ウェインはなぜ死んだ』（文藝春秋、一九八一年）。
〔14〕絓秀実『反原発の思想史——冷戦からフクシマに』（筑摩書房、二〇一二年）一七頁。
〔15〕加藤典洋『3・11　死に神に突き飛ばされる』（岩波書店、二〇一一年）一〇九頁。
〔16〕矢部史郎『3・12の思想』（以文社、二〇一二年）一三三、一三五頁。
〔17〕大塚英志『物語消費論改』（アスキー新書、二〇一二年）一六二頁。
〔18〕三木聡監督作品『俺俺』（二〇一二年）は、主人公が偶然手に入れた携帯電話で「オレオレ詐欺」を始めると、自分にそっくりの人物が現われ、次々に自分が「増殖」してゆき、お互いが自分を「削除」し始める不条理コメディーである。
〔19〕Susan Jeffords, *Hard Bodies: Hollywood Masculinity in the Reagan Era*, Rutgers UP, 1994.

〔20〕ボディビルダーの身体だが、観客によって見られる対象であるという意味では、男性観客の窃視の対象である女性のグラマーな身体と同じであり、ボディビルによって人工的に構築された人造身体である。ボディビル自体がナルシズムであり、かつ女性的な時間潰しでもあるとすれば、マッチョ男性たちのセクシュアリティはじつは危ういところにある。

〔21〕Emily Martin, *Flexible Bodies: The Role of Immunity in American Culture from the Days of Polio to the Age of AIDS*, Beacon P, 1994, p. 53.

〔22〕Priscilla Wald, *Contagious: Cultures, Carriers, and the Outbreak Narrative*, Duke UP, 2008, p. 29-67.

〔23〕大塚英志『物語消滅論――キャラクター化する「私」、イデオロギー化する「物語」』（角川ＯＮＥテーマ21、二〇〇四年）一八〇－一頁。

〔24〕鈴木章仁「臨床医学の物語的転回」『英語青年』（研究社、二〇〇六年四月号）二五－七頁。

〔25〕この著書は埼玉学園大学の共同研究としてスタートしたが、そのときのテーマは「文化としての病――人文科学系から病を治療する」だった。

あとがき

二〇一四年に入っても、風疹やインフルエンザの流行が懸念され、ノロウイルスによる感染の報告も増えている。これを受けて、厚生省はワクチンの適切な接種に関する情報などを流している。世界各地でトリインフルエンザが再流行の兆しを見せているが、十分な情報は公開されていない。中国からはPM二・五という、新たな脅威が偏西風に乗って日本にも押し寄せて来ている。発生国で有効な手だてをとれない現状では、風下に当たる日本は、ひたすら自衛手段を講じるしかない。インドでも深刻な大気汚染が起きているという情報もある。経済発展を至上命題とする国家戦略が、国内だけでなく、国外にも大きな影響を与えているのである。

交通機関の発達によって、地球上のどこかで発生した疫病は、二十四時間と経たぬうちにその反対側の地域まで到達しうる、そんな時代に我々は生きているのである。では、それは国境線が事実上、地図に描かれた線でしかなくなった、いわゆるグローバル化した現代だからこそ起こるパンデミックの恐怖だろうか。決してそんなことはない。国境が確固とした物理的存在であった古代・中世においても、発生地からの伝播の歩みは遅くとも、着実に、容赦なく感染は広まっていったのである。

感染するのは病理的現象だけではない。病原菌やウイルスが人体にもたらす変異が生み出す嫌悪感や蔑視観が、ひとつの思想として形成され、それが病とともに広がっていったことを我々は考察した。そして、それは現代においても、現代特有の現象がもたらす感染として、はっきりとは目に見えない形で進行しているとも言えるのである。

二〇一四年は第一次世界大戦が始まって一〇〇年目に当たる。この一〇〇年間に人間は大きな変化を遂げた。確かに、現在の我々は一世紀前には考えられなかったような地平に立っている。

一〇〇年前にも地域紛争はあり、軍拡競争もあり、そして便利さへの追求もあった。しかし当時と現在では、何かが決定的に違う。かつては人間の力に服するかに思えた自然が、現在では、手におえないものとして、人間の前に立ちはだかり、人間をどんどん追い込み始めているようである。このような状況下にパンデミックが発生したら、我々はどうなるのであろうか。パンデミックが発生したら、争いあっていた人間たちは互いに協力するようになり、人類は一丸となって、病気と戦うことになるだろうと、まことに能天気な夢を語る人もいる。もちろんそんなことにはならないだろう。互いに責任を押し付けあって、より深刻な争いが発生するだけであろう。

そのような現実におかれている我々は、パンデミックにどのような対応が可能なのだろうか。目の前のパンデミックへの対応だけではない。パンデミックの可能性への対応も必要なのである。置かれている状況の中で、どのような心構えを持ち、どのように行動すべきなのだろうか。

人は現実に置かれている場を支配している諸条件の中で考え行動する。多くの人は、そうした諸条件を客観的に見ることはできず、絶対的なものだと錯覚する。しかし大事なことは、自分たちが置かれている場を支配する諸条件を自分たちで変えることができるものだと認識することではないだろうか。そうして初めてこの世界を少しずつ変えていくことができるのではないだろうか。

本書は、ある時代、あるいはある状況下で、人を縛っている条件というものが、現在の我々の目から見れば、いかに不合理で納得できないものであるかということを伝えることを目的とする。そして来るべきパンデミックに立ち向かうには、ぜひとも、そうした認識を共有しておかねばならないと思う。そしてもうひとつ、グローバル化という両義的な言葉にかかわる問題を考えておきたい。グローバル化とは、国内問題の国際化の謂いに過ぎない。国内での抑圧・被抑圧の関係が、国際的な抑圧・被抑圧へと転化されるだけである。しかし他方では、グローバル化は、国境線の溶融をもたらす。それは人と人が、国を背負わずに関係しうるようになるということも意味している。しかしそのためには、個人がどのような文化を内面化しているかという理解が不可欠であろう。本書が、そうした文化理解に少しでも役に立つように、願っている。

なお本書は埼玉学園大学研究叢書の一冊として刊行されることになった。埼玉学園大学から与えられた助成に感謝する。

赤阪俊一
米村泰明
尾崎恭一
西山智則

【著者略歴】

赤阪俊一（あかさか しゅんいち）
神戸大学文学部卒業、神戸大学大学院文学研究科修士課程修了、関西学院大学大学院文学研究科博士課程単位取得退学。現在、埼玉学園大学人間学部教授。専門はヨーロッパ中世史。
主要著書 『神に問う――西洋中世における秩序、正義、神判』（嵯峨野書院、1999年）、『対話で入門　西洋史』（森話社、2008年）、『西洋近代をつくった男と女』（朝日新聞社、1996年）など

米村泰明（よねむら やすあき）
神奈川大学外国語学部卒業、成城大学大学院文学研究科博士課程単位取得満期退学。現在、埼玉学園大学人間学部教授。専門は英国中世・チューダー朝演劇文学。
主要著書 『イギリス中世・チューダー朝演劇事典』（慶應義塾大学出版会、1998年）、「ツールとしての暴力」『文化としての暴力』（森話社、2006年）、「『目に見える』罪と罰」『罪と罰の文化誌』（森話社、2009年）など

尾﨑恭一（おざき きょういち）
東北大学文学部卒業、早稲田大学大学院文学研究科博士前期課程修了、東洋大学大学院文学研究科博士後期課程単位取得満期退学。現在、埼玉学園大学教授、東京薬科大学客員教授。専門は医療倫理学・ドイツ哲学。
主要著書 『新版 医療倫理Q&A』（太陽出版、2013年）、Ethik in der medizinischen Forschung, Schattauer, 2000、「緊急避難の免罪不処罰について――二重結果論からの考察」『罪と罰の文化誌』（森話社、2009年）など

西山智則（にしやま とものり）
関西学院大学文学部卒業、関西学院大学大学院文学研究科博士課程単位取得満期退学。現在、埼玉学園大学人間学部准教授。専門は19世紀アメリカ小説、アメリカ映画論。
主要著書「戦慄の絆――『ウィリアム・ウィルソン』・シャム双生児・（コン）テクスト」『共和国の振り子――アメリカ文学のダイナミズム』（英宝社、2003年）、「食べることの詩学――映画におけるカニバリズムと拒食症」『埼玉学園大学紀要　人間学部篇第13号』（埼玉学園大学、2013年）、『恐怖の君臨――疫病・テロ・畸形のアメリカ映画』（森話社、2013年）など

〔埼玉学園大学研究叢書　第9巻〕

パンデミック〈病〉の文化史

2014年2月20日　初版第1刷発行

著者　赤阪俊一　米村泰明　尾﨑恭一　西山智則
発行者　佐々木久夫
発行所　株式会社 人間と歴史社
東京都千代田区神田小川町2-6　〒101-0052
電話　03-5282-7181（代）/ FAX　03-5282-7180
http://www.ningen-rekishi.co.jp
印刷所　株式会社 シナノ

ISBN 978-4-89007-191-3　C0036